高等学校规划教材

SHIPIN YINGYANG YU JIANKANG

食品营养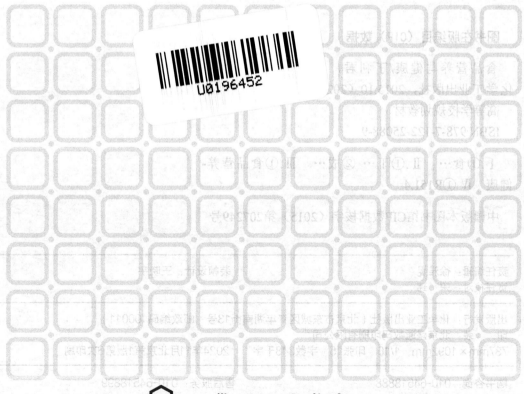健康

丁利君　成晓玲　编

化学工业出版社

·北京·

内容提要

《食品营养与健康》共分八章，包括：营养健康新观念，热源质营养素，维生素，矿物质、水和食品中有害成分，各类食物的营养价值，功能性食品和强化食品，均衡营养与合理膳食，时尚营养。《食品营养与健康》既注重营养学基础知识的完善，又根据现代人的生活特点，突出了营养学的实用性。《食品营养与健康》适合作为各大高校公共选修课的教材，也可以作为科普资料，供营养师、科研人员、临床医务人员以及与食品营养相关人士阅读。

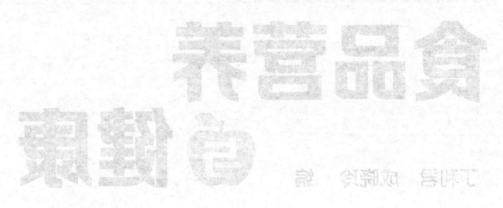

图书在版编目（CIP）数据

食品营养与健康/丁利君，成晓玲编.—北京：
化学工业出版社，2015.10（2024.11重印）
高等学校规划教材
ISBN 978-7-122-25088-9

Ⅰ.①食… Ⅱ.①丁… ②成… Ⅲ.①食品营养-
健康 Ⅳ.①R151.4

中国版本图书馆CIP数据核字（2015）第207249号

责任编辑：徐雅妮　　　　　　　　　　　装帧设计：王晓宇
责任校对：宋　玮

出版发行：化学工业出版社（北京市东城区青年湖南街13号　邮政编码100011）
印　　装：北京盛通数码印刷有限公司
787mm×1092mm　1/16　印张15　字数348千字　2024年11月北京第1版第6次印刷

购书咨询：010-64518888　　　　　　　　售后服务：010-64518899
网　　址：http://www.cip.com.cn
凡购买本书，如有缺损质量问题，本社销售中心负责调换。

定　　价：35.00元

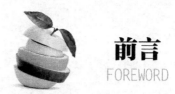

前言
FOREWORD

营养问题与我们的生活、身体的健康息息相关。食物不足，就会出现营养不良，即使在繁荣的今天，或因偏食，或因吸收不良，或因缺乏部分营养素，仍然会有营养不良的人群，影响人们的健康，甚至导致死亡。营养关系到每个人的健康和长寿，并最终影响社会经济的发展。一个国家居民的营养健康状况是国民素质的重要构成部分，良好的营养和健康状况是社会经济发展的基础和重要目标，随着社会经济的发展和人民生活水平的提高，人们更加关注自身的身体健康，更需要营养学的知识引导食物的选择。

本书是为适应营养与健康的发展，为了满足大众消费者及相关专业人员对营养与健康知识的需要而编写的。全书共分八章，内容涵盖营养与健康各个方面的知识。第一章营养健康新观念，特别增加介绍亚健康、细胞健康、分子营养学概念；第二章主要介绍与人体健康关系密切的三大热源质营养素；第三章介绍维生素；第四章介绍矿物质、水和食品中有害成分；第五章介绍各类食物的营养价值；第六章介绍功能性食品和强化食品；第七章介绍均衡营养与合理膳食，以及不同人群的营养需要；第八章是时尚营养，主要介绍人们非常关注的营养早餐，营养与美容、抗衰老、减肥和亚健康的关系。附录提供了中国居民膳食指南及平衡膳食宝塔，膳食营养素参考摄入量，主要食物营养成分表，常见食物中胆固醇、嘌呤、膳食纤维的含量，具有较高的实用性和参考价值。

本书由丁利君教授、成晓玲教授编写完成，其中第一章和第八章主要由成晓玲教授编写，第二章至第七章主要由丁利君教授编写。两位老师长期在教学科研一线工作，多年来一直为学生开设饮食营养与健康、食品营养学等课程。本书是根据生活中经常遇到的问题，查阅了大量文献后编写而成。

本书在编写过程中努力结合国内外最新研究成果和进展，资料收集力求实用，在内容上及时反映现代营养的新动向，跟上现代营养健康的理念，做到科学性、先进性与实用性相结合；尽可能全面、系统阐述现代营养学的基础理论，较为详细地介绍营养与健康的关系。

《食品营养与健康》不仅是一部本科生的教学用书，也可作为营养师、科研人员、临床医务人员以及与食品营养相关人士的参考书；既可以作为各大高校的公共课教材，也可以作为科普资料，适合于广大读者的需要。

希望广大读者对本书提出宝贵意见，并将使用过程中所发现的问题、建议或意见反馈给我们，以不断改进！

丁利君　成晓玲
2015年6月

目录
CONTENTS

Chapter 01

第一章

营养健康新观念

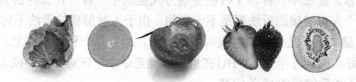

第一节　营养与健康概论

一、营养与健康

健康是指一个人在肉体、精神和社会等方面都处于良好的状态。它包含了身体的健康和心理的健康。传统的健康观念主要是指一个人生理功能状态良好，没有疾病或病症。世界卫生组织（WHO）提出"健康不仅仅是躯体没有疾病，而且还要具备心理健康、社会适应良好和道德健康。"

健康是人的自我责任，已日益成为社会发展和进步的标志。健康很重要，没有健康就没有一切。健康是生活质量的基础，健康是生命存在的最佳状态，健康是人类希望拥有的最大最重要的财富。想法不一样，平时的生活方式也就不一样。什么样的人才算是真正的健康呢？每一个人对健康的看法都是不一样的，由于人对健康的看法不同，WHO于1948年明确规定：健康不仅是身体没有疾病和不虚弱，而且是一种在身体上、精神上和社会适应能力的完好状态。近年来，WHO在世界保健宪章中，在对健康的概念做出具体阐述的同时，补充了衡量健康的10条标准：

（1）精力充沛，能从容不迫地应付日常生活、学习或工作的压力而不感到过分紧张；

（2）处事乐观，态度积极，乐于承担责任，严于律己，宽以待人；

（3）应变能力强，能够较好地适应环境的各种变化；

（4）对于一般性感冒和传染病有抵抗能力；

（5）体重标准，身体匀称，站立时身体各部位协调；

（6）眼睛明亮，反应敏锐，无炎症；

（7）头发有光泽，无头屑或较少；

（8）牙齿清洁，无龋齿，无疼痛，牙龈颜色正常，无出血现象；

（9）肌肉、皮肤有弹性，走路感觉轻松；

（10）善于休息，睡眠良好。

进入21世纪，大家都可以发现，营养这个词经常出现在我们的生活中，我们经常听人说，你脸色不好，要加强营养；你工作紧张，要注意营养；你要吃一点营养保健食品。那么，什么叫营养呢？从字面上讲"营"的含义是谋求，"养"的含义是养生，营养就是谋求养生。通俗地讲，营养就是如何使我们获得健康的身体。学术上对营养的定义是：营养是指人体从外界摄取各种食物，经过消化、吸收和代谢，利用食物中身体所需要的物质以维持生命活动的过程。营养的前提条件是从外界摄取各种食物，营养的终结目标是获得一个健康的身体。可见，营养与我们所吃的食物，与我们健康的身体是密不可分的。

国民营养与健康状况是反映一个国家经济发展、卫生事业水平和人口素质的重要内容。良好的营养和健康状况是社会经济发展的基础和目标。人群的营养改善有赖于经济的发展，人的营养状况、身体素质与社会发展、国家经济、生产力水平有极其密切的关系。均衡的营养供给，造就良好的体格发育，使脑发育得到改善，免疫功能增强和寿命延长，从而为经济发展的增长创造了优秀的人力资源条件。人的营养状况不仅与其体质发育有关，而且在很大程度上影响人的智力发育，关系到人力资源的文化、科技、心理等综合素质。

营养学是研究人体营养规律及其改善措施的科学。所谓营养规律，包括成人在一般生活条件下和在特殊生理条件下，或在特殊环境因素条件下的营养规律。营养是供给人类用于修补旧组织、增生新组织、产生能量和维持生理活动所需要的合理食物。营养素是一类可以被人体吸收利用的、对人体生长和健康有益的物质。我们通常所说的营养素是指食物中存在的物质，如蛋白质、维生素、钙、铁等都是营养素。

食物中有千千万万的化学物质，并不是所有的物质都是营养素。营养素通常具有以下几个特点：

（1）营养素是人体生长发育所必需的成分。营养素是构成细胞组织、供给生长发育和自我更新所需要的材料，并为制造体液、激素、免疫抗体等创造条件；保护器官机能、调节代谢反应，使机体各部分工作能协调地正常运行。如特别明显的例子是孕妇怀孕后，将一个肉眼看不见的受精卵孕育成体重约3.2kg的新生儿；少年期儿童身高急速增长、骨骼和生殖器官性特征的迅速发育等。

（2）营养素是人体生理功能所必需的成分，如肌肉收缩、呼吸中氧气的传送等；甚至人类大脑的思维能力、妇女的生育能力等都与营养素有关。

（3）人体对营养的需要是抵抗疾病的能力所必需的。

（4）营养素可以经体内循环代谢排出体外，每天吃进食物，食物中的营养素可以通过尿、粪便、汗水、唾液、月经排泄出体外。

人每天都需要食物，更需要食物中的营养素。均衡营养是实现理想健康的基本前提和保证。人体所需的营养素有46种，这46种营养素可归纳为6大类：蛋白质、糖类、脂肪、维生素、矿物质、水。食物纤维因其独特的生理功能，常被人称为第七大营养素（见图1-1）。

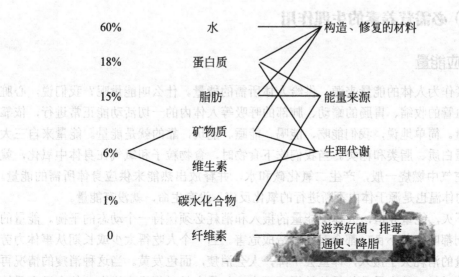

图1-1　人体所需的营养素

二、必需营养素及其功能

（一）必需营养素

营养素就是养分、养料，食物中用来维持生命活动的物质，从我们所吃的食物中获得。必需营养素，就是一定要从食物中摄取，身体没有办法自己制造的营养素。这些营养素，少了会得病，缺了会死亡。目前已知人体必需的营养素有46种，可分为6大类：蛋白质、糖类、脂肪、维生素、矿物质、水，若再加上膳食纤维便可分为七大类，我们身体每一天从食物当中摄取这七类营养素。但严格来讲，营养素有130多种，而其中这46种是食物当中容易缺乏的，因此科学家们目前的研究都集中于这46种营养素。

46种必需营养素如下所述。

（1）蛋白质中的9种必需氨基酸：异亮氨酸、亮氨酸、赖氨酸、蛋氨酸、苯丙氨酸、苏氨酸、色氨酸、缬氨酸、组氨酸；

（2）脂肪中的3个多不饱和脂肪酸是必需脂肪酸：亚油酸、亚麻酸、花生四烯酸；

（3）糖类3种：单糖、双糖、多糖；

（4）矿物质16种，其中7种常量元素：钾、钠、钙、镁、硫、磷、氯；9种微量元素：碘、硒、铁、铜、锌、钼、铬、钴、锰；

（5）维生素13种：维生素A、维生素D、维生素E、维生素K、维生素C、维生素B_1、维生素B_2、维生素B_3、维生素B_5、维生素B_6、维生素B_7、维生素B_{11}、维生素B_{12}；

（6）水；

（7）膳食纤维，包括纤维素、半纤维素、木质素和果胶。

健康的身体依赖46种必需营养素的共同维持，相辅相成，缺一不可。一旦缺少了其中的某一种，我们的身体就会陷入极度危险的境界，所谓"牵一发而动全身"。但若是某一种营养素摄入量过多，也会对身体造成损害甚至造成死亡。46种营养素就像一个有着46种乐器的交响乐团，如果少了一种或过于偏重其中的一种，都奏不出动听的交响曲。

（二）必需营养素的生理作用

1.供应能量

营养素作为人体的能量来源，供给人体所需的能量。什么叫能量呢？我们说，心脏的跳动、血管的收缩、胃肠的蠕动、肺部的呼吸等人体内的一切活动能正常进行，依靠的就是能量。简单地说，我们能吃、能喝、能睡、能玩，靠的就是能量。能量来自三大营养素：蛋白质、脂类和糖类。当我们吃下食物时，食物粒子和氧气在身体中氧化，就如燃料在空气中燃烧一般，产生二氧化碳和水，并释放出热能来供应身体所需的能量。我们人体的体温也是源于体内不断进行的氧化反应。没有生命，就没有能量。

物质不灭，能量守恒，人体中能量的摄入和消耗必须保持一个动态的平衡。能量的不足与过剩都叫营养不良，都会对健康造成危害。当一个人吃得太少或长期从事体力劳动时，能量的消耗大于摄入，体重会下降，人会消瘦，面色发黄。当这种消瘦的情况再持续下去的时候，就会导致能量的枯竭而死亡。如果人长时间没有进食，体内没有足够的能量，人就会头晕眼花，蔫头耷脑，两手发抖，头上冒汗，这就是低血糖症状，严重时会休克。当能量摄取过多，消耗过少时，摄入大于消耗，饮食中过多的热量马上就变成了体内的脂肪，肥胖、糖尿病、脂肪肝就会接踵而来。儿童处于生长发育期，体重的增加表示身体的组织、肌肉、骨骼正处于生长发育之中。但对于一个成年人而言，体重的增加表明体内脂肪的增加。所以，当身体不再发育之后，成人的饮食应适当，避免体内脂肪的增加，导致"中年发福"。

2.构成和修补组织

蛋白质是构成细胞的主要成分，人体各组织、器官都含有蛋白质。没有蛋白质就没有生命，儿童身体的生长发育就是蛋白质的不断积累过程。矿物质也是构建人体组织必不可少的材料，人体的牙髓质和骨髓质中储存着大量的钙、磷，一旦钙元素的摄取不足，就会造成骨质疏松、牙周病。每个细胞都含有一定量的糖类，主要以糖脂、糖蛋白和蛋白多糖等形式存在。脂类中的磷脂是人体细胞膜的基本组成部分。所以，有人称营养学是人体建筑材料学。营养素作为"建筑"材料，构成和修补身体组织。一间房子要想建得坚固，就必须有好的水泥和砖块；身体中的各个器官和组织发育得是否健全，取决于营养素的摄取是否全面。建筑材料使用的时间长了会有所损坏，需要修补；人体细胞也会有损坏，需要再生和修补，这也与营养素的摄入息息相关。

3.调节生理功能

营养素可作为调节物质，维持身体正常生理活动的进行。维生素不是构成身体各种组织的原料，也不产生能量，但在身体进行的生理过程中，它是能量产生所必需的。矿物质是体内上千种酶系统的构成要素和激活剂，所有酶的合成都离不开矿物质。矿物质可以协助体内的营养素更好地工作，例如钙可以帮助松弛细胞，钾、钠可以维持体内的渗透压平衡，维生素B_{12}的合成需要钴，锌有助于维生素A的吸收，铜有助于维生素C的吸收，硒有助于维生素E的吸收，铬可以增强胰岛素的生物效应。

蛋白质具有调节的功能，蛋白质制造酶蛋白，参与生化反应；制造血红蛋白，输送氧气；制造免疫球蛋白，提高免疫功能；制造血浆白蛋白，维持胶体渗透压；制造纤维蛋白原，帮助凝血。脂肪的彻底氧化和分解，需要糖类的协助。脂肪如果氧化得不彻底，会产生酮体，大量的酮体聚积在体内，便会出现酸中毒的症状。大吃鸡鱼肉蛋等高脂肪、高蛋白食物，没有吃糖类，第二天会感到疲劳、腰酸、头痛、背痛，这就是酸中毒的症状。

三、均衡是营养的最高境界

均衡包括全面和适度两方面，全面就是不偏食、不挑食，适度是适可而止，分清多吃和少吃。人体是由无数个细胞组成的，每一个细胞都需要六类营养素来滋养。没有任何一种食物，能独自供给身体所需要的全部营养素。而所有的必需营养素都来自食物，因此我们说不同的食物造就不同的身体。任何一种营养素的不足或过剩都会导致营养不均衡，即营养不良，都会引起严重的疾病。把握了均衡，就把握了健康，生命的一切就是平衡，膳食要平衡，心理要平衡，酸碱要平衡，中医上叫"阴阳平衡"。亚健康就是轻度的失衡；生病了，就是身体失去了平衡。

　　生活中很多人对营养存在着误区。有人认为，每天大鱼大肉，山珍海味就不缺营养；或者每天吃得饱饱的就不缺营养；或者上菜场选贵的菜买就不缺营养。其实这些都是对营养的错误认识，吃得好，穿得好，现代医疗技术越来越发达，疾病反而越来越多，越来越难以治疗。吃食物的根本目的是为了补充细胞需要的各种营养素，一个人每天生活的状态与每天的营养是否均衡有关，营养素决定了人的思想、行为与感受。

　　均衡的营养是健康的第一要素。①均衡营养能够保证身体各个器官和脏腑健康地运行，调节人体生理机能的平衡，促进细胞新陈代谢，增强机体免疫力，最大限度地发挥人体本身具有的自然复力，从而达到防病治病，延年益寿的目的。营养素不均衡，健康就会出现问题（见图1-2）。②调节营养平衡，在吸取营养的同时必须有选择地食用排毒食品，及时消除体内垃圾，如动植物纤维素均为很好的排毒食品。③营养必须均衡，缺乏一种营养会导致多种营养缺乏，例如缺乏锌元素，体内多种酶不易被激活，会导致其他营养如钙、磷、铁不易吸收；缺脂肪，胆汁少，则维生素A、维生素D、维生素E、维生素K不能吸收到血液中去；缺少维生素D则钙不能被吸收。营养并非越多越好，人就像一部精密的机器，各大系统之间相互连接，相互作用，构成整体。只有当各系统处于一种和谐的均衡状态时，这部机器方能运转自如。因此，合理均衡的营养是人体健康长寿的关键。

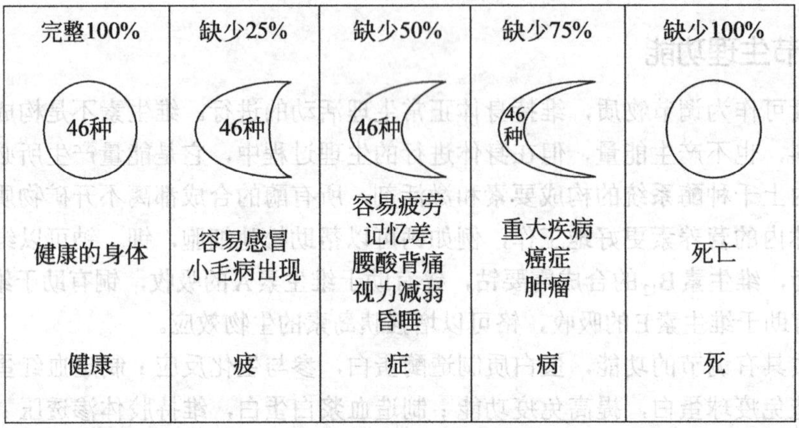

完整100%	缺少25%	缺少50%	缺少75%	缺少100%
46种	46种	46种	46种	
健康的身体	容易感冒小毛病出现	容易疲劳记忆差腰酸背痛视力减弱昏睡	重大疾病癌症肿瘤	死亡
健康	疲	症	病	死

图1-2　营养素均衡的重要性

　　均衡营养，配制合理的饮食，就是要选择多样化的食物，使所含营养素齐全，比例适当，以满足人体需要。

第二节　亚健康

一、亚健康的概念

　　没有病但却感觉不健康，"亚健康"是介于健康与疾病之间的状态，又称为"中间状态"、"灰色状态",现代医学将这种介于健康与疾病之间的生理功能低下的状态称作第三状态。亚健康人群常感到疲惫、烦躁、腰酸背痛、头痛眼花、失眠或嗜睡,健忘,食欲不振等,但查不出患有什么病,早期通常不会引起人们的重视。

现代研究证实:60%的人都处于第三状态。它表面上对人体危害不大,仅表现为机体能力降低,其实潜在的威胁是不容忽视的,往往是一些慢性疾病的前兆。处于第三状态的人生活质量差、工作效率低、极易疲劳,同时伴有食欲不振、失眠健忘、心绪不宁、精神萎靡、焦虑忧郁、性功能减退等表现。焦虑感、罪恶感、疲倦感、烦乱感、无聊感、无助感、无用感等时刻损害着身心,令医院和传统心理学家束手无策。

其实,健康和疾病是人体生命过程中两种不同的状态,从健康到疾病是一个由量变到质变的过程,而且健康水平有不同的等级状态。注意自身的保健、饮食结构,注意适当安排自己的工作、学习、休息、娱乐及体育活动,注意调整自己的心理状态、社会交往,在大多数情况下保持心情舒畅、精力充沛、生气勃勃,对疾病的抵抗能力较强,这些人是健康的人;有些人,医院用各种检查手段都未曾查出具体疾病,然而他们总有身体乏力、烦躁、失眠、心悸等不适之感,不用吃药这些感觉有时候也能自行消失,但不能彻底消除,总是时隐时现,这些人就不能说是健康的人。亚健康的典型表现如图1-3所示。

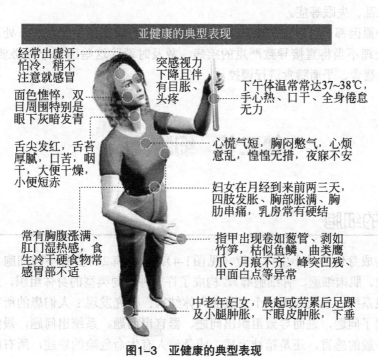

亚健康的典型表现

经常出虚汗,怕冷,稍不注意就感冒

面色憔悴,双目周围特别是眼下灰暗发青

舌尖发红,舌苔厚腻,口苦,咽干,大便干燥,小便短赤

常有胸腹胀满、肛门湿热感,食生冷干硬食物常感胃部不适

突感视力下降且伴有目胀、头疼

下午体温常常达37~38℃,手心热、口干、全身倦怠无力

心慌气短,胸闷憋气,心烦意乱,惶惶无措,夜寐不安

妇女在月经到来前两三天,四肢发胀、胸部胀满、胸肋串痛,乳房常有硬结

指甲出现卷如葱管、剥如竹笋,枯似鱼鳞、曲类鹰爪、月痕不齐、峰突凹残、甲面白点等异常

中老年妇女,晨起或劳累后足踝及小腿肿胀,下眼皮肿胀,下垂

图1-3 亚健康的典型表现

二、亚健康的成因

亚健康的成因,主要有以下几个。

(1)精神紧张。现代生活人们的压力无处不在,升学压力、就业压力、工作压力、升迁压力等使人们精神过度紧张,种种压力对人们身体的长期影响,便造成了亚健康的

出现。

（2）过度工作。有调查显示，在20世纪90年代，工作时间超过8h的企业经营者占总数的90%，10h以上为62.3%，超过12h的为20%。在21世纪，人们的生存压力更大，工作时间也更长，超负荷的工作强度和过长的工作时间，便导致了亚健康状态。

（3）不良的生活习惯。现代人缺乏户外活动，饮食失衡，尤其是年轻人晚上应酬多，暴饮暴食，使肠胃受伤，代谢紊乱，出现肥胖、高脂血症等症状的人群年龄越来越低。

（4）缺乏运动。很多办公室人员大部分时间都是在操作电脑，缺乏运动，长期处于缺氧状态，易患上颈椎病、骨质疏松等症，产生头晕、目眩、恶心等亚健康症状。

（5）七情太过。中医讲"喜伤心、怒伤肝、思伤脾、悲伤肺、惊恐伤肾"。一些人对挫折失败承受能力差，一旦学习、工作、事业、感情等方面受到挫折，就产生自卑、焦虑、烦躁情绪，长期得不到舒解，逐渐使身体处于亚健康状态。

（6）信息污染。现代社会是信息社会，现代化的快速发展，报纸、广播、电视、电影、电话、手机、网络等都有大量的信息，不管你愿不愿意都得塞进你的大脑。信息接收得太多，大脑也会"消化不良"，出现"信息污染"，患"信息污染综合征"。不只是年轻人，中老年人也会因信息更新过快，跟不上时代的步伐，与年轻人无法沟通，心神不安，大脑处理信息更加迟钝，出现忧郁、血压升高等亚健康状态；青少年出现学习兴趣下降，心烦意乱、失眠等症。

以上种种原因都会导致亚健康。亚健康作为健康与疾病的中间状态，处理得当可向健康转化，处理不当将直接导致严重的疾病，故及时消除这些因素十分必要。亚健康，可以通过合理膳食、平衡膳食进行调控。

第三节　细胞健康

一、人体的细胞

细胞是构成身体的最小生命单位（见图1-4）。人体有200多种不同细胞（如神经细胞、血液细胞、肌肉细胞、骨细胞等），构成了许多种不同类型的身体组织，组织构成器官，器官构成系统，系统成为一个完整的人体结构。研究发现：人们患的所有疾病的原因都是细胞出了问题，进而导致组织出问题、器官出问题、系统出问题，最终使得人得病。不管是一般的感冒，还是精神疾病，或是使人有生命危险的癌症，所有的病症都是身体细胞出了故障所引起的。所以，从根本上说，人体的健康取决于细胞的健康，人生病就是细胞生病，细胞质量的好坏决定人体是否健康。

一个人能活到78岁，一生总共要吃掉约550吨食物，这些食物就是为了给细胞提供充足全面的营养；如果细胞受到损伤，得不到充分的营养，人的身体就会处在不健康的状态。想要健康，首先要确保所有细胞的健康，人体就可以远离疾病，获得长寿。只有人体的细胞内外的条件平衡，细胞能得到适当的养分和照料时，细胞可以长期健康地存活，这就是细胞健康理论的基础。

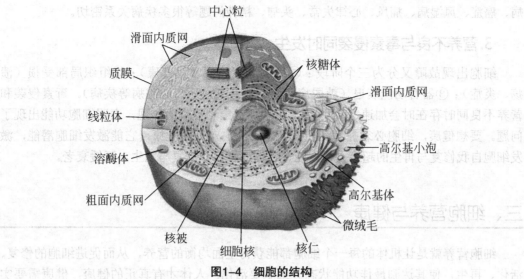

中心粒

滑面内质网

质膜

线粒体

溶酶体

粗面内质网

核被　　细胞核　　核仁

核糖体

滑面内质网

高尔基小泡

高尔基体

微绒毛

图1-4　细胞的结构

二、细胞故障

细胞健康理念认为，维持和改善细胞内外的环境，清除细胞内外的毒素，细胞就可以长期存活，人体就可以远离疾病而长寿。

细胞故障或者死亡，是因为细胞缺少养分；如果让细胞得到新的养分，生命的脉动就得以延续。也就是说，唯有细胞内、外的液体都达到平衡，包括营养的摄取、废物的排除、适量的代谢产物、体液的排除及细胞外液体的纯净和平衡，就能确保细胞的健康。

癌症是因为基因不断变异所引起的，其实基因不断变异之前，因DNA受到长期缺氧或射线及其他物理因素或细胞内液里毒素的毒害，导致蛋白质受到损害，使细胞已经有了"癌症"特性，大部分癌症的产生，是因为有不能正常分裂的细胞，而这种细胞是因为与染色体相关的蛋白质受到损伤，从而使染色体变得异常。怎样才能使身体维持良好的健康状态呢？要确保摄入的营养素可以提供细胞所必需的营养，保护细胞不吸入它们不需要的毒素。

细胞出故障的原因有如下三种。

1.营养不良

由于毒素与损伤，造成人体细胞受到伤害。当修复、复制细胞时需要的原料不对或不足时，就得不到细胞修复需要的营养物质，就会出现营养不良的细胞，造成细胞功能失调，从而使身体出现问题，或者难以康复。

2.毒素侵袭

人体生病，感染的细菌、病毒等会产生毒素，伤害人体细胞，因受到有害成分的毒害而使细胞不健康，不健康的细胞使人表示出不健康的身体状况。

侵袭细胞的毒素可能来源：①外部毒素，阳光、空气、水、食物、化学、辐射污染；②内部毒素，如新陈代谢废物、紧张压力等，当毒素的积累超过了肝脏解毒能力时，它们就会破坏全身上下所有的细胞。血液有毒称为毒血症，毒血症与过敏、哮喘、皮肤病、癌症、风湿病、痛风、心律失常、头痛、精神问题等很多疾病关系密切。

3.营养不良与毒素侵袭同时发生

细胞出现故障又分为三个阶段：①细胞功能障碍（亚健康）；②组织局部受损（溃疡、炎症）；③器官功能衰退（糖尿病、尿毒症、高血压、心脏病等疾病）。毒素侵袭和营养不良同时存在时会加速上述过程，出现亚健康。亚健康出现，表明细胞功能出现了问题。要想健康，细胞必须拥有功能，细胞功能决定人体健康，它能激发细胞潜能，激发细胞自我修复与再生的超级力量，能令人体器官自我修复与重生，延缓衰老。

三、细胞营养与健康

细胞营养就是让机体的每一个细胞都能获得全面均衡的营养，从而促进细胞的修复、活化、再生，使其达到最佳功能状态。细胞要活化，人体才有真正的健康，健康需要实现"进"（即促进营养吸收）和"出"（即加速毒素的排除）的完美达成。所以细胞活化解决方案只有两个，一是提高细胞能量，加速细胞修复和再生，二是有效排除毒素，减轻身体负担。

身体的不健康，源于细胞的营养不均衡，一是由于不合理的饮食习惯，大鱼大肉、暴饮暴食、快餐、宵夜、垃圾食品；二是食物在运输和烹饪过程中的营养损失，如洗、切、煮、炒、煎、炸；三是食物本身营养的下降，如精加工、大棚种植、转基因、环境污染等等。

细胞营养产品是符合人体需求的营养素，经过调理消化系统、促进血液循环，从而提高细胞活力。所以细胞营养产品与细胞营养输送系统息息相关，要经过四个步骤，才能让营养产品去营养细胞。

第一步：食物（营养补充品，富含全面均衡的营养素）；

第二步：消化系统（消化、分解、吸收营养素）；

第三步：循环系统（运输营养）；

第四步：全身各组织器官的每个细胞（利用营养）。

即：符合人体需求的营养素 + 调理消化系统 + 促进血液循环 + 提高细胞活力 = 细胞营养产品

疾病从来都不会无缘无故地产生，生病的原因通常是因为对个人健康方程式的无知或置之不理。我们现在生活在一个快节奏的社会，由此而形成的生活方式和行为等都不支持人类的健康。我们只有很好地选择我们的生活方式，避免细胞出现故障及两种致病的因素（营养不良和毒素）。健康依赖于各种生活选择，在健康与疾病之间，存在六条渠道：营养、毒素、心理、生理、遗传与医药。六条渠道的正常与否可以导致健康或疾病。细胞会以多种不同的方式出现故障，引起不同的疾病。只要能提供身体所需的营养，杜绝毒素，身体就可以自行修复和自我调节，才会远离疾病。

人之所以会生病，会衰老，主要原因就是体内细胞功能衰退、损伤或死亡。肝细胞感染了病毒，肝脏会生病；肺细胞感染了细菌，肺就会生病，出现肺炎、气管炎等；胃的细胞不正常了，胃就会生各种各样的胃肠病。所以，哪个器官的细胞不正常了，哪个器官就会生病。疾病康复就是要修复受损的细胞，更替死亡的细胞。延缓衰老、促进康复的办法就是恢复细胞的功能，提高细胞的再生能力。只有掌握了细胞的生命和活动规律，我们才能战胜疾病，延缓衰老。现代人的寿命越来越长，是因为生活条件好了，营养改善了。

营养是养生的重要手段，细胞要存活离不开营养，养生就是养细胞，细胞好，健康就好。而细胞要保证健康，离不开三要素，即细胞再生、细胞激活和细胞调节。

1.细胞再生

人的身体至少由60万亿个细胞构成，其中的绝大部分细胞都要定期更新，红细胞一般能存活120天，肝脏细胞大约150天，胃肠道黏膜细胞只能存活2～3天，味蕾由50个味觉细胞构成，10～14天就更新一次，肺部表面的细胞必须每隔2～3周进行自我更新，心脏的细胞在我们的一生中至少要更新2～3次……如果老的细胞死亡了，没有新细胞补充，在身体上就会出现各种衰老现象和退行性疾病。如，老年人常见的贫血症就是红细胞少了，关节炎就是软骨细胞再生不足，肌肉萎缩就是骨骼肌细胞凋亡了，心、肝、脾、肺、肾功能下降，以及抗病力下降，也都与细胞再生能力不足有关。细胞总量减少了，人体各器官功能下降，人体超过70%的细胞死亡而得不到再生时，我们的生命也就终结了。

疾病造成的细胞损伤，必须通过细胞修复和再生促使疾病康复。要想战胜疾病，需要的是细胞的建筑材料—营养。生活中，之所以会有那么多老病号久治不愈，之所以又会有些人的病总是反反复复发作，是因为这些人只注重通过药物"消防队"的作用，来消灭"火源"（即病因），而忽略营养是构成细胞、修复细胞的"建筑材料"。所以，我们要想让身体摆脱疾病的困扰，就必须积极补充细胞营养，把损伤的细胞修复好，让细胞得以再生。细胞的再生就是人体最重要的自我修复、自我治疗机制，营养的这个作用是任何药物都代替不了的。不同健康、不同年龄的人的细胞活性有很大差异，通过人体细胞培养实验发现，老年人的体细胞增殖次数少，年轻人的体细胞增殖旺盛（见图1-5）。

2.细胞激活

我们生活、学习和工作中一切正常的活动，都需要细胞的"努力"工作才能实现，

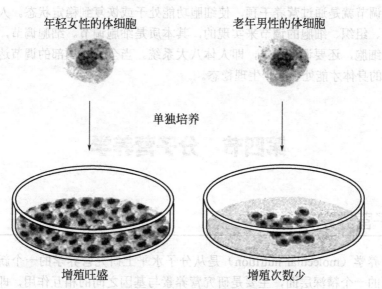

图1-5　人体细胞培养实验

如果细胞懒洋洋的甚至出现消极怠工或者罢工，我们的身体就会出现各种各样的问题。比如，心脏的心肌细胞不努力工作，我们就会心率过缓、脉搏无力；胃肠的细胞不努力工作，胃肠蠕动无力，消化液分泌不足，导致便秘、腹胀、食欲不振；内分泌腺体细胞不努力工作，就会导致本应该被消耗了的血糖、血脂没有被消耗，而是残留在血液中，从而导致高血糖、高血脂；肌肉和关节细胞不努力工作，就会觉得浑身无力、肌肉酸痛、患上慢性关节炎。此外，我们的皮肤干燥、手足冰凉、毛发稀少、记忆力下降、智力下降等问题也都是人体的相关部位的细胞不努力工作造成的。这时，最重要的是要给细胞补充特定的系统营养，细胞的新陈代谢才能正常，才能改善心肌供血、胃肠功能，应该代谢的血脂、血糖代谢掉了，人体就健康了。

给细胞提供系统的营养，是激活、加速细胞的新陈代谢，增强细胞的工作能力、抵抗能力、战斗能力。

3.细胞调节

睡不好觉、盗汗、例假不规律、总感冒、没精神等症状，都想找中医调理，要调什么？其实，人体有一个"神经-内分泌"网，它是我们生理代谢的指挥中心，体内控制内分泌的工作主要是激素，包括性激素、甲状腺素、肾上腺素、生长激素、泌乳激素等。控制神经工作的则是儿茶酚胺、乙酰胆碱等神经递质。这些激素和神经递质相互影响，牵一发而动全身，如果十字路口的红绿灯坏了，那么交通自然就乱成了一锅粥；如果"神经-内分泌"这个指挥中心指令错误了，如失眠、记忆力减退、黄褐斑增加、血压异常、血脂异常、血糖异常、过早衰老等，这些都是"神经-内分泌"网络中的细胞功能紊乱的表现。要想改善这些问题，就需要通过补充特定的营养，调节细胞的代谢速度，让工作过快的细胞减慢，工作过慢的细胞加速。当细胞都恢复到正常状态时，这些症状自然而然就解决了。如糖尿病，它的根本原因是胰腺细胞工作能力下降，胰岛素分泌不足，或其他细胞对胰岛素的敏感性降低。通过补充特定的系统营养，一方面调节细胞对胰岛素的敏感性，另一方面调节胰腺分泌细胞的工作能力，增加胰岛素分泌，这样可以让血糖逐步得到控制和改善。

细胞的调节就是通过营养干预，使细胞功能处于或恢复到稳定状态。人体功能是通过全身器官、组织、细胞的调节来实现的，其本质是细胞调节。细胞调节，不只是调理局部损伤的细胞，还要调节全局，即人体八大系统。当全局与局部的调节达到一个平衡状态，我们的身体才能处于一个生理稳态。

第四节　分子营养学

一、分子营养学概念

分子营养学（molecular nutrition）是从分子水平上研究营养学的一个新领域，是营养科学研究的一个精深层面，主要是研究营养素与基因之间的相互作用，即应用现代分子生物学技术，在基因表达调控和蛋白质组学的水平上，研究营养与基因表达间的相互关系，旨在阐明营养素或营养调控因子对生理机能的调控机理，为有效、经济地促进生长发育、提高抗病力、促进健康提供理论依据。

分子营养学一方面研究营养素对基因表达的调控作用，从而对营养素的生理功能进行更全面、更深入的认识；另一方面研究遗传因素对营养素消化、吸收、分布、代谢和排泄的决定作用。在此基础上，探讨二者相互作用对生物体表型特征（如营养充足、营养缺乏、营养相关疾病、先天代谢性缺陷）影响的规律，从而针对不同基因型及其变异、营养素对基因表达的特异调节制订出营养素需要量和供给量标准。

传统营养学对机体营养代谢的过程已经有了深入的了解，但是这些研究绝大部分是在机体水平上的研究。随着分子生物学技术的日渐成熟，并向整个生物领域的快速渗透，营养学自身发展需要从细胞分子水平阐明营养物质或生物活性物质调控机体营养分配与代谢的途径及机理。

二、营养素对基因表达的调节作用

研究发现，几乎所有的营养素对基因的表达都有调节作用，它们直接或者作为辅助因子催化体内的反应，构成大分子的底物，还可以作为信号分子或者改变大分子的结构，所有这些作用都可以导致转录和翻译上的变化。营养素对基因表达发生作用时有以下特点：一种营养素可调节多种基因的表达；一种基因表达又受多种营养素的调节；一种营养素不仅可对其本身代谢途径所涉及的基因表达进行调节，还可影响其他营养素代谢途径所涉及的基因表达；营养素不仅可影响细胞增殖、分化及机体生长发育相关基因表达，而且还可对致病基因的表达产生重要的调节作用。

营养素可在基因表达的所有水平（转录前、转录、转录后、翻译和翻译后共5个水平）上对其进行调节，虽然不同营养素各有其重点或专一调节水平，但绝大多数营养素对基因表达的调节发生在转录水平上。

糖类对许多基因的表达有调控作用，主要表现在糖类在胃肠道被消化成葡萄糖并吸收入血以后，葡萄糖能够刺激脂肪组织、肝脏和胰岛β细胞中脂肪合成酶系和糖酵解酶基因的转录。蛋白质可以以功能蛋白的形式或者分解成氨基酸对基因表达进行调控。膳食脂肪是所有生物生长和发育的重要营养素，除了作为供能物质和构成生物膜的成分以外，膳食脂肪还可通过对基因表达的影响，对代谢、生长发育以及细胞分化发挥重要的调控作用。

微量元素在基因表达中的调控作用。锌作为动物体的一种必需微量元素，具有增强机体免疫功能、促进细胞增殖分化、参与核酸蛋白质代谢、维持细胞周期正常进行等生物学功能。锌主要是通过对基因的转录和表达的影响而产生一系列的生物学效应。Fe可以铁效应元件结合蛋白（IRP）来调节基因表达，它可以调节编码铁蛋白的mRNA翻译和编码转铁蛋白受体（TfR）的mRNA降解。当细胞内的Fe耗竭时，TfR转录因子稳定性增加，mRNA降解减缓。另外，镉、铜、汞等元素的增加将显著提高MT基因的表达量。有研究表明，高铜将显著提高体内GH基因的表达水平，铁可以通过控制mRNA的稳定性和翻译过程调节铁蛋白的水平。

维生素在调节基因表达的过程中也起着重要的作用。缺乏维生素A的大鼠，饲以维生素A在12h后就能检测到聚腺苷酸mRNA浓度的增加。维生素A不足降低了日本鹌鹑肝脏、心脏、肺等组织IGF-1基因的表达，促进了IGF-1受体和胰岛素受体基因的表达。维生素D的主要生物活性形式是1,25-(OH)$_2$-D$_3$，后者具有维持体内钙磷动态平衡，调节骨代谢和促进多种组织细胞生长、分化等生理功能。这些作用大部分是通过活化细胞核内受体，即维生素D受体（VDR），进而调节VD靶基因的转录水平来实现的。

三、基因对营养素吸收利用的影响

基因多态性对营养素吸收、代谢和利用的影响。DNA结构在不同种类的生物体内存在很大差异，而同种生物不同个体之间，DNA结构虽然具有很大的同源性，但也存在差异。DNA结构的差异包括DNA序列差异和DNA序列长度差异，这种差异多数发生在不编码蛋白质的区域及没有重要调节功能的区域。DNA结构的差异实质是DNA序列的某些碱基发生了突变，但由于突变多数发生在非基因序列，因此多数突变得不到表达。当某些碱基突变（产生两种或两种以上变异的现象）在群体中的发生率超过1%～2%时，就称为基因多态性或遗传多态性。如果基因多态性存在于与营养有关的基因之中，就会导致不同个体对营养素吸收、代谢和利用存在很大差异，并最终导致个体对营养素需要量的不同。

维生素D受体基因多态性对钙吸收的影响。影响钙吸收的因素很多，其中很重要的一个因素是受遗传因素的影响，其中由于维生素D受体（VDR）基因多态性对钙吸收的影响，因此有可能是影响钙吸收不同的遗传因素之一。亚甲基四氢叶酸还原酶基因多态性对叶酸需要量的影响。按照目前人的推荐的叶酸每日摄入量，即使某一人群叶酸的供给量达到这一标准，仍有部分个体发生叶酸缺乏症状，其原因是叶酸代谢发生了障碍。亚甲基四氢叶酸还原酶催化生物性可逆的还原反应，将5,10-亚甲基四氢叶酸还原为5-甲基四氢叶酸，同时脱去一个甲基供体给同型半胱氨酸，从而合成蛋氨酸。

载脂蛋白基因多态性对血脂代谢的影响。载脂蛋白是结合血脂并运输到机体各组织进行代谢和利用的蛋白质。大量研究发现载脂蛋白基因发生突变，形成不同等位基因型多态性，并进一步形成不同表型的载脂蛋白，可影响血脂代谢和利用，从而影响高脂血症、动脉粥样硬化及心脑血管疾病的发病率。

人类对生命现象与本质的认识经历了由整个机体水平向器官、组织、细胞、亚细胞结构及分子水平这样一个逐渐深入的过程。传统营养学对动物或人机体营养代谢的过程已经有了深入的阐述，但是这些研究绝大部分是在机体水平上的研究。随着分子生物学技术的日渐成熟，营养学自身发展需要从细胞水平阐明营养物质或生物活性物质调控机体营养分配与代谢的途径及机理。营养科学研究一般都是在人群、动物个体、细胞和分子四个层面上展开的，四个层面相辅相成，构成一个营养科学研究的系统工程。营养代谢疾病研究观察到的现象需要通过实验研究证实，实验研究是通过个体、细胞、分子水平逐步认识到现象的本质。

分子营养学探索营养现象的内在机制，是对营养知识的微观认识，用微观知识来理解宏观问题，制订个体化的营养素需要量及相应的推荐摄入量，并预测个体化营养疾病，指导人类健康饮食，为膳食标准的制定、营养相关疾病的治疗、营养与保健产品的研发提供理论基础。

第二章

热源质营养素

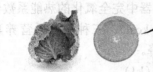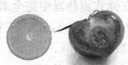

　　热源质，即产能营养素，是指在人每天摄取的所有营养素中，在体内可以产生能量的营养素，在营养学上称之为"产能营养素"。糖类、蛋白质和脂肪是三大热源质。

第一节　营养与能量平衡

　　人体维持心脏跳动、血液循环、肺部呼吸、腺体分泌、物质转运等重要生命活动及从事体力活动等都需要消耗热能，这些热能主要来源于食物中的热源质，即蛋白质、脂肪和糖类。在一般情况下，在较长时间内健康成人摄入的热能与所消耗的热能保持平衡。一旦出现不平衡，摄入热能过多或过少就会引起人体重过重或过轻，不利于人体健康。

　　人体所需的热能国际上以焦耳（J）为单位表示。1J即是1N的力使1kg的物质移动1m所消耗的能量。食物中每克蛋白质、脂肪和糖类在体内氧化产生的热能值称为热能系数（或能量系数）。每克蛋白质、脂肪和糖类在弹式测热器中完全氧化的热能系数分别为23.64kJ（5.65kcal）、39.54kJ（9.45 kcal）和17.15kJ（4.1 kcal）。三种热源质营养素在消化过程中不能完全被消化吸收，所以净热能系数有所下降。

1千卡（kcal）=4.187千焦耳（kJ）

一、人体的热能消耗

　　人体的热能消耗主要用于维持基础代谢、满足食物特殊动力作用和体力活动三个方面热能消耗的需要。

　　影响人体热能需要的因素如下所述。

1.基础代谢

　　基础代谢是维持人体基本生命活动的热量。即在无任何体力活动及紧张思维活动、全身肌肉放松、消化系统处于静止状态情况下，用以维持体温、心跳、呼吸、细胞内外液中电解质浓度差及蛋白质等大分子合成的热量消耗。故测定基础代谢是在周围环境温度恒定（一般18～25℃）、饥饿状态（一般进食后12h）、处于清醒、静卧状态下进行，一般为清晨醒来、尚未起床的状态下测定。在此条件下测定的基础代谢能称为基础代谢率，即单位时间内人体每平方米体表面积所消耗的基础代谢热能（BMR）。基础代谢可根据身高、体重求出体表面积，再按体表面积与该年龄的基础代谢率计算基础代谢的热量。

　　人体一日基础代谢耗热量可根据我国成年男、女的体表面积而建立的表述体表面积与身高、体重关系的线性回归方程来计算：

　　人体一日基础代谢耗热量=BMR×24（h）×体表面积（m^2）

　　男子体表面积/m^2=0.00607×身高（cm）+0.0127×体重（kg）-0.0698

　　女子体表面积/m^2=0.00586×身高（cm）+0.0126×体重（kg）-0.0461

影响人体基础代谢的主要因素如下所述。

（1）年龄：基础代谢率随年龄增长而下降。这是因为生长、发育和体力劳动随年龄增加而变化所致。一般成人比儿童基础代谢率低，老年人又低于成年人（见表2-1）。

表2-1　人体每小时的基础代谢率

单位：[kJ/（m² · h）]/[kcal/（m² · h）]

年龄/岁	男	女	年龄/岁	男	女
7	197.9/47.3	192.0/45.4	35	152.7/36.5	146.4/35.0
9	189.1/45.2	179.1/42.8	40	151.9/36.3	146.0/34.9
11	179.9/43.0	175.7/42.0	45	151.5/36.2	144.3/34.5
13	177.0/42.3	168.6/40.3	50	149.8/35.8	141.8/33.9
15	174.9/41.8	166.1/37.9	55	148.1/35.4	139.3/33.3
17	170.7/40.8	151.9/36.3	60	146.0/34.9	136.8/32.7
19	164.0/39.2	148.5/35.5	65	143.9/34.4	134.7/32.2
20	161.5/38.6	147.7/35.3	70	141.4/33.8	132.3/31.7
25	156.9/37.5	147.3/35.2	75	134.7/33.2	131.0/31.3
30	154.0/36.8	146.9/35.1	80	129.3/33.0	129.3/30.9

（2）体表面积和体重：基础代谢率随体表面积增大而增加。体表面积大者向环境中散热较快，基础代谢率也较强。瘦高的人较矮胖的人相对体表面积较大，其基础代谢率高于后者。基础代谢主要决定于瘦体质，较多的惰性脂肪组织在代谢中相对耗热低于瘦体质。

（3）性别：青春期后，女性比男性基础代谢率低5%～10%，是因为女性比男性体脂含量多。妇女在月经期、孕期、授乳期基础代谢率均有所增高。

（4）营养状况、机能状况及内分泌：机体在严重饥饿和长期营养不良的情况下，基础代谢率降低；许多腺体分泌的激素对细胞代谢起调节作用，如甲状腺、肾上腺等，所以内分泌异常时也可影响基础代谢率。

（5）气温：炎热地区的居民基础代谢率一般较低，寒冷地区的居民基础代谢率则较高。

2.体力活动的热能消耗

当年龄、性别、生理状况确定后，体力活动，特别是体力劳动所消耗的热能是影响个体热能需要的最重要因素，在人体总热能消耗中占主要部分。不同体力活动所消耗的热能不同，主要与劳动强度、劳动持续时间、工作熟练程度有关。

3.食物特殊动力耗能

人体摄入任何食物后都可使热能代谢增高。这种由于摄食引起的额外热能损耗现象称为食物"特殊动力作用"。当成人摄入一般的混合膳食时，由于食物特殊动力作用而额外增加的热能消耗每日约600kJ，相当于基础代谢的10%。

不同食物增加耗热量各有差异，摄入糖类时耗热相当于糖类本身释放热能的5%～6%，脂肪为4%～5%，蛋白质最强，为30%。食物特殊动力作用形成的原因尚不十分清楚，现在认为，消化道蠕动、消化腺分泌、营养素的吸收、合成代谢过程都需要热能的消耗；食物中的营养素中所含的能量只有转变为ATP的部分才能被机体利用，不能转变的部分则转变为热能向外散发。这些都可能与食物特殊动力作用有关。

二、成人一日热能需要的确定

人体热能的需要量实际就是其热能消耗量。成人一日热能需要量为基础代谢、食物特殊动力作用和体力活动消耗热能的总和。不同的运动，消耗的热量不同（见表2-2）。

表2-2　几种活动的热能消耗

活动耗能	男子（体重65kg）		女子（体重55kg）	
	/(kJ/min)	/(kcal/min)	/(kJ/min)	/(kcal/min)
睡眠或休息	4.52	1.08		
静坐	5.82	1.39		
步行（4.9km/h）	15.48	3.7		
步行（4.9km/h）负重10kg	16.74	4.0		
办公室工作	7.53	1.8	6.69	1.6
实验室工作	9.62	2.3		
烹调	8.79	2.1	7.11	1.7
轻的清洁工作	12.97	3.1	10.46	2.5
中等清洁工作	17.99	4.3	14.64	3.5
木工	16.74	4.0		
割草	18.83	4.5		
驾驶拖拉机	10.04	2.4		
轻微活动（台球等）	10.46～20.92	2.5～5.0	8.37～10.74	2.0～4.0
中等活动（划船、跳舞等）	20.92～31.38	5.0～7.5	16.74～25.10	4.0～6.0
重活动（踢足球、划船赛等）	31.38	>7.5[+]	25.10	>6.0[+]

确定人体热能的需要量方法有热能消耗调查和膳食调查。热能消耗调查法，记录每人每日活动时间，按从表2-2中查出的各种活动所消耗的热能，计算一日各种活动消耗的总热能，加上基础代谢耗能及相当于基础代谢10%的食物特殊动力作用耗能，即为成人

一日维持正常生活劳动所需的总热能。通过膳食调查可以了解一天摄入的热量，健康成人当食物供应充足时，一般可以比较准确地摄入一天所需的热能。联合国世界粮农组织（FAO）按下列公式粗略推算人体每日需要的热能，并按0.9（轻微活动）、1.17（积极活动）、1.34（剧烈活动）3个系数调整需要量。

　　男子：每日热能需要量（kJ）=体重（kg）×192
　　女子：每日热能需要量（kJ）=体重（kg）×167

三、热能的供给来源及供给量

　　膳食热能主要来源于糖类、脂肪及蛋白质丰富的食物。三种产能营养素普遍存在于各种食物中。通常，动物性食物比植物性食物含有更多的脂肪和蛋白质。而植物性食物中，粮食以糖类和蛋白质为主，油料作物则含有丰富的脂肪，其中大豆含有大量油脂和优质蛋白质，水果和蔬菜一般含热能很少。考虑到营养素之间的平衡，食物选择时须符合三种营养素提供热能占总膳食热能中的比例。糖类与脂肪之间可以互相转化，它们对蛋白质具有节约作用，因此，一般认为脂肪应占20%～25%，蛋白质占11%～14%，其余可由糖类提供。

第二节　糖类

　　糖类，又称为碳水化合物，是因为这类化合物都是由C、H、O三种元素组成，且大都符合$C_n(H_2O)_m$的通式，如葡萄糖的分子式为$C_6H_{12}O_6$，可表示为$C_6(H_2O)_6$，蔗糖的分子式为$C_{12}H_{22}O_{11}$，可表示为$C_{12}(H_2O)_{11}$等；但有的糖不符合碳、水的比例，如鼠李糖$C_5H_{12}O_5$(甲基糖)、脱氧核糖$C_5H_{10}O_4$；有的虽然符合糖类的比例，如甲醛(CH_2O)，却不是糖类。所以，严格来说，糖类不都是糖。

　　糖类广泛分布于动植物体中，植物体中85%～90%的组分为糖类，粮食（谷类）含丰富的淀粉，甘蔗和甜菜含大量蔗糖，鲜果含果糖和果胶。动物血液含有葡萄糖，肝脏、肌肉含有糖原，乳汁含有乳糖。

一、糖类的生理功能

1.储存和提供能量

　　糖类对机体最重要的作用是供能，是供给人体能量的最主要、最经济的来源，特别是葡萄糖可很快被代谢，提供能量；满足机体需要，1g葡萄糖氧化可供能17kJ（4kcal）。谷类是富含糖类的主要植物性食物，其生产量大，生产成本相对较低，是人体所需能量的最经济来源（见表2-3）。大多数糖类在消化酶的作用下分解为单糖而较快地被吸收。血糖（葡萄糖）是脑和神经组织以及心脏等重要器官和肌肉活动所需能量的直接来源。肝糖原和肌糖原是葡萄糖在体内的储存形式，当需要时可迅速分解为葡萄糖释放到血液中。即使在缺氧条件下也能酵解产能。脑组织、心肌和骨骼肌的活动需要靠糖类提供能量。

表2-3　糖的种类及其生理作用

常见种类		分子式	分布	生理作用
单糖	核糖	$C_5H_{10}O_5$	生物细胞	组成RNA
	脱氧核糖	$C_5H_{10}O_4$		组成DNA
	葡萄糖	$C_6H_{12}O_6$		重要能源物质
	果糖			组成蔗糖
	半乳糖			组成乳糖等
二糖	麦芽糖	$C_{12}H_{22}O_{11}$	植物细胞	水解为葡萄糖和果糖
	蔗糖			水解为葡萄糖
	乳糖		动物细胞	水解为葡萄糖半乳糖
多糖	糖元	$(C_6H_{10}O_5)_n$	动物细胞	细胞内重要的储能物质
	淀粉		植物细胞	
	纤维素			细胞壁组分

2.机体的构成成分

糖类是构成机体的重要物质，并参与细胞的许多生命活动。糖类是细胞膜中的糖蛋白、神经组织中的糖脂、结缔组织中的黏蛋白以及传递遗传信息的核糖核酸与脱氧核糖核酸的重要组成成分。糖脂是细胞膜与神经组织的组成成分，糖蛋白是一些具有重要生理功能的物质如某些抗体、酶和激素的组成部分，核糖和脱氧核糖是核酸的重要组成成分等。

3.维持神经系统的功能与解毒

糖类对维持神经系统的功能具有很重要的作用。尽管大多数体细胞可由脂肪和蛋白质代替糖作为能源。但是，脑、神经和肺组织却需要葡萄糖作为能源物质，若血液中葡萄糖水平下降（低血糖），脑缺乏葡萄糖可产生不良反应。

糖有解毒作用，机体肝糖原丰富则对某些细菌毒素的抵抗能力增强，肝糖原不足时，对酒精、砷等有害物质的解毒作用显著下降。葡萄糖醛酸是葡萄糖代谢的氧化产物，它对某些药物的解毒作用非常重要，吗啡、水杨酸和磺胺类药物等都是通过它与之结合，生成葡萄糖醛酸衍生物排泄而解毒。

4.节约蛋白质的作用

食物中糖的供给充足，可使蛋白质作为抗体等的能量免予消耗，使蛋白质用于最合适的地方，对蛋白质有保护作用，节约了蛋白质。当糖类与蛋白质共同摄食时，体内储留的氮比单独摄入蛋白质时多，这主要是同时摄入糖类后可增加机体ATP的合成，有利于氨基酸的活化与合成蛋白质，此即糖类对蛋白质的保护作用，或称糖类节约蛋白质的作用。如果糖类供给不足，机体为了满足对葡萄糖的需要，通过分解成氨基酸，再经过糖原异生作用产生葡萄糖。

5.抗生酮作用

脂肪在机体内彻底被代谢分解，需要葡萄糖的协同作用。脂肪酸被分解所产生的乙酰基与草酰乙酸结合进入三羧酸循环而最终被彻底氧化，产生能量。如果糖类不足，草酰乙酸生成不足，脂肪酸就不能彻底氧化，而产生酮体。虽然机体可以利用酮体产生热量，但过多的酮体可以导致机体酸碱平衡的破坏，引起酮症酸中毒。若体内糖类充足，其充分代谢使酮体得到进一步分解，防止体内酮体堆积。人体每天需要50～100g糖类，才能防止酮症的产生。

6.提供膳食纤维

由于膳食纤维在肠内相对不易溶解，但结肠中的细菌酶可使其部分分解，产物为短链脂肪酸、水、CO_2、H_2和CH_4。一般50%～90%的膳食纤维可被降解。此外，膳食纤维吸水力很强，可促进胃肠蠕动，吸附肠道中的胆酸使之由粪便排出，从而使血清胆固醇下降，减少胆固醇在血管壁的沉积量，防止动脉硬化，还可改变消化系统中的菌群，并可使糖尿病人的血糖含量降低，改善症状。

二、食物中重要的糖类

糖类是食品工业的重要原辅材料，很多工业食品都含有糖，糖对食品的感官性具有很重要的作用。例如在食品加工时要控制一定的糖酸比等，焙烤食品主要由富含糖类的谷类状原料制成，动物性食品除蜂蜜外，通常含糖量很少，主要存在于植物性食品中。根据含糖量的多少，食品可分为高糖食品（如白糖、蜂蜜）、低糖食品（如黄瓜、瘦肉）和无糖食品（如食用油脂）。按其化学结构，糖通常可分为单糖、双糖和多糖，以及糖的衍生物糖醇。

（一）单糖

单糖是最简单的糖类，可溶于水而容易被人体吸收。食物中的单糖主要有葡萄糖、果糖和半乳糖。葡萄糖可以由谷类的淀粉水解产生，也存在于多种水果和蔬菜中。葡萄糖可以直接被人体吸收、利用，血液中的糖主要是葡萄糖。果糖存在于各种水果中，蜂蜜中含量最多。果糖的甜度是蔗糖的1.75倍，被人体吸收后转变为葡萄糖。半乳糖是乳糖的分解产物，天然食物中不含半乳糖。半乳糖被人体吸收后也可在体内转变为葡萄糖。

1.葡萄糖

葡萄糖是淀粉、糖原、纤维素等多糖物质的基本单位，血液中的正常成分，主要由淀粉水解而来。此外，还可来源于蔗糖、乳糖等的水解。它是机体吸收、利用最好的单糖。机体各器官都能利用它作为燃料和制备许多其他重要的化合物，如核糖核酸、脱氧核糖核酸中的核糖和脱氧核糖、黏多糖、糖蛋白、糖脂、脂类和非必需氨基酸等。但是人们直接食用葡萄糖的情况很少。

有些器官实际上完全依靠葡萄糖供给所需的能量。例如，大脑每日需用 $100\sim120g$ 葡萄糖。饥饿时人体内以糖原储存的糖类很快耗尽，脂肪组织的解脂作用增加，尽管心脏和肌肉等可利用脂肪酸为燃料，也可以利用由肝脏产生的酮体，但大脑所需的葡萄糖由生糖氨基酸（能转变为糖的氨基酸）提供，只有在长期、绝对饥饿时大脑才适应这一变化，对葡萄糖的需要量减少到 $40\sim50g$。此外，肾髓质、肺组织和红细胞等也必须依靠葡萄糖供能。机体血糖（血中的葡萄糖）浓度保持相对恒定（正常为 $80\sim120mg/100mL$ 血）对于保证上述组织能源的供应具有重要意义。

2.果糖

蜂蜜和许多水果中含有果糖，工业上最近已制成高果糖浆并应用于食品工业。肝脏是实际利用果糖的唯一器官，吸收时部分果糖被黏膜细胞转变成葡萄糖和乳糖。果糖的代谢可不受胰岛素制约，故糖尿病人可食用果糖，但是大量食用会产生副作用。果糖的甜度很高，若以蔗糖的甜度为100，则葡萄糖的甜度为74，而果糖为173，因而果糖是食品工业中重要的甜味物质。近年来，人们纷纷利用异构化酶将葡萄糖转变为果糖，制成不同规格的果葡糖浆（高果糖浆或异构糖）。

（二）双糖

双糖是由两个单糖分子脱去1分子水缩合而成。双糖在胃肠道内经过水解形成单糖后被人体吸收利用，在小肠也有少量双糖被直接吸收。最常见的双糖有蔗糖、异构蔗糖、麦芽糖、乳糖等。

1.蔗糖

蔗糖广泛分布于植物界，大量存在于植物的根、茎、叶、花、果实和种子内，如甘蔗、甜菜及有甜味的果实，也存在于许多水果和蔬菜中。蔗糖是由1分子葡萄糖和1分子果糖缩合而成，在甘蔗和甜菜中含量最高，是食品工业中最重要的含能甜味物，在食品营养上也有重要意义。

甘蔗和甜菜提取的粗制蔗糖是红糖；绵白糖和白砂糖是精制的蔗糖。蔗糖易于发酵，并可产生溶解牙齿珐琅质的矿物质，引起龋齿。因此，黏附到牙齿上的食物和黏性甜食等对牙齿有害，必须保持良好的口腔卫生。

近年来，由于西方国家人们每天食用蔗糖的量可高达100g以上，当地居民体重过高、糖尿病、龋齿、动脉硬化和心肌梗塞等发病率高。大量食用低分子糖对身体有害，应该以高分子糖类为主，满足机体对糖类的需要。

2.异构蔗糖

异构蔗糖在蜂蜜和蔗汁中微量存在，可用 α-葡糖基转移酶（或称蔗糖变位酶）将蔗糖转化制取。异构蔗糖的性质与蔗糖相似，但耐酸性强；甜味品质极似蔗糖，味感纯正，糖度约为蔗糖的42%。

异构蔗糖摄食后可在小肠内被异构蔗糖酶分解成葡萄糖和果糖，并被机体吸收、参与正常代谢，它不被口腔中的细菌、酵母发酵、产酸，也不被用来产生强黏着力的不溶性葡聚糖，故不致龋。近年来已被许多国家批准作为甜味剂，代替蔗糖在食品工业中的应用。

3.麦芽糖

麦芽糖由2分子葡萄糖缩合而成，大量存在于发芽的谷粒，特别是麦芽中。谷类种子在发芽过程中淀粉分解为麦芽糖。动物体内除淀粉水解外不含麦芽糖。食品工业中所用麦芽糖主要由淀粉经酶水解而来，是食品工业中重要的糖质原料。其甜度约为蔗糖的1/2，在营养上除供能外尚未见有特殊意义。

4.乳糖

乳糖是唯一没有在植物中发现过的糖，而是哺乳动物乳汁中主要的糖，由1分子葡萄糖和1分子半乳糖缩合而成。一般人乳含乳糖约7%，牛乳含乳糖约5%。实际上，乳糖是婴儿主要食用的糖类物质。此后，肠道中将乳糖分解为葡萄糖和半乳糖的酶活性下降，甚至在某些个体中几乎降到0，因而成年人食用大量乳糖，不易消化，食物中乳糖含量高于15%时可导致渗透性腹泻，这就是"乳酸不耐症"。乳酸不耐症的人群可以食用酸奶，因为酸奶中的乳糖发酵成了乳酸。

乳糖对婴儿有重要意义，它能保持肠道中最合适的肠菌丛数，并能促进钙的吸收，故在婴儿食品中可添加适量的乳糖。乳糖在肠道分解后吸收，乳糖在肠道经乳酸杆菌发酵可转化成乳酸，有利于乳酸杆菌的生长繁殖。小肠下段如有双歧乳杆菌生长繁殖，可以改善肠道菌群环境，所产生的双歧因子可防止引起腐败作用的细菌生长，有助于预防婴幼儿肠道感染。

自然界中构成乳糖的D-半乳糖很少单独存在，仅在少数植物（如常春藤和甜菜）中有所发现。但是，半乳糖除作为乳糖的构成成分外，还参与构成许多重要的糖脂（如脑苷脂、神经节苷脂）和糖蛋白，细胞膜亦有含半乳糖的多糖，故在营养上仍有一定意义。

5.异构乳糖

异构乳糖由乳糖异构而来，并非天然存在，原乳经过加工后的乳制品可含有一定量的异构乳糖，如淡炼乳可含有0.4%～0.9%的异构乳糖。异构乳糖能促进肠道有益菌双歧乳糖杆菌的增殖，不能消化、吸收，故有整肠、通便等作用。

（三）多糖

多糖是由许多单糖分子残基构成的大分子化合物，无甜味，不易溶于水。按组成多糖的单糖分子残基数的多少，可以将多糖分为低聚糖和多聚糖。低聚糖如低聚果糖、低聚异麦芽糖、低聚半乳糖等都是有良好生理功能的成分，产生的热量比较少（1g只产生1.5kcal热量），能增加粪便重量，降低血糖血脂，促进大肠中双歧杆菌的增加，故又被称为"双歧因子"。所以，食用低聚糖可以调整肠道功能，预防便秘。

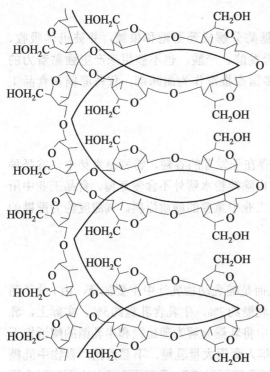

图2-1　直链淀粉的螺旋结构

1.可被消化、吸收的多糖

（1）淀粉　淀粉是葡萄糖分子的多聚物，是膳食中最重要的糖类。淀粉有直链淀粉与支链淀粉两种：直链淀粉由葡萄糖以α-1,4糖苷键缩合而成（见图2-1）；支链淀粉由葡萄糖以α-1,4糖苷键和α-1,6糖苷键连接而成。它们都是植物的储藏物质，也是人类食物中最重要的供能物质。

淀粉在肠道逐渐水解需要一定的时间。因此，机体会突然出现葡萄糖过量，血糖水平上升较慢，且不会达到极限高度。所以，人们通常食用淀粉后不会发生饮食性糖尿症，并且在任何情况下均能较好地适应。

淀粉以颗粒形式大量存在于植物种子、根茎及干果中，谷类、薯类及某些豆类（蚕豆、红小豆、绿豆）中淀粉含量丰富。存在于植物细胞壁内的天然淀粉不易被酶消化，但在湿热条件下加热可以使植物细胞壁胀破，其内的淀粉与消化酶接触，在胃肠道内淀粉酶的作用下水解成葡萄糖而被人体吸收利用。

淀粉是食品工业中重要的糖质原料，尤其是许多焙烤食品如面包、饼干、糕点等的主要成分。它们主要来自谷类和薯类。淀粉是植物的储存物质。糖原是动物组织中的糖类储存形式，也是由很多葡萄糖分子聚合而成的多糖，因而也叫做动物淀粉，可被机体消化吸收，它在动物的肌肉和肝脏中含量最高。

（2）糖原　糖原是人和动物体内储存的多糖，以动物肝脏和贝壳软体动物中含量最多。

（3）糊精　糊精也是由多个葡萄糖分子构成，多以液化型淀粉酶水解淀粉或以稀酸处理淀粉所得，是淀粉在酶、酸或加热的作用下形成的分子量较小的多糖。通常，糊精的分子大小约为淀粉的1/5。食品工业中常用大麦芽为酶源水解淀粉，得到糊精和麦芽糖的混合物，称为饴糖。饴糖是甜食品生产的重要糖质原料。食入后在胃肠道内消化、水解为葡萄糖后被吸收利用。

糊精与淀粉不同，它具有易溶于水、强烈保水及易于消化等特点，在食品工业中常被用来增稠、稳定或保水。例如在制作羊羹时添加少许糊精可以防止结晶析出，避免外观不良。面包皮、馒头皮和米粥的黏性都是由糊精所致。

2.不被消化、吸收的多糖——膳食纤维

（1）膳食纤维主要的生理功能　膳食纤维被称为没有营养的营养素，人体不能分解和吸收，但肠道中的大肠杆菌可利用他生成泛酸、尼克酸、维生素B_2、生物素等多种生物活性物质；膳食纤维相对密度较小，体积大，增强人的饱腹感，防止肥胖；它能促进肠道内容物的蠕动，缩短致癌物与肠道接触的时间，改善大肠功能，防治便秘和痔疮；预防结肠和直肠癌；降低血脂和胆固醇，预防冠心病；改善血糖生成，减轻糖尿病；降

低营养素的利用，阻碍脂肪的吸收，对控制肥胖有一定的作用。

（2）膳食纤维的适宜摄入量　膳食与疾病的关系受许多膳食因子的影响。如肉类和脂肪的摄入量、膳食纤维的不同来源以及其他非营养因子均会造成疾病危险性的差别。例如日本人与英国人非淀粉多糖的摄入量相等，但日本人比英国人患结肠癌和结肠憩室病的人少，可能与日本人摄入的膳食纤维较多有关。粪便的重量与膳食纤维的含量有关，有人建议用粪便的重量和食物在肠道的通过时间作为大肠功能的指标，并用来评定膳食纤维的适宜摄入量。非淀粉多糖的摄入量不超过32g时，其粪便量与纤维摄入量呈剂量-反应关系。每日粪便质量低于150g时伴有疾病的危险性增加。一些营养学者建议健康膳食中非淀粉多糖的适宜摄入量为每天18g。对于消费者而言，应当按照《中国居民膳食指南》及《平衡膳食宝塔》（见附录1）来选择食物，多吃蔬菜和水果，每日蔬菜和水果的摄入量在400～800g，而不是多喝果汁；谷类的加工不要过精。

大麦、豆类、胡萝卜、柑橘、亚麻、燕麦和燕麦糠等食物都含有丰富的水溶性纤维，水溶性纤维可减缓消化速度和最快速排泄胆固醇，所以可让血液中的血糖和胆固醇控制在最理想的水准之上，还可以帮助糖尿病患者降低胰岛素和三酸甘油酯。非水溶性纤维包括纤维素、木质素和一些半纤维以及来自食物中的小麦糠、玉米糠、芹菜、金针菇、果皮和根茎蔬菜。

膳食纤维过多，会阻碍蛋白质、脂肪等营养素的摄入，导致钙、铁、锌等随粪便排出，造成吸收减少，矿质元素缺乏；还会造成脂溶性的缺乏，引起营养不良。

（3）膳食纤维的组成成分　膳食纤维的主要组成成分如下所述。

① 纤维素。纤维素是由许多葡萄糖分子以β-1,4糖苷键连接而成，存在于所有的植物细胞壁中，最纯的天然纤维素来源是棉花，其纤维素的含量在90%以上。纤维素常彼此靠近成束，有如植物纤维。它们彼此以氢键相连，尽管氢键的键能比一般化学键能小得多，但因氢键多，故相当牢固，以至于在一般的食品加工条件下，纤维素不被破坏（在高温、高压、稀硫酸溶液中，纤维素可水解成β-葡萄糖），不溶于水。进食时，人们常将纤维素和其他成分一同摄入，由于人体没有能分解β-1,4糖苷键的酶，所以人类不能消化、利用纤维素。

② 半纤维素。半纤维素与纤维素一起存在于植物细胞壁中，不溶于水，但可被稀酸水解，大量存在于植物的木质化部分，如秸秆、种皮、坚果壳、玉米穗轴等。其含量依植物种类、老嫩程度及部位而异，通常把能用17.5% NaOH提取的多糖统称为半纤维素。有的半纤维素是均一多糖，有的则是混合多糖，它们均不能被人体消化利用，而可被肠道微生物分解。

③ 木质素。木质素是使植物木质化的物质，如植物的枝、茎的支持组织。它与纤维素、半纤维素同时存在于植物细胞壁中，进食时往往一并摄入人体，也不能被人体消化吸收。但是在化学上它不属于多糖，而是多聚（芳香族）苯丙烷化合物，或称苯丙烷聚合物。

④ 果胶物质。果胶物质是植物细胞壁的组成成分，多存于水果、蔬菜等的软组织中。按果蔬成熟度的不同，果胶物质通常分为原果胶、果胶和果胶酸三种，是甲基化程度不等的D-半乳糖醛酸α-1,4糖苷键的聚合物。它们均不能被人体消化、吸收。果胶在食品工业上应用很广，通常作为食品增稠剂使用。

⑤ 树胶及海藻胶。树胶亦可称为植物胶，主要包括植物分泌胶（如阿拉伯胶）、种子胶（如瓜尔豆胶和角豆胶）等。此外，尚有来自海藻类的海藻胶（如琼脂和红藻胶），

以及来自微生物的黄原胶等。它们均属多糖类物质，由不同单糖及糖的衍生物构成，摄食后均不能被人体消化、吸收，但是在食品工业中则多作为食品增稠剂应用。

上述半纤维素、果胶物质、树胶及海藻胶皆可被肠道微生物分解。

食物纤维尽管不被消化，但是由于它与某些慢性病之间的关系，近年来日益被人们所重视。不过日前并无特定的需要量。食物纤维多来自植物，是全谷、薯类、水果、蔬菜以及坚果等的一部分，在精制食品中多已被去除。

（四）糖醇

1.山梨糖醇

山梨糖醇广泛存在于植物中，海藻和果实类如苹果、梨、葡萄等中多有存在，工业上可由葡萄糖氢化制得，其甜度约为蔗糖的一半。山梨糖醇吸收后每克供能约4kcal（17kJ），其特点是代谢时可转化成果糖，而不转变成葡萄糖，不受胰岛素控制，因而可作为糖尿病患者的甜味剂。此外，因其具有吸湿作用，故可用作糕点等的保湿剂。

2.木糖醇

木糖醇存在于许多水果中。五碳糖醇在香蕉、草莓、黄梅、胡萝卜、洋葱、莴苣、花椰菜、茄子等果蔬中均有存在。工业上则常用木屑等经水解制成木糖后氢化获得，其甜度与蔗糖相等。木糖醇的供能与蔗糖相同，重要的是其代谢利用可不受胰岛素调节，因而可被糖尿病人接受。此外，更为突出的是它不被口腔细菌发酵，因而对牙齿完全无害。

3.麦芽糖醇

麦芽糖醇是由麦芽糖氢化制得，在食品工业中主要作为甜味剂使用，甜度为蔗糖的75%～95%。麦芽糖摄入后在小肠内的分解量是摄入量的1/40，为非能源物质，不升高血糖，也不增加胆固醇和中性脂肪的含量。因此它是心血管病、糖尿病等患者的理想甜味剂。它也不能被微生物利用，故也有防龋作用。麦芽糖醇糖浆及其多元醇因无游离羰基的存在，不与含氮化合物发生"羰氨反应"，在食品加工过程中不会使食品褐变。

（五）功能性低聚糖

由2～10个单糖通过糖苷键连接形成直链或支链的低度聚合糖，分功能性低聚糖和普通低聚糖两大类。目前研究的功能性低聚糖有水苏糖、棉子糖、异麦芽酮糖、乳酮糖、低聚果糖、低聚木糖、低聚半乳糖、大豆低聚糖等。低聚糖有整肠功能，能增强机体免疫力，防止肥胖症和预防龋齿。

三、食物来源和供给量

糖类的主要来源是粮谷类和根茎类食物（见图2-2），以及谷类制品如面包、饼干、糕点等。它们含有大量淀粉和少量单糖和双糖，以及各种糖果制品。婴儿在哺乳期间则多摄食乳糖。蔬菜、水果除含有一定量的单糖、双糖外，还是食物纤维的良好来源。由于各种单糖、双糖及其制品如糖果等仅用于供能，且多不含其他营养素，其营养密度及营养价值较低，而各种粮食、薯类等制品，除富含淀粉外还含有其他营养成分如蛋白质、维生素和矿物质，特别是各种粗粮还含有较多的食物纤维，是糖类的良好食物来源。

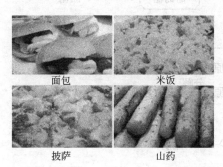
面包　　米饭
披萨　　山药

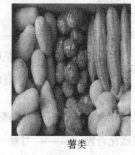
薯类

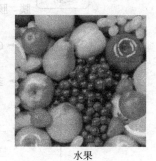
水果

图2-2　各种含糖类丰富的食物

糖类的主要食物来源有：谷类（70%～75%）、薯类（20%～25%）、根茎类蔬菜、豆类（50%～60%），豆类中大豆较少（25%～30%）；含淀粉多的坚果（如栗子、菱角等），主要成分是淀粉；食糖，主要是蔗糖；蔬菜、水果，除含少量单糖外还含有纤维素及果胶。

蔗糖等纯糖摄取后迅速吸收，易于以脂肪形式储存，一般认为纯糖摄入量不宜过多，成人以25g/d为限。合理膳食中糖类所提供的能量以占摄入总能量的55%～65%为宜。我国1992年全国营养调查结果显示，居民膳食中糖类提供的能量占摄入总能量的平均值为66.2%，处于适宜范围内。

四、糖类的消化、吸收和代谢

淀粉在消化酶的作用下可分解成糊精，再进一步消化成葡萄糖被吸收利用。糖类消化从口腔开始，食物中的淀粉或糖在口腔中被唾液淀粉酶分解为糊精、麦芽糖；食物入胃后，唾液淀粉酶失去活性，胃内无淀粉酶。小肠内有胰淀粉酶、双糖酶、蔗糖酶和乳糖酶，糖类主要在小肠内被消化分解为葡萄糖、果糖或半乳糖，最后通过小肠黏膜细胞吸收。糖类被吸收的主要形式是单糖，主要吸收部位在小肠，主要吸收途径是血液。单糖是最简单的糖类，易溶于水，可直接被人体吸收利用。

血液中的葡萄糖又称为血糖，正常情况下，血糖浓度处于一个动态平衡中。如果糖类代谢失常，会出现血糖浓度的改变，空腹血糖浓度高于130mg/dL时称为高血糖，血糖浓度低于70mg/dL时称为低血糖。

糖类是体内主要能量来源，通过无氧酵解和有氧氧化两种方式释放能量（见图2-3）。有氧氧化是体内糖类产能的主要方式，提供的能量比无氧酵解所产生的能量多许多。无氧酵解是肌肉收缩时肌糖原变成丙酮酸，丙酮酸在缺氧条件下还原为乳酸，释放出部分能量。例如激烈活动中肌肉的需氧量不足时，肌肉则通过糖酵解作用产生能量维持细胞活动。有氧氧化是在有氧条件下糖原或葡萄糖分解为丙酮酸，丙酮酸经过氧化、分解、脱氢、脱羧变成乙酰辅酶A。乙酰辅酶A进入三羧酸循环生成CO_2和H_2O，完成葡萄糖的氧化，并释放出大量能量。在有氧条件下，乳酸可氧化成丙酮酸，参与有氧氧化。

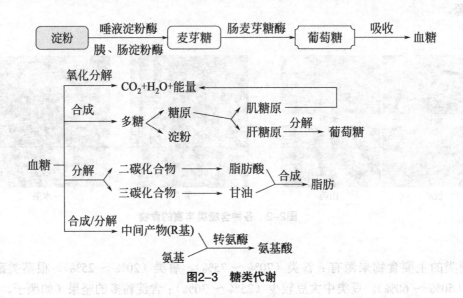

图2-3 糖类代谢

第三节 蛋白质

一、蛋白质的组成

"蛋白质"一词，源于希腊字"*Proteios*"，其意是"最初的"、"第一重要的"。蛋白质是细胞的重要组成成分，在生命过程中起着重要的作用，涉及人体代谢的大部分与生命攸关的化学反应。蛋白质分子是由氨基酸首尾相连缩合而成的共价多肽链，每一种天然蛋白质都有自己特有的空间结构（见图2-4）。蛋白质是一类结构非常复杂的生物大分子有机化合物，构成的基本元素是碳、氢、氧和氮，有些蛋白质还含有硫、磷、铁、铜、碘或其他元素。比较典型的蛋白质元素组成如下：碳51.0%～55.0%，氮15.5%～18.0%，氢6.5%～7.3%，硫0.5%～2.0%，氧21.5%～23.5%，磷0～1.5%。

人体内的蛋白质约有10万种。蛋白质的基本组成单位是氨基酸。虽然自然界有300多种氨基酸，但组成蛋白质的氨基酸只有20种。每种蛋白质各自有其独特的氨基酸组成模式和特殊功能，这些氨基酸以不同的种类、数量、排列顺序和不同的连接方式构成种类繁多、功能各异的蛋白质。例如，负责肌肉收缩的肌纤蛋白、输送氧的血红蛋白、参加体内新陈代谢的各种酶和激素等均为不同结构的蛋白质。氨基酸有L型和D型两种构型。除蛋氨酸外，L型的氨基酸生物学效价比D型高，而且大多数D型氨基酸不能被动物利用或利用率很低。

按照人体对氨基酸的需要情况，氨基酸可以分为必需氨基酸、半必需氨基酸、非必需氨基酸、限制性氨基酸。人体蛋白质由20余种氨基酸组成，其中有8种是人体不能合成但又是维持机体氮平衡所必需的，必须由食物供给，称为必需氨基酸，包括亮氨酸、异亮氨酸、赖氨酸、蛋氨酸、苯丙氨酸、苏氨酸、色氨酸、缬氨酸。胱氨酸、酪氨酸、精氨酸、丝氨酸和甘氨酸在体内虽能合成，但其合成原

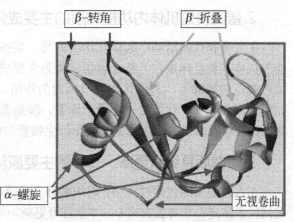

图2-4 蛋白质的二级结构

料是必需氨基酸，且胱氨酸可取代80%～90%的蛋氨酸、酪氨酸可取代70%～75%的苯丙氨酸，如长期缺乏，可能引起健康问题，因此称为半必需氨基酸。半必需氨基酸是指在一定条件下能代替或节省部分必需氨基酸的氨基酸。非必需氨基酸是指可不由食物提供，体内的合成完全可以满足需要的氨基酸。实际情况下，食物在提供必需氨基酸的同时，也提供了大量的非必需氨基酸，不足的部分才由体内合成，但一般都能满足需要。限制性氨基酸是指一定食物所含必需氨基酸的量与人体所需的蛋白质必需氨基酸的量相比，比值偏低的氨基酸。由于这些氨基酸的不足，限制了人体对其他必需和非必需氨基酸的利用。其中比值最低的称为第一限制性氨基酸，以后依次为第二、第三、第四……限制性氨基酸。常用禾谷类食物中，赖氨酸常为第一限制性氨基酸，其次为蛋氨酸和苯丙氨酸；而大豆、花生、牛奶、肉类相对不足的限制性氨基酸为蛋氨酸，其次为苯丙氨酸；此外，小麦、大麦、燕麦和大米还缺乏苏氨酸（第二限制性氨基酸），玉米缺色氨酸（第二限制性氨基酸）。

二、蛋白质生理功能

蛋白质在动物的生命活动中具有重要的营养作用。

1.蛋白质是构建机体组织细胞的主要原料

蛋白质是构成细胞和组织最重要的成分。成年人体内蛋白质约占体重的16%；成人在新陈代谢过程中一部分蛋白质需要更新，即需要利用来自食物蛋白质的氨基酸和自身组织的蛋白质分解产生的氨基酸，然后按身体需要的模式重新组合合成新的蛋白质。例如，骨骼肌中的主要组成蛋白质为肌球蛋白，骨骼肌约占体重的45%；血液中含量最多的蛋白质为血红蛋白，有运输氧的功能；血液中的白蛋白由肝细胞合成，具有维持血浆胶体渗透压、缓冲血液酸碱度、结合和运输血浆中一些物质的功能。人体的肌肉、神经、结缔组织、腺体、精液、皮肤、血液、毛发等都以蛋白质为主要成分，起着传导、运输、支持、保护、连接、运动等多种功能。肌肉、肝、脾等组织器官的干物质含蛋白质80%以上。蛋白质也是乳、蛋、毛的主要组成成分。

2.蛋白质是机体内功能物质的主要成分

在生命和代谢活动中起催化作用的酶、某些起调节作用的激素、具有免疫和防御机能的抗体（免疫球蛋白）都是以蛋白质为主要成分。酶的本质是蛋白质，如淀粉酶、胃蛋白酶、转氨酶等，起催化和调节机能的作用。含氮激素的成分是蛋白质或其衍生物，如生长激素、促甲状腺激素、肾上腺素、胰岛素等。有的维生素是由氨基酸转变或与蛋白质结合存在，烟酸可由色氨酸转化，生物素与赖氨酸的—NH_2结合成肽。

3.蛋白质是组织更新、修补的主要原料

在人体的新陈代谢过程中，组织和器官的蛋白质更新、损伤组织修补都需要蛋白质。据同位素测定，全身蛋白质$6 \sim 7$个月可更新一半。

4.蛋白质可供能和转化为糖、脂肪

在机体能量供应不足时，当糖类或脂肪供能不足或蛋白质摄入量超过体内蛋白质更新的需要时，蛋白质也是热能的来源。蛋白质也可分解供能，维持机体的代谢活动。当摄入蛋白质过多或氨基酸不平衡时，多余的部分也可能转化成糖、脂肪或分解产热。1kg蛋白质在体内可以产生4kcal热能。

5.调节体液与酸碱平衡

人体内的水平衡和渗透压平衡受血浆蛋白调节，蛋白质对维持体内的渗透压和水分的正常分布也起着重要作用，蛋白质还是两性物质，维持人体酸碱平衡。

6.增强免疫力

机体体液免疫主要由抗体和补体完成，构成白蛋白和抗体补体需有充足的蛋白质。吞噬细胞的作用与摄入蛋白质量有密切关系，大部分吞噬细胞来自骨髓、肝、脾、淋巴组织。长期缺乏蛋白质，这些组织将显著萎缩，失去制造白细胞和抗体的能力，吞噬细胞在质和量上都不能维持常态，使机体抗病能力下降，易感染疾病。

7.其他功能

（1）维持神经系统的正常功能　蛋白质占人脑干重的一半。脑在代谢过程中需要大量蛋白质进行自我更新。神经系统功能与膳食蛋白质的质和量有密切关系，其质量的改变可明显地影响大脑皮质的兴奋与抑制过程。其含量的大增大减不仅破坏兴奋与抑制过程的平衡，且常引起神经衰弱，进而影响激素的产生和神经体液的调节，导致代谢障碍。

（2）遗传信息的控制　遗传的主要物质基础是染色体，含RNA的核蛋白是染色体的主要化学成分。表达丰富遗传信息的核酸也受蛋白质和其他因素的制约。

（3）运输功能　蛋白质具有运输功能，在血液中起载体作用，如血红蛋白携带O_2，脂蛋白是脂类的运输形式，运铁蛋白运输铁，甲状腺素结合球蛋白运输甲状腺素等。

（4）参与凝血过程，防止创伤后过度出血　凝血过程是在维生素K和Ca^{2+}参与下，由血浆中由多种蛋白质协同完成的。

（5）肌肉收缩　与肌纤凝蛋白有关。肌肉是占人体百分比最大的组织，通常为体重

的40%～45%。机体的一切机械运动及各种脏器的重要生理功能如肢体运动、心脏搏动、血管收缩、胃肠蠕动、肺的呼吸以及泌尿、生殖过程都是通过肌肉的收缩来完成的。

蛋白质长期摄入不足时，首先导致人体一些非重要组织（如骨骼肌）的蛋白质分解，以维持重要器官的功能（如心、肺、脑的循环、呼吸、思维、免疫功能等），出现负氮平衡。蛋白质营养不良在婴幼儿、儿童及青少年中表现为生长发育迟缓、消瘦、智力发育障碍；在成人则表现为易疲倦、体重下降、贫血、血浆蛋白浓度下降引起浮肿，此外还伴有免疫功能下降、伤口不易愈合、生殖功能障碍等。妇女可出现月经紊乱及母乳泌乳量减少。

三、食物蛋白质的营养评价

（一）蛋白质含量

蛋白质含量是食物蛋白质营养价值的基础；食物中蛋白质含量测定一般使用凯氏定氮法，测定食物中的氮含量，再乘以由氮换算成蛋白质的换算系数，就可得到食物中蛋白质的含量。

不同蛋白质分子的大小可以相差几千倍，但含氮元素的比率却大都是16%。因此，用化学方法测定食物中的氮元素含量，再乘以6.25便可得出该食品蛋白质的粗略含量。这就是凯氏定氮法测定蛋白质的基本原理。

（二）蛋白质消化率

蛋白质消化率（Digestible Crude Protein，DCP），反映蛋白质在消化道内被分解的程度，还反映消化后的氨基酸和肽被吸收的程度。不同的食物，或同一种食物的不同加工方式，其蛋白质的消化率都有差异。大豆整粒食用时，消化率仅60%，而加工成豆腐后，消化率提高到90%以上。这是因为加工后的制品中去除了大豆中的纤维素和其他不利于蛋白质消化吸收的影响因素。

蛋白质消化率测定，必须检测实验期内摄入的食物氮、排出体外的粪氮和粪代谢氮。粪代谢氮，是指肠道内源性氮，是在试验对象完全不摄入蛋白质时粪中的含氮量。成人24h内粪代谢氮一般为0.9～1.2g。

$$蛋白质消化率DCP（\%）= I - (F - F_k)/I$$

式中，I为食入氮；F为粪便中的氮；F_k为内源性氮。

上式计算的结果是食物蛋白质的真消化率。在实际应用中，往往不考虑粪代谢氮。这样不仅实验方法简便，而且因所测得的结果比真消化率低，具有一定的安全性。这种消化率，叫做表观消化率。

（三）蛋白质利用率

1.生物价

蛋白质生物价（Biological Value，BV）是反映食物蛋白质消化吸收后，被机体利用程度的指标，生物价的值越高，表明其被机体利用程度越高，最大值为100。生物学价值指利用的氮占吸收氮的百分比。生物价高，表明食物蛋白质中氨基酸主要用来合成人体蛋白，极少有过多的氨基酸经肝、肾代谢而释放能量或由尿排出。

2.蛋白质净利用率

蛋白质净利用率（Net Protein Utilization，NPU）是反映食物中蛋白质被利用的程度，是指体内沉积的蛋白质或氮占食入的蛋白质或氮的百分比。它把食物蛋白质的消化和利用两个方面都包括在内，因此更为全面。

3.蛋白质功效比值

蛋白质功效比值（Protein Efficiency Ratio，PER）是用处于生长阶段中的幼年动物（一般用刚断奶的雄性大白鼠）在实验期内，其体重增加与摄入蛋白质数量的比值来反映蛋白质的营养价值的指标。由于所测蛋白质主要被用来提供生长需要，所以该指标被广泛用来评价婴幼儿食品中的蛋白质。

$$蛋白质功效比值（PER）＝动物增加体重克数/食用蛋白质克数$$

（四）化学评分

蛋白质化学评分（Chemical Score，CS），又称为氨基酸评分（AAS），是用被测食物蛋白质的必需氨基酸评分模式和推荐的理想模式或参考蛋白的模式进行比较，因此能反映蛋白质构成和利用率的关系。

氨基酸分：通常指受试蛋白质中第一限制氨基酸与理想氨基酸模式中相应氨基酸的比值，作为该蛋白质的AAS。实际工作中通常只采用赖氨酸、含硫氨基酸（蛋氨酸、胱氨酸）或色氨酸。

必需氨基酸指数（Essential Amino Acid Index，EAAI）是蛋白质中的必需氨基酸含量与标准蛋白质（常用鸡蛋蛋白）中相应必需氨基酸含量之比的几何平均数。

（五）可消化、可利用和有效氨基酸

可消化氨基酸是指食入的食物蛋白质经消化后被吸收的氨基酸。可消化氨基酸可通过消化实验测得。

可利用氨基酸是指食入蛋白质中能够被人体消化吸收并可用于蛋白质合成的氨基酸。

有效氨基酸有时是可消化、可利用氨基酸的总称，有时特指用化学方法测定的有效赖氨酸，或者用生物法测定的食物中的可利用氨基酸。

因此，从实用的角度，可把氨基酸的消化率（可消化氨基酸）和利用率（可利用氨基酸）等同看待；对可消化氨基酸、可利用氨基酸和有效氨基酸也无严格的区分。

几种常见食物的蛋白质质量见表2-4。

表2-4　几种常见食物的蛋白质质量

食物	消化率/%	BV/%	NPU/%	PER	AAS
鸡蛋	99	94	94	3.92	106
牛奶	97	87	82	3.09	98

续表

食　物	消化率/%	BV/%	NPU/%	PER	AAS
鱼	93	83	81	3.55	100
牛　肉	99	74	73	2.30	100
大　豆	90	73	66	2.32	63
精面粉	99	52	51	0.60	34
大　米	98	63	63	2.18	59
土　豆	89	67	60	—	48

注：BV、NPU、PER、AAS分别表示蛋白质的生物价、净利用率、功效比值、氨基酸评分。

（六）蛋白质的互补作用

根据蛋白质的功效，食物蛋白质可以分为完全蛋白质、半完全蛋白质和不完全蛋白质。完全蛋白质能维持动物的生存并能促进幼小动物的生长发育。如乳中的酪蛋白和乳白蛋白、蛋类中的卵白蛋白及卵黄蛋白、肉类中的白蛋白和肌蛋白、大豆中的大豆蛋白、小麦中的麦谷蛋白和玉米中的谷蛋白等，都是完全蛋白质。半完全蛋白质若作为膳食中唯一的蛋白质来源时可维持动物生存，但不能促进生长发育。如小麦和大麦中的麦胶蛋白。不完全蛋白质若作为膳食中唯一的蛋白质来源时，它既不能促进生长发育，也不能维持其生存。如玉米中的玉米胶蛋白、动物结缔组织、肉皮中的胶质蛋白、豌豆中的豆球蛋白。

理想蛋白质是指这种蛋白质的氨基酸在组成和比例上与人体所需蛋白质的氨基酸的组成和比例一致，包括必需氨基酸之间以及必需氨基酸和非必需氨基酸之间的组成和比例。人体对该种蛋白质的利用率应为100%。

据研究，各种食物蛋白质只有鸡蛋蛋白和人奶中的蛋白质的必需氨基酸模式与人体所需的必需氨基酸模式比较接近，几乎能完全被人体利用；其他大多数食物所含蛋白质的必需氨基酸组成模式与人体所需都有不同程度的差距，因而不能被人体充分利用。在实际生活中人们几乎总是同时食用几种食物，不同食物蛋白质所含的各种氨基酸各有所长；同时食用则可以取长补短、互相补充，使最后进入人体的各种氨基酸的组成模式接近人体合成自身蛋白质的需要，这便是食物蛋白质的互补作用。例如，谷类食物的蛋白质含赖氨酸较少，但其蛋氨酸和胱氨酸含量高；而大豆蛋白质正好相反，赖氨酸含量高，而蛋氨酸和胱氨酸含量低。谷类食物蛋白质中的赖氨酸是限制性氨基酸。谷类和大豆配合食用，则两者的缺陷都可得到弥补。玉米面加大豆粉做成的窝窝头、五谷杂粮煮成的腊八粥、米粉加奶粉和蛋黄粉做成的"代乳粉"等都是利用蛋白质互补作用原理，以改善蛋白质营养价值的例子。所以搭配食物的品种越多越好，如能荤素搭配效果更好；搭配的各种食物应同时食用，因为各种必需氨基酸必须同时到位，才能用于合成人体蛋白质。

四、蛋白质的需要量、推荐摄入量与食物来源

　　人体为了生长、更新和修复组织，每日需要摄取足够量的蛋白质。在膳食蛋白质摄入量适宜时，正常成年人从膳食摄入的氮与排出的氮（包括经尿、粪及皮肤黏膜排出的氮）数量相等。这种状态叫做氮平衡。幼儿、青少年、孕妇、乳母需要合成新组织，摄入的氮量大于排出的氮量，这种状态称为正氮平衡。饥饿或患病时，蛋白质摄入量减少，但体内蛋白质的分解和消耗却增多，氮的摄入量小于氮的排出量，这种状态称为负氮平衡。

　　蛋白质生理需要量是指维持生命和保证生长发育所需要的蛋白质量，对一般成年人来说，每日需要60g以上的蛋白质才能维持氮平衡，这一数量称为蛋白质的生理需要量，摄入量低于这一数量时将不能维持健康。用健康成年人测试得出的生理需要量还不能直接用于不同性别、年龄和劳动强度的个体，因不同人对蛋白质的需要量存在不小的差异。

　　蛋白质普遍存在于所有动物、植物性食物中（见图2-5），但它们的含量却有很大差异。畜肉（牛、羊、猪肉）、禽肉（鸡、鸭肉）和鱼虾肉的蛋白质含量一般为10%～20%，鲜奶类为3%，奶粉为20%，蛋类为12%～14%，这些动物性蛋白质都是优质蛋白质。干豆类蛋白质含量为20%～40%，其中大豆不仅蛋白质含量丰富（40%左右），质量也较好，含有人体所需的各种必需氨基酸，只是蛋氨酸和胱氨酸含量略低。硬果类，如花生、核桃、葵花子含蛋白质15%～25%。谷类含蛋白质6%～10%，因谷类的摄入量大，目前仍是我国人民膳食中的主要蛋白质来源。水果和蔬菜含蛋白质虽少，但它们是维生素和矿物元素的主要来源。

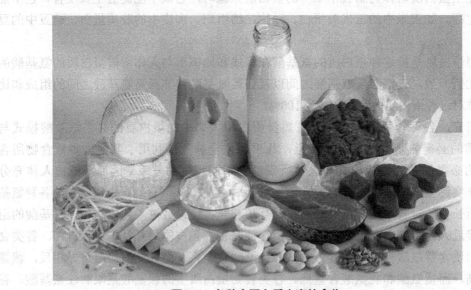

图2-5　各种含蛋白质丰富的食物

五、蛋白质和氨基酸的消化、吸收和代谢

　　食物蛋白质先在胃中经过多种消化酶的作用下，分解为氨基酸、寡肽。氨基酸在小肠内被吸收，沿肝门静脉进入肝脏，一部分氨基酸在肝内进行分解或合成蛋白质；另一

部分氨基酸继续随血液分布到各个组织器官，任其选用，合成各种特异性的组织蛋白质。在消化道内蛋白质不可能全部被消化吸收（平均吸收率约为92%）。未被消化的蛋白质和部分消化的胨和䏡，不易被肠壁吸收。如吸收少量即可引起过敏反应，出现荨麻疹、哮喘等症状。未被消化的蛋白质在大肠内受到细菌的作用，发生腐败，产生胺、酚及吲哚等有毒物质，大部分随粪便排出体外，少量被肠黏膜吸收，随血液运往肝脏，进行生理解毒，然后随尿排出，不致发生中毒（见图2-6）。

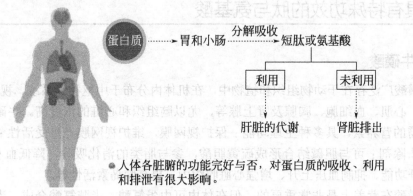

● 人体各脏腑的功能完好与否，对蛋白质的吸收、利用和排泄有很大影响。

图2-6　蛋白质的代谢

　　血液中氨基酸主要来源于食物中的蛋白质、组织蛋白质分解和糖类及脂肪转变，这些血液氨基酸用于合成组织蛋白质，变成酶、激素、抗体、肌酸等含氮物质，转变为糖类和脂肪，氧化成二氧化碳和水及尿素，产生能量。在正常情况下，氨基酸进入血液与其输出速度几乎相等，所以正常人血液中氨基酸含量是恒定的。如以氨基氮计，100mL血浆中含量为4～6mg，100mL血球中含量为6.5～9.6mg。摄入足量蛋白质后，大量氨基酸被吸收，血中氨基酸水平暂时升高；经过6～7h后，含量又恢复正常。说明体内氨基酸代谢处于动态平衡，以血液氨基酸为其平衡枢纽，肝脏是血液氨基酸的重要调节者。

　　当每日膳食中蛋白质的质和量适宜时，摄入氮量与由粪、尿、皮肤排出的氮量相等，称为氮的总平衡。实际上是蛋白质和氨基酸之间不断合成与分解之间的平衡。儿童、孕妇以及康复病人，由于体内需要用蛋白质合成新组织，或合成酶和激素以满足生理需要，食入氮量多于排出量，出现正氮平衡。反之，当饥饿或患病时，蛋白质摄入量低，体内蛋白质合成减少或分解加剧、消耗增加，氮的排出量超过摄入量，出现氮的负平衡。这种状态可影响疾病的康复，妨碍治疗效果。在营养治疗中必须保证热能供应，并提高蛋白质的质和量。或采取有效措施，补充氨基酸制剂，促进蛋白质的合成，以纠正氮的负平衡。

　　正常人每日食进的蛋白质量应在一定范围之内；突然增减食入量时，机体尚能调节蛋白质的代谢量维持氮平衡。食入过量蛋白质，超出机体调节能力，平衡机制就会被破坏。完全不吃蛋白质，体内组织蛋白依然分解，持续出现负氮平衡，如不及时采取措施纠正，将会导致死亡。当蛋白质供给不足时，蛋白质更新越快，组织越易受到影响。首先影响肠黏膜及分泌消化液的腺体，然后消化不良、腹泻、失水、失盐，继而肝脏受到影响，表现为脂肪浸润，无法合成血浆蛋白，血浆蛋白含量下降，尤其是白蛋白含量下降，最后导致水肿。

　　衡量蛋白质质量的优劣，主要以人体摄入后的效果即生物利用率为依据。质量好的蛋白质，生物利用率高，容易被人体消化吸收、利用，摄入少量就能达到人体氮平衡或最佳发育状态。评价蛋白质质量首先应了解蛋白质含量，如果含量太低则无法发挥优质蛋白的作用。食物蛋白质测定一般用微量凯氏定氮法，求出氮量再折算成蛋白质含量。多数蛋白质的平均含氮量为16%，而且一般食物中的含氮物质绝大部分是蛋白质，所以测得的含氮量乘以6.25（100/16），即为粗蛋白质含量。

六、具有特殊功效的肽与氨基酸

1. 牛磺酸

牛磺酸广泛存在于动物组织和植物中，在机体内分布于中枢神经系统、视网膜、肝、骨骼肌、心肌、血细胞、胸腺及肾上腺等，尤以脑组织和心脏的浓度高。牛磺酸是一种人体必需的营养素，具多种生理功能：保护视网膜，维护视网膜光感受活性；体内氧化物质的清除剂；可与胆碱结合形成硫黄胆酸，参与脂类的消化吸收，降低血小板聚积；可改善肝功能、抑制血压上升、增强心脏收缩力、提高胰岛素活性等。

牛磺酸在营养上是非常重要的，但在体内可由蛋氨酸、半胱氨酸合成，当体内牛磺酸不足时还可通过肾脏重吸收和减少排泄，以维持体内含量的稳定。从食物中获得的过量牛磺酸则会从尿中排出，一般不会缺乏。但婴幼儿由于体内牛磺酸合成所需的半胱亚磺酸脱羧酶活性较低，合成量不符需要，人工喂养时需补充。人乳含丰富的牛磺酸200～480mol/L，同时含有胆汁酸盐激活脂酶，因此，母乳喂养有利于婴儿对脂肪的消化吸收。

2. 精氨酸

在有些情况（机体发育不成熟或在严重应激条件）下，如缺乏精氨酸，机体便不能维持正氮平衡与正常生理功能，会导致血氨过高，甚至昏迷。精氨酸可刺激垂体分泌生长激素，对促进儿童生长有作用。精氨酸还可促进胶原组织的合成，进伤口愈合。补充精氨酸能增加胸腺重量，防止胸腺的退化，促进胸腺中淋巴细胞的生长。在免疫系统中，除淋巴细胞外，吞噬细胞的活力也与精氨酸有关。加入精氨酸后，可活化其酶系统，使之更能杀死肿瘤细胞或细菌等靶细胞。补充精氨酸还能减少患肿瘤动物的肿瘤体积，降低肿瘤的转移率，提高动物的存活时间与存活率。可增加肝脏中精氨酸酶活性，有助于将血液中的氨转变为尿素排泄出去。

3. 谷氨酰胺

在剧烈运动、受伤、感染等应激条件下，谷氨酰胺需要量远远大于机体合成谷氨酰胺的能力，使体内谷氨酰胺含量降低，蛋白质合成减少，出现小肠黏膜萎缩与免疫功能低下现象。其生理功能主要有：其酰胺基上的氮是生物合成核酸的必需物质；器官与组织之间氮与碳转移的载体；蛋白质合成与分解的调节器，可形成其他氨基酸；肾脏排泄氨的重要物质；小肠黏膜的内皮细胞、肾小管细胞、淋巴细胞、肿瘤细胞与成纤细胞能量供应的主要物质；防止肠衰竭的最重要营养素，也是目前为止人体是否发生肠衰竭的唯一可靠指标。

4.谷胱甘肽

由谷氨酸、半胱氨酸和甘氨酸通过肽键连接的三肽-谷胱甘肽（GSH），分子中有1个活泼的巯基，易被脱氢氧化而具有较强的还原性，在体内可清除自由基，防止体内活性物质氧化。GSH对放射线、抗肿瘤药物所引起的白细胞减少有恢复保护作用，对有毒化合物、重金属等有解毒作用，还可抑制由于乙醇侵袭而出现的脂肪肝的发生。

第四节　脂肪

脂肪俗称油脂，由甘油和脂肪酸组成。脂肪酸可根据其碳链上是否含有双键而分为饱和脂肪酸和不饱和脂肪酸。脂肪的物理状态是由脂肪酸的成分所决定的，含饱和脂肪酸较多者，熔点较高，室温下呈固态，俗称脂；含不饱和脂肪酸较多者，熔点较低，室温下呈液态，俗称油。

一、人体内的脂类物质

1.储存脂

储存脂主要指存在于人体皮下结缔组织、腹腔大网膜、肠系膜等处的甘油三酯，是体内过剩能量的储存形式。脂肪细胞储存的甘油三酯可达细胞体积的80%～90%。长期摄能过多、活动过少可使储存脂增加。

2.结构脂

结构脂存在于细胞膜和细胞器中，主要成分为磷脂、鞘脂及胆固醇等，它们在各器官和组织中含量比较恒定，即使长期饥饿也不会被动用。磷脂是所有细胞的组成成分。胆固醇是人体细胞的重要组成成分，在体内有重要的生理功能。

3.血浆脂蛋白

血浆脂蛋白也称载脂蛋白，负责血中脂类运输。脂蛋白是脂肪分子与蛋白质结合形成的，根据血浆脂蛋白的脂类组成和密度，可以分为以下四种。

（1）乳糜微粒：主要来源于食物中的脂肪颗粒，主要成分是外源性甘油三酯。脂蛋白A，肝生成，作用与低密度脂蛋白一样，但不受饮食影响。

（2）极低密度脂蛋白（VLDL）：与LDL一样由肝脏产生，负责将甘油三酯由肝脏运送到全身脂肪积存处。

（3）低密度脂蛋白（LDL）：肝内产生的载荷脂肪的特殊蛋白质。β-脂蛋白高，所携带的胆固醇易沉积在血管中。负责将胆固醇由肝脏运送到各细胞组织，作为制造细胞膜和某些激素的原料。

（4）高密度脂蛋白（HDL）：肝内产生的载荷脂肪的特殊蛋白质。在血里，由这些蛋白质载荷的胆固醇比由β-脂蛋白载荷的胆固醇更不易在血管沉积。要增加HDL/LDL比，可通过过量体重的降低、坚持体育运动、食用低动物脂肪和低胆固醇的食物、适量酒精以及服用药物如安妥明和烟酸。负责清除组织中多余的胆固醇送往肝脏处理排出体外，避免脂肪和胆固醇在动脉血管壁沉积。

在脂肪的结构中，甘油残基是相同的部分，所不同的只是脂肪酸残基部分。所以，脂肪的物理和化学性质与构成它的脂肪酸类型存在着直接的关系。

二、脂肪酸

全部脂肪酸可以分为饱和脂肪酸和不饱和脂肪酸两大类，脂肪酸都极少游离存在。

（一）饱和脂肪酸

饱和脂肪酸的分子中没有双键。另外，碳原子数为4～26的天然脂肪中的脂肪酸残基，碳原子数都是偶数。饱和脂肪酸的主要来源是家畜肉和乳类的脂肪，还有热带植物油（如棕榈油、椰子油和棕榈仁油）。虽然饱和脂肪酸一般被称为使血胆固醇水平升高的脂肪酸，但并不是所有的饱和脂肪酸的作用都一样。实验研究发现三种中等长度碳链的饱和脂肪酸，即月桂酸（C12：0），豆蔻酸（C14：0）和棕榈酸（C16：0）升高血胆固醇的作用比较明显；辛酸（C8：0）和葵酸（C10：0）也有升高胆固醇的作用。

饱和脂肪酸，从低碳原子数到高碳原子数，将有液态过渡到固态。具体地讲，即在10<碳原子数<20时，为固态；在2<碳原子数<10时，为液态；碳原子数=10时，为黏稠液态。同时，在这个变化方向上，饱和脂肪酸也将由呈强烈刺激性气味变化为固态的无味。表2-5给出了常见的饱和脂肪酸。

表2-5　常见的饱和脂肪酸

脂肪酸	俗名	存在
丁酸	酪酸	乳脂
己酸	己酸	乳脂
辛酸	辛酸	乳脂
葵酸	葵酸	乳脂
十二碳酸	月桂酸	种子油
十四碳酸	肉豆蔻酸	种子油
十六碳酸	软脂酸，棕榈酸	天然脂肪
十八碳酸	硬脂酸	动物性脂肪
二十碳酸	花生酸	花生油

（二）不饱和脂肪酸

不饱和脂肪酸的分子结构中含有双键，并且大多数双键的几何构型都是顺式结构

（常见的不饱和脂肪酸均为顺式结构）。有单不饱和脂肪酸和多不饱和脂肪酸。

1.单不饱和脂肪酸

单不饱和脂肪酸是指在碳链上含有一个双键的脂肪酸。天然植物油的单不饱和脂肪酸为顺式构型。早年的流行病学研究发现地中海地区希腊的克里特岛（Crete）和意大利南部的萨卡（Circa）居民，在20世纪60年代慢性心脏病的发病率是世界上最低的和寿命最长的地区。他们的饮食以谷类、豆类和蔬菜为主，每月只吃几次肉类，每次的量也很少。其膳食脂肪的主要来源为富含油酸（$C18:1$，含18个碳原子的单不饱和脂肪酸）并且富含维生素E的橄榄油。虽然他们的膳食总脂肪的摄取量达到膳食总能量的40%，但其冠心病的发病率较低。近来的分析显示，食用富含单不饱和脂肪酸的饮食可降低低密度脂蛋白胆固醇（LDL-C）对氧化作用的敏感性。目前有人建议饮食中单不饱和脂肪最好达到总能量的5% ～ 15%。

2.多不饱和脂肪酸

多不饱和脂肪酸是指在碳链上含有两个及两个以上双键的脂肪酸。常见不饱和脂肪酸有棕榈油酸、油酸、亚油酸、亚麻酸、花生四烯酸等。鱼油中含有丰富的二十二碳五烯酸（EPA，$C22:5$，n-3）和二十四碳六烯酸（DHA，$C24:6$，n-3），EPA在体内有协调前列环素和血栓素的作用，使凝血时间延长和血管舒张，对降低冠心病并发症危险有一定好处。DHA被称为"脑黄金"，对胎儿和婴儿的脑和神经系统发育有影响。目前有些"保健食品"和婴儿奶粉中添加DHA。

（三）必需脂肪酸

必需脂肪酸是指不能被机体合成，但又是人体生命活动所必需，一定要由食物中供给的脂肪酸，如亚麻酸（$C18:3$）、亚油酸（$C18:2$）、花生四烯酸（$C20:4$）。

必需脂肪酸是组织、细胞的组成成分。它对线粒体和细胞膜尤为重要，在体内参与磷脂的合成，并以磷脂的形式出现在线粒体和细胞膜中。必需脂肪酸是前列腺素的前体，与类脂代谢、动物精子形成有关，能维持正常视觉功能，亚麻酸可在体内转变成DHA，DHA在视网膜光受体中含量丰富，是维持视紫红质正常功能的必需物质，同时有保护由于X射线、高温引起的一些皮肤伤害作用。

亚油酸是前列环素和血栓素的前体，对血管舒缩和血小板聚集有重要调节作用。玉米油、花生油等植物油中亚油酸含量高，动物油脂中含量一般比植物油低（见表2-6）。

表2-6 常见食物中亚油酸的含量（占脂肪酸总量的百分数）

食物名称	亚油酸/%	食物名称	亚油酸/%
猪油	8.3	茶油	7.4
牛油	3.9	玉米油	47.8
羊油	2.0	花生油	37.6
鸡油	24.7	芝麻油	43.7
奶油	3.6	菜子油	14.2
豆油	52.2	米糠油	34.0

续表

食物名称	亚油酸/%	食物名称	亚油酸/%
猪肉	13.6	鸡蛋黄	11.6
猪肝	15.0	鲤鱼	16.4
牛肉	5.8	鲫鱼	6.9
羊肉	9.2	带鱼	2.0
牛肉	4.4	大黄鱼	1.9
鸡肉	24.2	干酪	3.7

（四）类脂

1.固醇

固醇包括胆固醇和植物固醇。胆固醇与磷脂都是构成生物膜的材料，也是合成激素、维生素D的主要成分，还可以提高人体免疫力。胆固醇是人体必需的，不能太高，但胆固醇过低可能增加患肿瘤的概率，老年人易患精神忧郁症等。

2.磷脂

磷脂是磷酸和脂肪结合形成的。磷脂是人体细胞膜的重要组分，可促进脂肪代谢，防止出现脂肪肝，促进神经传导，提高大脑活力，特别在脑神经系统、心脏循环系统、血液、肝脏等组织中含量高，足够的磷脂才能使细胞增强活力；磷脂是脑神经细胞传递信息的生物活性物质，可促进记忆力的提高、预防老年痴呆症的发生；磷脂能乳化血浆、促进代谢，部分清除胆固醇沉淀，预防动脉硬化；磷脂脂质体可作为药物的载体，提高治疗效果。磷脂是生命的物质基础，对人体的健康具有全面的生理活性。

磷脂随食物进入消化道，在小肠被磷脂酶水解为甘油＋脂肪酸＋磷酸＋胆碱或乙醇胺，然后再被吸收。一部分未经水解直接随乳糜微粒进入体内，其吸收机制与脂肪相似。

三、脂质的生理功能和营养意义

1.供给能量

脂肪是一类发热量最高的热源质，每克脂肪在体内氧化可产生37.8kJ（9kcal）热量。脂肪不仅富含热量，储存在体内的体积也较小，是体内一种理想的储能物质。其提供能量的潜力是糖类或蛋白质（16.7kJ或4kcal）的两倍多。体内大量存在的脂肪组织是能量的储存库；皮下脂肪层可防止体温过度散失。

2.构成体脂，有防护作用

脂肪作为人体对外界环境的屏障，防止机体热量散失，同时也是许多组织、器官的保护层，使各种脏器免受震动。内脏周围的脂肪组织起缓冲垫的作用，缓解外力对内脏的冲击。

3.促进脂溶性维生素的吸收

维生素A、维生素D、维生素E和维生素K等都是脂溶性的，这些维生素在膳食中可借助脂肪溶解而促进吸收。食用油脂通常也含有少量脂溶性维生素。

4.脂肪构成身体的组织

磷脂、胆固醇等都是细胞的主要成分，在生命活动中起重要作用。磷脂、糖脂、固醇脂均是细胞膜的重要组成成分，细胞膜是人体各种细胞得以维持正常内环境、吸收必需物质和排出代谢废物的屏障和通道。

5.供给必需脂肪酸

必需脂肪酸作为细胞膜和线粒体膜的组成成分；体内的胆固醇与必需脂肪酸结合成胆固醇酯才能在体内正常运输；必需脂肪酸作为合成前列腺素的原料，对血小板功能和血管收缩有重要作用。足够的必需脂肪酸还可以保护皮肤，缓解X射线对皮肤的损害。必需脂肪酸是人体不可缺少的，一旦缺乏，机体将会出现不良症状。

6.调节代谢

人体激素有一类是固醇的衍生物，包括性激素、肾上腺皮质激素。这些激素对维持人体正常性功能和调节体内物质代谢发挥重要作用。

食物中的脂肪还可以促进食欲，增加饱腹感，提高膳食的感官性状。

四、脂肪的适宜摄入量和食物来源

1.推荐摄取量

近年大量研究证明，摄入过多脂肪（尤其是动物脂肪）与肥胖、高脂血症、高血压、心脑血管疾病有关。膳食中脂肪的推荐摄取量因年龄、季节、劳动性质和生活水平而定。当脂肪含量增加时，饱腹感就会比较久；如果摄入过多，对人体就会发胖，体重过重。因此脂肪只宜提供机体所需能量的20%～40%。

2.脂肪的食物来源

一般认为动物油脂与植物油脂混合使用，利于健康。油脂中各种脂肪酸中最好是饱和脂肪酸、单不饱和脂肪酸和多不饱和脂肪酸占总能量的比例应为：<10%，10%～12%和<10%；三者之间的比例以1:1:1为宜。

油脂主要来源于各种植物及动物脂肪，坚果中的脂肪也很高，可作为膳食脂肪的辅助来源。植物性食品如大豆、花生、芝麻等含油较丰富；另外，蘑菇、蛋黄、核桃、大豆，动物脑、心、肝、肾等富含磷脂；乳脂、蛋黄是婴幼儿脂类的良好来源。一般的谷物、蔬果类食物油脂含量甚微，作为油脂的来源没有实际意义。表2-7中列出了部分食物中的脂肪含量。

表2-7　某些食物中的脂肪含量　　　　单位：%

动物性食品	脂肪含量	植物性食品	脂肪含量
猪油	99.0	植物油	100.0
猪肉（肥）	90.8	黄油	82.5
猪肉（瘦）	15.3	花生	30.5
鸡蛋	11.9	玉米	4.3
牛肉	6.2	大米	1.7
鸡	2.5	面粉	1.4
牛奶	1.8	苹果	0.4
草鱼	1.4	白菜	0.1

动物性食物脂肪含量视品种、部位而异，与乳、蛋一样，会受气候、饲养条件的影响，如肉类脂肪量肥瘦猪肉59.8%、牛肉10.2%、鸡肉2.5%；同一动物组织部位不同差异大，如肥猪肉90.8%、瘦猪肉5.3%～28.8%、猪肚2.7%、猪肝4.5%、猪肾3.2%。

动、植物脂肪在营养方面各有特点，在膳食中应根据个体的具体情况搭配食用，不可偏食，以保证身体多方面的需要。植物油熔点多在50℃以上，消化率接近100%，含必需脂肪酸较少，含有较多的多不饱和脂肪酸。多不饱和脂肪酸有降低血胆固醇的作用。多不饱和脂肪酸的双键容易被氧化，在储存过程中容易酸败变质。大豆油、玉米油和麦胚油中富含维生素E。动物脂肪熔点一般在30℃左右，不易消化，牛油和羊油的消化率为80%～90%，含必需脂肪酸（亚油酸和亚麻酸）和饱和脂肪酸较多，并富含胆固醇，有升高血胆固醇作用。奶、蛋、肝中的脂肪含有丰富的维生素A和维生素D。

五、脂类的消化、吸收和代谢

脂肪的吸收率与熔点成反比，熔点在50℃以上的，不容易消化吸收；其消化率还与不饱和双键的多少有关，双键的数目越多，消化吸收率越高，植物油的不饱和双键一般多于动物脂肪。人体对牛油和羊油的吸收较差，而对植物油的消化吸收较好。

由于肠的蠕动，及小肠中胰液、胆汁和小肠液中消化酶的存在，脂类的消化主要在小肠中进行。脂肪几乎在酸性的胃内不消化，胰液中的胰脂肪酶可水解酯化的脂肪酸；胆盐能使不溶于水的脂肪乳化为小颗粒，增加与脂肪酶的接触面积；小肠中的脂肪酶协同胰脂肪酶，将乳化的甘油三酯水解为游离脂肪酸、甘油和单酰甘油酯。游离脂肪酸、甘油、单酰甘油酯在十二指肠下部和空肠上部透过细胞膜被吸收，经门静脉入肝。少部分中链脂肪酸和长链脂肪酸吸收后在肠黏膜内质网重新合成甘油三酯，再与磷脂、胆固醇和特定蛋白质形成乳糜微粒和极低密度脂蛋白，通过淋巴系统进入血循环，分布于脂肪组织。

在机体需要热能时，储存脂肪水解产生游离脂肪酸进入血液与血清白蛋白结合，运至组织进行代谢；当血浆游离脂肪酸超过机体需要时则重新进入肝脏，转变为甘油三酯，并以极低密度脂蛋白形式进入血液。大部分甘油三酯是由极低密度脂蛋白所携带，故血浆中甘油三酯浓度能反映出极低密度脂蛋白的浓度。未被吸收的胆固醇在小肠下段被细菌转化为粪固醇后由粪便排出（见图2-7）。

蛋白质、糖类、脂肪三种热源质的代谢不是孤立的，是相互关联的（见图2-8）。

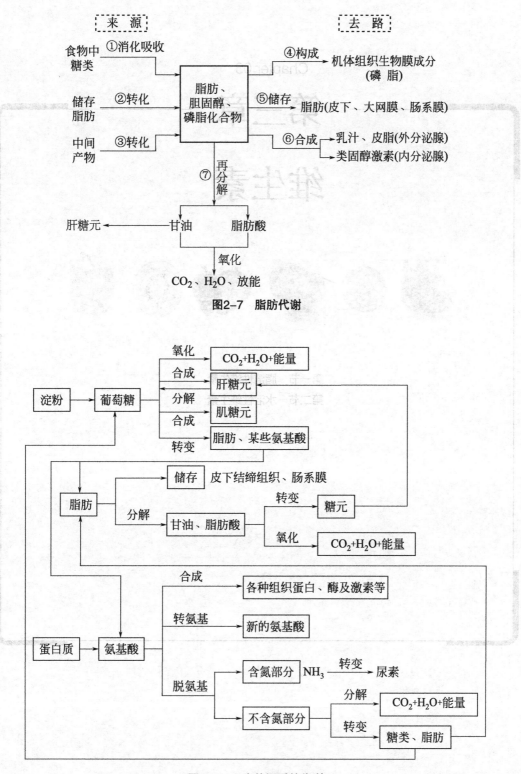

图2-7　脂肪代谢

图2-8　三大热源质的代谢

Chapter 03

第三章

维生素

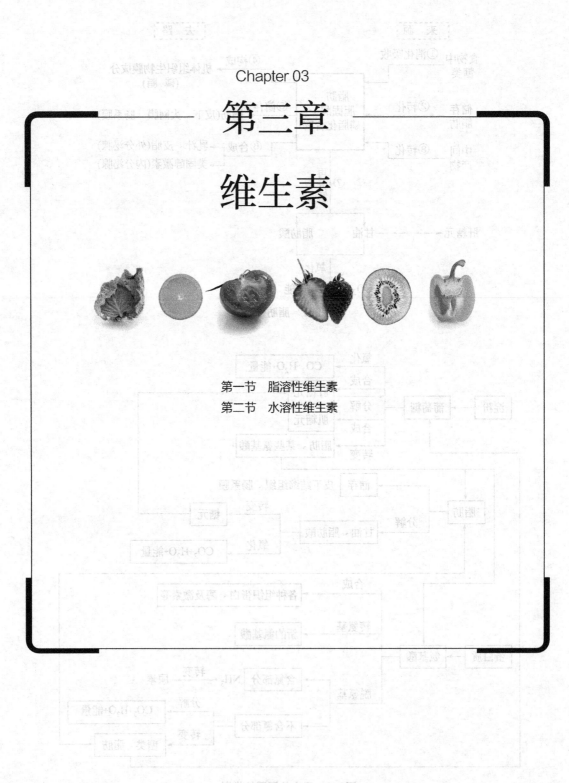

第一节　脂溶性维生素
第二节　水溶性维生素

　　维生素是维持机体正常生理功能必需的一大类物质。它们化学结构不同、生理功能各异，是天然食物的微量成分，既不参加组织构造，也不供能量，但它们的生理功能主要是对物质代谢过程起着非常重要的调节作用，是维护身体健康、促进生长发育、调节生理功能所必需的一类有机化合物。人体所需的维生素量极微，但大多不能在体内合成或大量储存于组织中。天然食物中都存在一定维生素或维生素原，如果膳食中供给不足，或某些原因造成消化吸收功能障碍，或孕妇、乳母、生长发育期儿童以及特殊环境下对维生素需要量增多时，有可能造成维生素不足或缺乏，产生特有的营养缺乏症。易缺维生素的人群如图3-1所示。

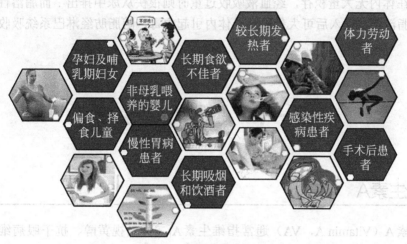

图3-1　易缺维生素人群

　　缺乏的维生素种类如下。

　　①孕妇及哺乳期妇女：维生素A、维生素D、维生素C；②非母乳喂养的婴儿：维生素A、维生素D、烟酸；③偏食、择食儿童：多种维生素；④长期食欲不佳者：多种维生素；⑤较长期发热者：维生素C；⑥感染性疾病患者：维生素A和维生素C；⑦慢性胃病患者：多种维生素；⑧手术后患者：维生素C；⑨体力劳动者及运动员：维生素B_1、维生素B_2、维生素C；⑩长期吸烟和饮酒者：维生素B、维生素C。

　　造成维生素缺乏的主要原因有：①膳食中含量不足，可因贫困、膳食单调、偏食等使摄入膳食中维生素的量不能满足机体的需求；②体内吸收障碍，如肠蠕动加快、吸收面积减少、长期腹泻等使维生素的吸收、储存减少；③排出增多，可因授乳、大量出汗、长期大量使用利尿剂等使维生素排出增多；④因药物等作用使维生素在体内加速破坏；⑤生理和病理需要量增多；⑥食物加工烹调不合理使维生素大量破坏或丢失。

　　预防维生素缺乏的措施：①提供均衡膳食；②根据人体的生理、病理情况及时调整维生素供给量；③及时治疗影响维生素吸收的肠道疾病；④食物加工烹调要合理，尽量减少维生素的损失。

　　维生素种类较多，至今已发现了数十种。按溶解性将其分为脂溶性维生素和水溶性维生素两类。脂溶性维生素能溶解于脂肪，不易被排泄，可储存于体内，故不需每日供给。给予过量，容易引起中毒。缺乏时症状发展缓慢，过量时可引起中毒。缺乏维生素D时，佝偻病的症状缓慢出现。水溶性维生素，顾名思义能溶解于水，多余部分从尿中排泄，不储存于体内。故需每日供给，给予过量一般不引起中毒，缺乏时症状发展迅速。如维生素C是水溶性维生素，它不能在体内储存，因此需每日从水果或新鲜蔬菜中得到补充，用过量后不易中毒，但缺乏时很快出现症状。水溶性维生素主要有B族维生素和维生素C。

维生素种类很多，习惯上按其溶解性分为水溶性维生素和脂溶性维生素两大类。水溶性维生素包括B族维生素和维生素C，B族维生素有硫胺素（维生素B_1）、核黄素（维生素B_2）、尼克酸（VPP）、吡哆素（维生素B_6）、维生素B_{12}、叶酸、泛酸、生物素等。脂溶性维生素有维生素A、维生素D、维生素E、维生素K等。水溶性维生素溶于水，一般在体内无大量积存，经血液吸收过量时则很快从尿中排出；而脂溶性维生素溶于脂肪及脂溶剂，摄入后可大量积存于体内引起中毒，随脂肪经淋巴系统吸收从胆汁少量排出。

第一节　脂溶性维生素

一、维生素A

维生素A（Vitamin A，VA）通常指维生素A_1，又名视黄醇、抗干眼病维生素；维生素A_2为3-脱氢视黄醇，活性仅40%；植物中的胡萝卜素具有与维生素A相似的结构特点，在体内可转化为维生素A而被称为维生素A原。

（一）维生素A的生理功能

1.与正常视觉的关系

正常视觉和感光与维生素A关系密切，当人体内维生素A不足时，视紫质就合成得慢，使暗适应时间延长。当维生素A严重缺乏时，甚至会引起夜盲症，即在光线比较差的暗处看不清楚物体。这种现象人们在日常生活中可以体验到，例如在白天进入正在放映电影的电影院，刚进入时什么都看不见，过几分钟后就逐渐能够在黑暗中看见人和椅子了，这就是视网膜上的视杆细胞合成视紫质发挥的功能，这种现象叫暗适应。

2.维持上皮细胞健康

当体内维生素A不足时，上皮细胞发生角化。表皮细胞角化使皮肤干燥、粗糙、皲裂、毛囊角化。呼吸道、胃肠道和泌尿道等抵抗外来侵袭的能力降低，细菌容易侵入机体。眼睛的角膜干燥容易被细菌侵袭而发生溃烂，最后穿孔而失明。当今世界上发展中国家儿童失明的主要原因之一就是维生素A缺乏。

3.促进正常生长及骨骼发育

维生素A对胚胎发育也是必需的。儿童和青少年缺乏维生素A时会发生生长发育障碍，甚至生殖功能的发育也会受到影响，包括生长发育迟缓，免疫反应低下，味觉、听觉、食欲降低和精子生成减少。

4.与缺铁性贫血有关

大量流行病学资料显示，维生素A缺乏与缺铁性贫血往往同时存在。维生素A缺乏的人群，即使不增加铁摄入量而仅补充维生素A往往能改善铁的营养状况。

5.其他功能

近年来的研究发现，维生素A与视黄醇类物质能抑制肿瘤细胞的生长和分化，能防止化学物质对动物的致癌作用，能预防上皮组织的肿瘤。维生素A能提高机体免疫功能，在体内能消除有害的自由基，能促进生病时早日康复。维生素A还有助于祛除老年斑和对肺气肿、甲状腺能亢进症的治疗。

（二）VA缺乏或过多的危害

1.VA缺乏症

（1）眼部症状：最早的症状是在暗环境下视物不清，定向困难，出现夜盲，暗适应能力下降，严重者成为夜盲症，引起干眼病，表现为结膜干燥。眼球结膜和角膜光泽减退，泪液分泌减少，或不分泌泪液。更严重的可引起角膜溃疡、穿孔，甚至完全失明。

（2）皮肤表现：皮肤干燥，角化增生、脱屑。角化物充满于毛囊腔内，且突出于表皮，故抚摸时有鸡皮疙瘩或粗沙样感觉。于四肢伸侧及肩部最为显著，4岁以下的婴儿少见此症状。此外，尚有指甲多纹，失去光泽，毛发干脆易脱落等。

（3）其他表现：由于VA缺乏时呼吸道及泌尿道上皮增殖和角化，以及免疫功能下降，易引起呼吸道继发感染和脓尿。舌味蕾因上皮角化味觉功能丧失，影响食欲，有的患儿可有呕吐。婴幼儿时期可见体格发育迟缓。严重缺乏VA时可见血细胞生成不良形成贫血，用足量铁治疗不能纠正贫血。有报道小婴儿可发生呛奶，加用VA后症状可得到控制。

VA缺乏症的预防：注意平日多吃一些富含VA的食物，和/或含有丰富的胡萝卜素的黄绿色蔬菜和水果，因为胡萝卜素在体内可以转化为VA，同样可起到预防VA缺乏的作用；也可选用适当的VA强化食品。

2.VA过多症

VA进入机体后排泄效率不高，长期过量摄入可在体内蓄积，引起VA过多症。成人一次摄入VA 33000～99000μg视黄醇当量，儿童一次超过99000μg视黄醇当量，可发生VA急性中毒。成人于6～8h后出现嗜睡或过度兴奋、头痛、呕吐、颅内压增高，12～30h后皮肤红肿变厚，继之脱皮（以手、脚掌最为明显）；婴幼儿急性中毒以颅内压增高为其主要特征，出现前囟饱满、恶心、呕吐、眼底水肿，脑脊液压力增高，血清VA含量剧增。及时停止食用，症状可很快消失。孕妇VA中毒，还可能导致胎儿畸形。

我国规定VA的最高可耐受摄入量为：4～18岁2000μg视黄醇当量/天；18岁以上3000μg视黄醇当量/天；孕妇2400μg视黄醇当量/天。

（三）食物来源与推荐摄入量

膳食物中的VA来源于两部分：一部分是直接来源于动物性食物提供的视黄醇，如动物肝脏、蛋黄、奶油、其他动物内脏等；另一部分则来源于富含胡萝卜素的黄绿色蔬菜和水果，如胡萝卜、油菜、辣椒、番茄和橘等（见表3-1）。

表3-1　几种常见食物的VA或胡萝卜素含量　　　　单位：μg/100g

食物名称	VA	食物名称	胡萝卜素
猪肝	4972	胡萝卜	4010
鸡肝	10414	菠菜	2920
鸡蛋	310	西蓝花	7210
奶油	1042	油菜	620
猪瘦肉	44	橘子	1660

天然VA只存在于动物体内。动物的肝脏、鱼肝油、奶类、蛋类及鱼卵是VA的最好来源。VA_1存在于哺乳类动物及海产鱼类的肝、脂肪、乳汁和蛋黄内；VA_2存在于淡水鱼的肝及食这些鱼的鸟体内，后者的生物效价仅为前者的40%。VA原（VA的前体）类胡萝卜素，广泛分布于植物性食品中，其中最重要的是β-胡萝卜素。红色、橙色、深绿色植物性食物中含有丰富的β-胡萝卜素，如胡萝卜、红心甜薯、菠菜、苋菜、杏、芒果等。理论上1mol β-胡萝卜素在体内可分解成2mol VA，但由于胡萝卜素的有效吸收利用率远低于VA，实验证明，就其生理活性而言，6μg β-胡萝卜素才能相当于1μg VA。β-胡萝卜素是我国人民膳食中VA的主要来源。

当从膳食中既摄入VA又食入β-胡萝卜素时，应全部折合成μg视黄醇当量，即

视黄醇当量（μg）=VA（μg）+ 0.167×β-胡萝卜素（μg）

VA原（如类胡萝卜素）可预防体内的氧化应激反应，在某些条件下还能作为单线态氧的淬灭剂和抗氧化剂，这些特性是视黄醇所没有的。

（四）VA的代谢与吸收

VA进入小肠后在胆汁协助下由肠黏膜吸收。在黏膜细胞内与脂肪酸结合成酯，随乳糜微粒经淋巴系统进入血液，然后被肝脏摄取并储存，当机体需要时再向血中释放。血浆中的VA以视黄醇结合蛋白形式存在而被转运。后者与含有甲状腺素的前白蛋白相结合成复合体，从而防止低分子的视黄醇结合蛋白从肾脏滤出。胡萝卜素被吸收后大部分在小肠黏膜内转变成VA，肝脏和其他组织也可少量转变。凡能影响脂肪吸收的因素，同样会影响VA和胡萝卜素的吸收。足量脂肪可促进VA的吸收，优质蛋白可提高其利用率。

二、维生素D

维生素D（VD）又名抗佝偻病维生素，是所有具有胆钙化醇生物活性的类固醇统称。其中VD_2（麦角骨化醇）与VD_3（胆骨化醇）（见图3-2）是最重要的VD。VD_2、VD_3结构相似、功能相同，对热、氧、酸、碱均较稳定，VD_2来源于植物，VD_3来源于动物，人与动物皮肤中的7-脱氢胆固醇经紫外线照射后即可转变成VD_3，然后运往肝、肾转化为具有生物活性的形式，再发挥其重要生理功能。在生物体内，VD_2和VD_3本身不具有生物活性，在肝脏和肾脏中进行羟化后，形成1,25-二羟基胆钙化醇，生物活性最强。

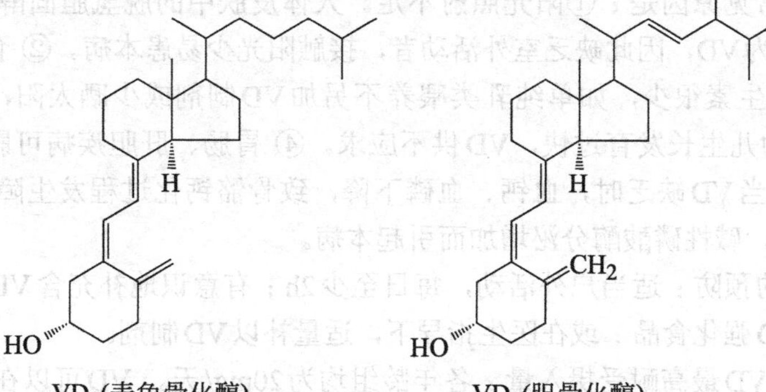

VD₂(麦角骨化醇)　　　　VD₃(胆骨化醇)

图3-2　VD_2、VD_3的结构

（一）VD的生理功能

1,25-二羟基胆钙化醇是VD的活性形式，与甲状旁腺激素一起发挥调节钙、磷代谢的作用。当血清钙低时，甲状旁腺激素的分泌增加，作用于肾而调节1,25-$(OH)_2$-VD的产生。产生的1,25-二羟基胆钙化醇经血液转运，作用于小肠上皮细胞的受体，增进小肠对钙的吸收。

VD作为钙、磷代谢的最重要调节因子之一，能使钙和磷有效地被利用，制造强健的骨骼和牙齿，对维持血钙和磷在正常水平、对骨骼正常矿化、保证牙齿和骨骼的正常发育、肌肉收缩、神经传导和体内细胞的功能都是必需的。在我国北方有些小孩的骨骼畸形，如"O"形和"X"形腿，其原因就是缺乏VD所引起的佝偻病。

VD对骨骼形成极为重要，其主要功能是调节钙和磷代谢，提高肌体对钙、磷的吸收，使血浆钙和血浆磷的水平达到饱和程度。促进小肠对钙和磷的吸收与利用，促进生长和骨骼钙化，构成健全的骨骼与牙齿。VD还具有免疫调节功能，可改变机体对感染的反应。现在人们已成功地运用VD在细胞分化和免疫调节方面的作用治疗银屑病及其他皮肤病。

另外，VD通过肠壁增加磷的吸收，并通过肾小管增加磷的再吸收；和VA、VC同时服用可预防感冒；有助于对结膜炎的治疗；维持血液中柠檬酸盐的正常水平；防止氨基酸通过肾脏损失；利于吸收VA。

食物中的 VD 由小肠吸收，在胆汁协助下形成乳糜微粒，经淋巴管进入血液，被运送到肝脏进行羟化反应，转变为 25-羟基胆钙化醇，随后进入肾脏进一步羟化为具有生物活性的 1,25-二羟基胆钙化醇。最后经血循环，运送到有关器官、组织发挥生理作用。VD 主要随胆汁排泄入小肠，最后由粪便排出。

（二）VD 缺乏或过多

VD 缺乏，会发生小儿佝偻病与成人骨软化病。小儿佝偻病常见于 3 岁以下的儿童，尤其是 1 岁以内的幼儿；成人骨软化病多见于孕妇、乳母及老年人，成人骨软化病的表现：腰背部和腿部不定位时好时坏的疼痛，通常活动时加剧；四肢抽筋，骨质疏松、变形，易发生骨折。

VD 缺乏的常见原因是：①阳光照射不足。人体皮肤中的脱氢胆固醇经日光中紫外线照射后可转变为 VD，因此缺乏室外活动者，接触阳光少易患本病。② 食物中含 VD 不足。乳类中含维生素很少，如单纯乳类喂养不另加 VD 制剂或少晒太阳，可发生 VD 缺乏。③ 某些婴幼儿生长发育过快，VD 供不应求。④ 胃肠、肝胆疾病可影响 VD 和钙磷的吸收和利用。当 VD 缺乏时，血钙、血磷下降，致骨骼钙化过程发生障碍，骨样组织在骨骼局部增生，碱性磷酸酶分泌增加而引起本病。

VD 缺乏症的预防：适当户外活动，每日至少 2h；有意识地补充含 VD 丰富的食物；或选择适当的 VD 强化食品；或在医生指导下，适量补以 VD 制剂。

我国规定的 VD 最高耐受摄入量：各年龄组均为 20mg/ 天。VD 可以在体内蓄积，过多摄入可以引起 VD 过多症。当成人每日摄入 2500μg，儿童每日摄入 500 ～ 1250μg，经过数周后即可发生中毒。表现为头痛、厌食、恶心、口渴、多尿、低热、嗜睡、血清钙磷增加、软组织钙化，可出现肾衰竭、高血压、肌肉无力、关节疼痛等，严重者会造成死亡。停止食用，数周后可恢复正常。

（三）食物来源与推荐摄入量

只要人体接受足够的日光，体内就可以合成足够的 VD；除强化食品外，通常天然食物中 VD 含量较低，动物性食品是非强化食品中天然 VD 的主要来源，如含脂肪高的海鱼和鱼卵、动物肝脏、蛋黄、奶油和奶酪中相对较多，而瘦肉、奶、坚果中含微量的 VD，而蔬菜、谷物及其制品和水果含有少量 VD 或几乎没有 VD 的活性。VD$_3$ 含量最丰富的食物为鱼肝油、动物肝脏和蛋黄，牛奶与其他食物中 VD$_3$ 的含量较少（见表 3-2）。VD$_2$ 来自植物性食品，一般说来，人只要能经常接触阳光，在一般膳食条件下，不会造成 VD 缺乏。以牛奶为主食的婴儿，应适当补充鱼肝油，并经常接受日光照晒，有利于生长发育。

表 3-2　常见富含维生素 D 的食物　　　　　　　　　　单位：IU/100g[①]

食物名称	维生素 D 含量	食物名称	维生素 D 含量
大马哈鱼和虹鳟鱼罐头	500	奶油（脂肪含量 31.3%）	50
金枪鱼罐头（油浸）	232	鸡蛋（煎、煮、荷包）	49
炖鸡肝	67	烤羊肝	23

① 1IU=0.025μg 结晶维生素 D$_3$.

供给量：VD的需要量取决于膳食中的钙磷浓度、个体生长发育的生理阶段、年龄、性别、日照程度以及皮肤的色素沉着量。成年人每日供应5μg，孕妇、乳母、儿童与青少年及老年人均为10μg。

三、维生素E

维生素E（Vitamin E，VE）是生育酚与三烯生育酚的总称。自然界VE共有8种异构化合物，生理活性也不同。对动物的生物活性以α型为最高，在体外对亚油酸抗氧化作用以δ型为最高，α型最小（见表3-3）。VE易溶于脂肪，对热与酸稳定，对碱敏感，可缓慢地被氧化破坏，无氧条件下对热和酸碱稳定。

吸收VE需要有脂肪和胆盐的存在，以乳糜微粒形式从小肠上部吸收，经淋巴入血液分布到各个组织，存于细胞线粒体当中。进食大量多烯不饱和脂肪酸可使VE需要量增加。

表3-3　各种α-维生素E及其酯的生物活性

α-VE衍生物	生物活性（每mg相当于IU数）
δ-α-VE乙酸酯	1.00
D1-α-VE	1.10
δ-α-VE乙酸酯	1.36
δ-α-VE	1.49
D1-α-VE琥珀酸酯	0.89
δ-α-VE琥珀酸酯	1.21

（一）VE的生理功能

VE在体内具有多种生理功能，大多与其抗氧化作用有关。它可以保护细胞膜结构的完整性，减少过氧化脂质生成，防止不饱和脂肪酸在体内被破坏；提高免疫反应，预防衰老；与动物的生殖功能有关，又称为"抗不育维生素"。

VE能有效地预防心脑血管疾病。动脉硬化是造成心绞痛、心肌梗死、高血压、脑卒中的主要原因，引起动脉硬化的"罪魁祸首"是血液中的"坏胆醇"，它能附着血管的内壁，导致血管老化、硬化。天然VE抗氧化能力特别强，不让恶性胆固醇在血管壁附着，让血管保持清洁状态，能有效地预防心脑血管疾病。

VE可能减缓动物成熟后蛋白质分解代谢的速度，VE是一种很强的抗氧化剂，它可以中断自由基的连锁反应，保护细胞膜的稳定性，防止膜上脂质过氧化作用。寿斑或老年斑是细胞膜上的不饱和脂肪酸和脂肪酸在自由基作用下生成的脂褐素。VE可以抑制人体脂褐素的沉积，起到延缓细胞衰老的作用。

另外，VE可减少人的胶原蛋白所诱导的血小板聚集；减少高浓度O_2对机体的损害，减轻眼晶状体纤维化；VE对甲基汞及铅中毒有一定上的解毒作用；具有维持结缔组织弹性，促进血管的血液循环，使皮肤滋润健美，充满青春活力；VE可防止面部产生黑褐色寿斑，使皮肤营养光泽；还可以改善头发毛囊的微循环，保证毛囊有充分的营养供应，使头发再生。

在抗癌方面，VE还参与体内脱氧核糖核酸的生物合成过程，可破坏亚硝基离子，在胃中对阻断亚硝胺的生成比VC更有效。

（二）VE的缺乏或过多症

1.VE缺乏症

缺乏VE，能引起雄性的鸡、犬、大白鼠不育，雌性白鼠会出现流产和死胎。缺乏VE时，犊牛、羔羊、猪和狗可发生白肌病或肌萎缩及心肌变性和坏死；细胞通透性障碍。

VE广泛存在于食物中，几乎可储存在体内所有的器官组织中，且在体内储留的时间较长，一般不会造成缺乏。平时多摄入含VE丰富的食品就可以预防VE的缺乏。

2.VE大剂量的毒性

在动物试验中，大剂量VE抑制生长，干扰甲状腺功能，肝脂类增加。VE也可干扰血液凝固，较易发生在轻度VE缺乏的动物中。VE代谢产物与VK结构相类似，可能提高VK的需要量。人体使用大剂量VE尚未发现有中毒症状。

（三）VE的主要食物来源

VE主要存在于各种油料种子及植物油中，某些谷类、坚果和绿叶蔬菜中也含一定量的VE，肉、奶、蛋及鱼肝油中含量较少（见表3-4）。

表3-4　植物油中维生素E的含量　　　　　　　　　　　　　　单位：μg/g

食物名称	α-T	β-T	γ-T	δ-T	α-T-3	β-T-3	γ-T-3
椰子油	11						
玉米油	11						
棉籽油	159	50	602				
橄榄油	100						
花生油	189		214	21			
油菜油	236		380	12			
红花油	396		174				
黄豆油	79		593	264			
葵花籽油	487		51	8			
麦胚油	1194	172	260	271	26	181	
棕榈油	211		316		143	32	286
人造黄油（软）	139		252	63			
人造黄油（硬）	108		272	32			

各种植物油（麦胚油、棉籽油、玉米油、花生油、芝麻油）（见表3-5）、谷物的胚芽、许多绿色植物、肉、奶油、奶、蛋等都是VE良好或较好的来源。

表3-5 几种常见食物的维生素E含量　　　　　单位：mg/100g

食物名称	总维生素E	食物名称	总维生素E
豆油	93.08	芝麻油	68.53
花生油	42.06	小米	3.63
葵花籽油	54.60	玉米面（黄）	3.80
棉籽油	86.45	菠菜	1.74
色拉油	24.01	猪肉（瘦）	0.34

四、维生素K

维生素K（VK）又叫凝血维生素，是一类甲萘醌衍生物的总称，一般各种动物的肠道内微生物均可合成。VK_1存在于绿叶植物和动物肝脏中，VK_2存在于发酵食品中，肠道内细菌也能合成。人工合成的VK称为VK_3，与天然VK具有相同的生理作用。它们溶于脂肪和脂溶剂，对热、空气和水分都很稳定，但易被强酸、强碱和强氧化剂所破坏。

VK的生理功能：VK与一些凝血因子的蛋白合成有关，这些凝血因子在羧化反应后具有结合钙的能力，才能启动凝血机制，使无活性的细胞凝血酶原前体转变成有生物活性的凝血酶，从而达到止血的目的。凝血酶原前体在VK的影响下将末端氨基酸残基中的谷氨酸全部羧化为γ-羧基谷氨酸残基并最终进行凝血作用。VK_1、VK_3和VK_4都有止血作用，但K_1的作用较VK_3和VK_4强，VK_3和VK_4的作用弱，作用时间也短。

VK还与骨钙代谢密切相关。血VK水平与人群骨密度值呈正相关，而与血浆未羧化的骨钙素及老年妇女的骨折率呈负相关。血浆未羧化骨钙素水平的升高可使骨折的相对危险度增加5.9倍。一些动物实验注意到补充VK可以增加钙的储留、减少尿钙排泄。可以用于治疗出血和痔疮、月经过量，具有利尿、强化肝脏的解毒功能，能降低血压，促进血液正常的凝固。

缺乏VK，出血时凝血时间延长，或显著出血不止，皮下出现紫癜或淤斑、流鼻血、齿龈出血，创伤后流血不止，有时还会出现肾脏或胃肠道出血；肌肉中的三磷酸腺苷和磷酸肌酸减少，三磷酸腺苷酶活力下降；平滑肌张力及张缩减弱。VK缺乏导致的症状主要有新生儿出血症、小儿慢性肠炎、热带性腹泻、结肠炎。VK缺乏症，多见于3个月以内单纯母乳喂养而母亲不吃蔬菜的小儿。因此，哺乳期母亲应多食含VK丰富的食物，如猪肝、黄豆、菠菜、卷心菜、紫花苜蓿等。而对有使用抗凝药、大量抗生素等药物的孕妇及小儿、双胎儿、早产儿、患有肝炎、先天性胆道闭锁的小儿则应预防性给予VK。

VK_1在500倍于每日推荐摄入量，即0.5mg/kg时无毒性。VK_3与巯基反应而毒性有限，能引起婴儿溶血性贫血、高胆红素血症和核黄疸症。

VK在食物中分布很广，以叶绿蔬菜的含量最为丰富，每100g可提供50～800μg的

VK。一些植物油和蛋黄等也是VK的良好来源，而肉、鱼、乳等含量较少。至于人体肠道细菌合成的VK，目前认为并非人体需要的主要来源。富含VK的食物有：酸奶酪、紫花苜蓿、蛋黄、红花油、大豆油、鱼肝油、海藻类、绿叶蔬菜、猪肝、西蓝花、椰菜花、椰菜、稞麦等。

VK在小肠中吸收有赖胆盐的存在，吸收后经淋巴进入血液，摄入后1～2h在肝内大量出现，血液中含量甚少。在体内储存时间很短，迅速被破坏后经代谢排出。

第二节　水溶性维生素

一、维生素B₁

维生素B₁（VB₁）即硫胺素，又名抗神经炎因子、抗神经炎素、噻嘧胺和抗脚气病因子。VB₁在高温时，特别是在高温碱性溶液中，非常容易被破坏，并易受紫外线破坏，在酸性溶液中，稳定性较好，甚至加热时也是稳定的。VB₁在一般烹调温度下不易被破坏，但在压力锅或在碱性溶液中易被破坏。

（一）VB₁的生理功能

VB₁是脱羧辅酶的主要成分，参与糖类代谢中丙酮酸及α-酮戊二酸的氧化脱羧反应；能抑制胆碱酯酶的活性，维持胃肠道的正常蠕动和消化腺的分泌。

VB₁的作用是参与糖类氧化和能量代谢，维护神经、消化和循环系统的正常功能，也能参与支链氨基酸代谢，在能量代谢中起辅酶作用，因此可以说没有VB₁就没有能量。它提供神经组织所需要的能量，防止神经组织萎缩和退化，能预防和治疗脚气病，对神经生理活动有调节作用，与心脏活动、维持食欲、胃肠道正常蠕动及消化液分泌也有关。可维持正常的食欲，肌肉的弹性和健康的精神状态。

VB₁吸收后主要在小肠黏膜和肝内磷酸变成焦磷酸硫胺素，再与硫辛酸结合发挥辅羧酶作用。必要时辅羧酶可在肾脏等组织中分解为VB₁输送到血液，再由血液送到有关组织进行磷酸化，或由肾脏随尿排出。

（二）VB₁缺乏症

VB₁缺乏的典型症状为脚气病，主要症状为多发性神经炎、消瘦或水肿及心脏功能紊乱，表现出四肢无力、肌肉疼痛萎缩，皮肤逐渐失去感觉，麻痹和麻木，从脚部开始向心脏发展，心脏扩大，呼吸困难，严重者甚至死亡。酗酒会引起VB₁的严重缺乏，出现神经组织受损、出现记忆力消失、眼球震颤、精神错乱等，如未及时治疗，常死于心力衰竭（死亡率达90%）。脚气病多见于以大米为主食的地区。在东南亚地区特别是菲律宾、越南、泰国、缅甸等国尤为多见。新中国成立后我国已不多见，但近年来由于生活水平提高，食用精白米增多，在某些地区患病率又有回升。

缺乏VB_1的人为什么会心跳加快、食欲不振、消化不良、容易发怒，甚至喜怒无常。这是因为VB_1在体内经硫胺素激酶催化，可与ATP作用转变成焦磷酸硫胺素（TPP）。TPP是催化丙酮酸或α-酮戊二酸氧化脱羧反应的辅酶。丙酮酸在丙酮酸脱氢酶系催化下，脱氢而生成乙酰辅酶A进入三羧酸循环，最后分解为二氧化碳和水。如果体内VB_1缺乏时，体内TPP含量就会减少，从而使丙酮酸氧化脱羧作用发生障碍，丙酮酸在体内堆积，堆积于脑部使人脾气暴躁，堆积在肌肉中就会使人容易感到疲劳，肌肉酸软乏力。VB_1能抑制胆碱酯酶的活性，使神经传导所需的乙酰胆碱不被破坏，保持神经的正常传导功能，缺乏VB_1时，可产生胃肠蠕动缓慢、消化液分泌减少、食欲不振、消化不良等症状。

食物中的某些生鱼或海产品，特别是鲤鱼、鲱鱼、青蛤和虾含有硫胺素酶，即抗硫胺素因子，它能裂解VB_1，因而不能生食鱼类或软体动物，故"生吃鱼、活吃虾"的说法，既不卫生，也不科学。金枪鱼、猪、牛肉的血红素蛋白也有抗VB_1的活性，食用前应加热处理。

（三）食物来源和供给量

VB_1是人体必需的营养素，其中猪、牛的肉、肝、肾等，全麦、糙米、新鲜蔬菜、豆类等富含VB_1，由于人体本身不能合成VB_1，所以必须每天从食物中补充。不同食物中VB_1的含量不同，详见表3-6。

表3-6　每100 g食物中所含维生素B_1的mg数

食物	维生素B_1的mg数	食物	维生素B_1的mg数
精白粉	0.06	辣椒	0.04
标准粉	0.46	山楂	0.02
黄豆	0.79	枣	0.06
绿豆	0.53	荔枝	0.02
豆浆	0.03	核桃	0.17
籼米	0.34	板栗	0.24
粳米	0.13	牛肉	0.07
高粱米	0.26	牛肝	0.39
大葱	0.08	猪肉	0.53
白萝卜	0.02	猪肝	0.40
大白菜	0.02	鲫鱼	0.06
芹菜	0.03	鸡蛋	0.16

供给量：VB_1的需要量与机体热能总摄入量成正比，故VB_1的供给量以每4.2MJ（1000kcal）热能供给多少来表示，据此，我国的推荐VB_1供给量为0.5mg/4.2MJ。一般而

言，每1000kcal的能量，约需0.5mg VB$_1$。而在压力发生时，就要增加VB$_1$。VB$_1$不会积在体内，食入超过5mg就不会再吸收，过多的量会由尿液排出体外。但摄取过多的VB$_1$会干扰VB$_2$及VB$_6$的吸收。

二、维生素B$_2$

维生素B$_2$（VB$_2$）即核黄素（riboflavin），为橙黄色晶体，280℃熔化并分解，在中性和酸溶液中对热稳定，在碱性条件下易分解破坏。VB$_2$对光敏感，特别是紫外光。因此VB$_2$应避光保存，烹调食物不可加碱，避免VB$_2$被破坏。食物中的VB$_2$在小肠上部被吸收后，在肠黏膜进行磷酸化，储存于肝脏、脾脏和心肌中。严重缺乏时，血浆和体内储存量变异不大。近来采用测定全血中谷胱甘肽还原酶活性的方法来鉴定VB$_2$的营养水平。

（一）核黄素的生理功能

VB$_2$是人体许多酶系统辅基的组成成分，辅基与酶蛋白的结合较为牢固。人体有许多酶参与代谢过程。VB$_2$组成的辅基与特定的蛋白质结合形成的黄素蛋白，是组织和细胞呼吸过程中很重要的一类递氢体，也是细胞氧化过程中所必需的物质，因此对促进生长发育、维持身体健康很重要。VB$_2$还可以激活VB$_6$，参与色氨酸转化为烟酸的过程，并且与体内铁的吸收、储存与动员有关。

VB$_2$参与组织呼吸。其在体内通常转化为黄素单核苷酸（FMN）和黄素腺嘌呤二核苷酸（FAD），FMN和FAD与各种酶蛋白结合，形成各种黄素蛋白，在细胞代谢呼吸链中的重要反应中，作为递氢体直接参与氧化还原反应。还促进蛋白质、脂肪、糖类的代谢，促进生长发育，维护皮肤、黏膜的完整性。对眼的感光过程、晶状体的角膜呼吸过程具有重大作用。机体缺乏VB$_2$时会妨碍细胞的氧化作用，出现的典型症状有口角炎、舌炎、阴囊皮炎、脂溢性皮炎、眼睛布满血丝等。有观点认为，老年人的视力减退与缺乏VB$_2$有关，补充足够的VB$_2$，可很好地保持老年人的视力。

另外，VB$_2$可以预防动脉硬化，是增进脑记忆功能不可缺少的物质。VB$_2$也堪称人体的解毒大师，可以把食品添加物分解成无害物质。最新的研究表明VB$_2$有助于提高性生活质量、治疗偏头痛、治疗心绞痛、治疗慢性肾炎水肿、防止部分癌症等。

（二）缺乏或过多症

VB$_2$是我国居民膳食中最容易缺乏的维生素。各年龄组人群均易因缺乏而导致各种疾病。VB$_2$是维持动物正常生长所必需的因素，与所有其他维生素不同，轻微缺乏时不会引起人体任何严重疾病。但是严重缺乏VB$_2$会引起口角炎、唇炎、舌炎、阴囊皮炎、脂溢性皮炎及眼部症状，导致生长停顿、动物致畸胎，但在人类尚未发生这种情况。

（三）食物来源

动物性食物，特别是动物内脏如肝、肾、心，以及鳝鱼、蛋、奶等含有丰富的核黄素；植物性食物中以豆类及绿叶蔬菜含量较多，谷类、一般蔬菜和水果含核黄素较少（见表3-7）。

表3-7 部分常见食物的VB₂含量

食物名称	VB₂含量/（mg/100g）	食物名称	VB₂含量/（mg/100g）
猪肝	2.08	牛奶	0.14
猪肉（肥瘦）	0.16	小麦粉	0.08
羊肾	1.78	油菜	0.11
鸡肝	1.10	大米	0.05
鸡蛋	0.32	黄瓜	0.03

三、维生素B₃

维生素B₃（VB₃）亦称烟酸、尼克酸、VPP、抗癞皮病维生素。在生物组织中，尼克酰胺是主要的存在形式。VPP在普通烹调温度中非常稳定，在酸性或碱性溶液中也不会有很多损失，溶于水，空气中比较稳定，耐光和热，不被碱所破。烟酸是少数存在食物中相对稳定的维生素，一般烹调方法对它影响较小。

（一）生理功能

VPP是构成辅酶Ⅰ和辅酶Ⅱ的重要成分，在生物氧化过程中，参与糖类、脂肪、蛋白质在体内代谢过程，起到传递氢原子的作用，如果没有VPP，人体就不能利用糖类、脂肪和蛋白质来产生能量，也无法合成蛋白质和脂肪；对维持皮肤、神经和消化系统正常功能起着重要作用；还可以扩张末梢血管，有助于降低血胆固醇水平。

VPP是合成性激素（雌激素黄体酮、睾脂酮）不可欠缺的物质；维持健康的神经系统和正常的脑功能；促进消化系统的健康，减轻胃肠障碍；使皮肤更健康；预防和缓解严重的偏头痛；促进血液循环，使血压下降；减轻腹泻现象；减轻美尼尔氏症的不适症状；使人体能充分地利用食物来增加能量；治疗口腔、嘴唇炎症，防止口臭。

（二）VB₃缺乏与过量

人体缺乏VPP时会出现癞皮病和神经、消化系统的异常。典型症状是对称性皮炎（dermatitis）、腹泻（diarrhea）及痴呆（dementia），简称"三D症"。癞皮病的发生不仅表明缺乏烟酸，也表明B族维生素与蛋白质的缺乏。长期以玉米为主食的地区癞皮病的发病率较高。表现为体重减轻、食欲不振、舌与口腔炎症、失眠、头疼、记忆力减退、对称性皮炎。神经系统症状包括精神错乱、神志不清甚至痴呆等。

每天服用100mg以上的VPP时，会产生副作用。大剂量服用VPP可出现颜面潮红、头晕眼花、皮肤瘙痒及恶心、呕吐等胃肠道反应。

（三）食物来源

富含VB₃的食物中，动物肝脏、酵母、花生、全谷、啤酒酵母、麦芽、鱼、卵、炒花生、鳄梨、枣椰、无花果、干李、豆类及肉类含量较高；玉米中VB_3为结合型，不能直接被人体吸收利用。部分食物中烟酸的含量见表3-8。因此，为了预防癞皮病，应用碱处理玉米（如墨西哥用石灰处理玉米，我国新疆在防治癞皮病过程中推广玉米加碱食用），可释放出大量游离型VB_3，在预防癞皮病中收到了良好的效果。同时应当在膳食中增加豆类、大米和小麦粉的比例，降低玉米的摄入量。

表3-8　部分常见食物的烟酸含量　　　　　　　　单位：mg/100g

食物名称	烟酸	色氨酸	烟酸当量/mg NE	食物名称	烟酸	色氨酸	烟酸当量/mg NE
猪肝	16.2	262	20.6	黄豆	2.1	472	10
猪肉（肥瘦）	4.2	97	5.8	大白菜	1.3	11	1.5
大米	2.5	145	4.9	菠菜	0.6	40	1.3
小麦粉	2.5	135	4.8	鸡蛋	0.8	222	4.5
玉米（黄）	2.5	78	3.8	牛奶	0.2	38	0.8

人体烟酸的需要量与能量的消耗量有密切关系。能量消耗增加时，烟酸需要量也增多，因此烟酸的需要量常以每消耗4184kJ（1000kcal）能量需要烟酸的毫克数表示。由于色氨酸在体内可转化为烟酸，蛋白质摄入增加时，烟酸摄入可相应减少。故烟酸的需要量或推荐摄入量用烟酸当量（niacin equivalence，NE）表示。据测定，平均60mg色氨酸可转变为1mg烟酸，因此烟酸当量为：

$$烟酸当量（mgNE）=烟酸（mg）+1/60色氨酸（mg）$$

（四）供给量

人体对VB_3的需要量与热能需要量成正比，而且为VB_1、VB_2供给量的10倍，推荐供给量为5mg/4.2MJ。通过合理调配膳食，适当选择一些含烟酸和/或色氨酸丰富的食物（色氨酸在体内可转变为烟酸），改善营养状况，预防癞皮病。也可以在用玉米作主食烹调时，加入0.6%碳酸氢钠，或加入10%黄豆，以调整或补充烟酸。

VB_3在小肠被吸收，在体内分布很广，但不能储存，在体内代谢后绝大部分以$N-$甲基烟酰胺的形式由尿中排出，所以需经常供给以防缺乏。

四、维生素B_5

维生素B_5（VB_5）又叫遍多酸、抗压力维生素，是一种水溶性维生素。广泛存在于各种食物中，所以又名泛酸。

（一）VB_5的生理功能

VB_5主要以辅酶A和脂酰基载体蛋白的形式参与糖、脂类及蛋白质的代谢。在糖代谢中丙酮酸转变为乙酰辅酶 A，由此可合成脂酸，或与草酰乙酸形成柠檬酸进入三羧酸循环。12 种氨基酸（丙氨酸、甘氨酸、丝氨酸、苏氨酸、半胱氨酸、苯丙氨酸、亮氨酸、酪氨酸、赖氨酸、色氨酸、苏氨酸及异亮氨酸）的碳链分解代谢都形成乙酰辅酶 A。脂肪酸分解与合成都需要辅酶 A 参加。

VB_5 能维持帮助身体应付各种压力的肾上腺的健康机能，称为抗压力的维生素。VB_5 还对维持免疫系统的健康是至关重要的，能帮助减少风湿性关节炎的疼痛症状，能缓解多种抗生素的毒副作用。

（二）缺乏病

轻度缺乏 VB_5 可致疲乏、食欲差、消化不良、易感染等症状，重度缺乏则引起肌肉协调性差、肌肉痉挛、胃肠痉挛、脚部灼痛感、低血糖症、十二指肠溃疡、血液和皮肤异常症状。

现在还没发现服用 VB_5 有药物相克或者出现副作用。

（三）食物来源和适宜摄入量

VB_5 在各种食物中广泛存在，但在食物的加工处理中会有损失，因此新鲜的肉类、蔬菜和未加工过的谷物中 VB_5 多于那些精制、罐头和冰冻的食物。VB_5 最好的食物来源是：全麦面包和谷类食品、蘑菇、花生、干豆和豌豆、鳄梨、肉、鱼类、牛奶和奶酪、麦芽与麸子、动物肾脏和心脏、绿叶蔬菜、啤酒酵母、坚果类、鸡肉、未精制的糖蜜、马铃薯、橙子、香蕉和鸡蛋。

儿童需要量如下：1 岁以内 3mg/d；1 ～ 4 岁 5mg/d；4 ～ 7 岁 10mg/d；7 ～ 13 岁 10mg/d；13 岁以上 10mg/d。

五、维生素 B_6

维生素 B_6（VB_6）又称吡哆素，是吡哆醇、吡哆醛、吡哆胺的总称，由于其抗皮炎功效，又叫抗皮炎维生素。它们在生物体内可相互转化且都具有 VB_6 的活性；是人体色氨酸、脂肪和糖代谢的必需物质。纯 VB_6 在酸性水溶液中稳定，遇光、遇碱和高温均易破坏。

VB_6 在小肠上部被吸收，在肝脏被特殊激酶磷酸化，随血液环流到各组织，其中肝脏含量最高。其主要产物是吡哆酸，从尿中排出。

（一）VB_6 的生理功能

VB_6 是多种酶的辅助因子，也是多种重要酶的辅酶。催化肌肉与肝脏中糖的异生，参与亚油酸合成花生四烯酸的过程和胆固醇的合成与转运，参与由同型半胱氨酸到半胱氨酸的转硫反应过程。VB_6 作为辅酶在氨基酸代谢中参与了一系列重要生物转化，参与氨基酸、糖类及脂肪的正常代谢。

此外 VB_6 还参与色氨酸将烟酸转化为 5-羟色胺的反应，是形成血红蛋白的所需物质；还能保护肠胃功能，促进蛋白质代谢；使得皮肤、毛发、牙齿等珐琅质能有效地被制造出来；维护免疫功能的正常作用；帮助激素合成、核酸合成、神经传达物质的生成作用。

VB$_6$在蛋白质代谢中起重要作用，能保持身体及精神系统正常工作，维持体内钠、钾成分平衡，制造红细胞，治疗神经衰弱、眩晕、动脉粥样硬化等。脑和其他组织中的能量转化、核酸代谢、内分泌功能、辅酶A的生物合成以及草酸盐转化为甘氨酸等过程也都需要VB$_6$的参与。

（二）VB$_6$缺乏或过多症

VB$_6$一般不会缺乏，只有在某些特定情况下（如妇女怀孕时），才需要增加。孕妇缺乏时还会严重影响胎儿的正常发育。幼儿缺乏VB$_6$，出现烦躁、肌肉抽搐、生长不良、呕吐、腹痛、体重下降等。婴儿长期VB$_6$缺乏，还会造成体重停止增长，低血色素性贫血，有可能引起肌肉衰弱等严重症状。现代生物化学证明，人体缺乏VB$_6$时，食物里的草酸便不能有效脱除，与滞留在泌尿系统中的钙离子形成草酸钙沉淀，久之会形成肾结石。

我国尚未制定VB$_6$的可耐受最高摄入量。长时间和/或大剂量使用，会导致感觉神经疾患、疼痛和变形性皮肤损伤等。

（三）食物来源和适宜摄入量

VB$_6$广泛存在于各种动植物食物中，主要来源于蛋黄、麦胚、酵母、动物肝、肾、肉、奶、谷类、香蕉、糙米、绿叶蔬菜、花生、核桃、果仁等。人体肠道细菌也能合成VB$_6$。其中以蛋黄、肉、鱼、奶、白菜、豆类中为多（见表3-9）。若膳食中蛋白质含量充分，在100g以上时，每日VB$_6$摄入量需要2～3mg，也可从海鱼（200g）、香蕉（约5根）中获取。

表3-9　部分常见食物的维生素B$_6$含量　　单位：mg/100g

食物名称	维生素B$_6$含量
金枪鱼	0.90
牛肝	0.84
鸡内脏（油炸）	0.62
牛肾（生）	0.43
鸡肉（油炸、烤、煎）	0.41
油炸花生（加盐）	0.40

六、维生素B$_{11}$

维生素B$_{11}$（VB$_{11}$）即叶酸，在中性及碱性溶液中对热稳定，易被光和酸（>100℃）破坏。室温下储存食物，VB$_{11}$很易损失。膳食中的叶酸在小肠被吸收，进入机体后需转化为四氢叶酸才具有生物活性，葡萄糖和VC促进对它的吸收。

（一）叶酸的生理功能

叶酸的生理功能是参与核糖核酸和脱氧核糖核酸的合成、氨基酸的相互转化、蛋白质以及其他重要化合物的合成。

（二）缺乏或过多症

叶酸多存在于蔬菜中，成人缺乏较少见，但孕妇缺乏有发生。如果叶酸缺乏，将导致同型半胱氨酸的堆积，形成同型半胱氨酸血症和同型半胱氨酸尿症，冠心病和卒中患者血浆同型半胱氨酸含量中度上升（高同型半胱氨酸血症）；还会引起巨幼细胞性贫血，孕妇缺乏叶酸，可使先兆子痫、胎盘剥离的发生率增高，患有巨幼红细胞贫血的孕妇易出现胎儿宫内发育迟缓、早产及新生儿低出生体重。

叶酸摄入过多，有一定的副作用：干扰抗惊厥药物的作用，诱发惊厥发作；影响锌的吸收而导致锌缺乏，从而影响胎儿生长发育；掩盖VB$_{11}$缺乏的早期表现而导致神经系统受损。

（三）食物来源和推荐摄入量

叶酸的主要食物来源：叶酸广泛存在于各种动植物食品中。富含叶酸的食物为动物肝、肾、鸡蛋、豆类、酵母、绿叶蔬菜、水果及坚果类（见表3-10）。

表3-10　部分常见食物的叶酸含量　　　　　　　单位：mg/100g

食物名称	叶酸含量	食物名称	叶酸含量
猪肝	236.4	黄豆	381.2
猪肾	49.6	菠菜	347.0
猪瘦肉	3.0	油菜	148
鸡肝	80.0	西红柿	132.1
鸡蛋	75.0	花生	104.9

七、维生素B$_{12}$

维生素B$_{12}$（VB$_{12}$）是唯一含有金属的维生素，又称为钴胺素、氰钴素，在弱酸（pH＝4.5～5.0）中相当稳定，但在强酸、强碱作用下极易分解，并易被日光、氧化剂、还原剂等破坏。食物烹调中破坏不多。经过胃酸和消化酶作用，VB$_{12}$从蛋白质的复合物中游离出来，与胃黏膜分泌的一种称为"内在因子"的糖蛋白相结合，在钙离子存在下，上述复合物到达回肠，VB$_{12}$与"内在因子"分离，被黏膜吸收进入静脉，由血循环送到体内各组织。人体含VB$_{12}$2～10mg，其中肝脏储存约1.7mg。

VB$_{12}$缺乏时，可影响体内所有细胞，尤其对细胞分裂快的组织影响最为严重，如影响骨髓造血组织时，会引起巨幼红细胞贫血，即恶性贫血。另外，还会引起神经障碍，年幼患者会出现精神压抑、智力减退等。

（一）VB₁₂的生理功能

VB₁₂必须转变为辅酶形式才具有生物活性，与叶酸协同影响核酸和蛋白质的合成，从而促进红细胞的发育和成熟；还参与神经组织中磷脂的合成，对维持神经系统的正常功能有重要作用。

（二）缺乏病

VB₁₂缺乏较少见，可见于胃切除患者、胃壁细胞出现自身免疫的患者、老年人、素食者、萎缩性胃炎患者等。

（三）食物来源

VB₁₂的主要食物来源：膳食中的VB₁₂来源于动物食品（见表3-11），主要食物来源为肉类、动物内脏、鱼、禽、贝壳类及蛋类，乳及乳制品中含量较少。植物性食品中基本不含VB₁₂。

表3-11　部分常见食物的维生素B₁₂含量

食物名称	B₁₂含量/（mg/100g）	食物名称	B₁₂含量/（mg/100g）
牛肉	1.8	鸡蛋	1.55
羊肉	2.15	鸡蛋黄	3.8
猪肉	3.0	鸭蛋	5.4
猪肝	26.0	生蛤肉	19.1
焖鸡肝	49.0	墨鱼干	1.8

八、维生素C

维生素C（ascorbic acid，VC）为水溶性维生素。加工、处理不当时食物中维生素C容易丢失。VC由胃肠道迅速吸收，分布到全部体液和组织中。胃酸缺乏时易被破坏，肠道感染时吸收较少。与其他维生素不同，它在体内有一定储存，以肝脏、肾上腺储存量较高。人血浆中VC饱和量约为1.4mg/dL，低于0.15mg/dL可出现坏血病的临床症状。血浆中VC饱和时，超过肾阈值即随尿排出，汗和粪便中也有少量。VC摄入量少时，尿中排出量减少。

（一）维生素C的生理功能

1.抗氧化作用

VC作为体内水溶性的抗氧化剂，可与脂溶性抗氧化剂有协同作用，可防止脂类过氧化作用。VC能清除自由基，人眼晶状体在光的作用下产生O₂的自由基，可能为白内障产生的原因。这些自由基在正常情况下为体内抗氧化剂如VC所清除，阻止氧化。

2.VC对结缔组织的影响

VC对结缔组织中胶原蛋白及基质中酸性黏多糖的合成都有影响，利于伤口愈合；VC可分解透明质酸与蛋白质结合的大分子，因而增加皮肤的渗透性。

3.VC与某些药物代谢的关系

VC可以恢复肝微粒体酶系统的活性，使一些脂溶性药物成为极性化合物后，易于从胆汁及尿中排出解毒。VC影响组胺的分解代谢，有去组胺的作用。VC防止联苯胺、萘胺及亚硝盐酸的致癌作用，VC可与胺竞争，与亚硝酸盐作用，因而阻止亚硝胺的产生。

4.VC对心血管系统的作用

VC对防止贫血有重要作用。铁是红细胞内血红蛋白的组成成分；维生素C的还原剂作用使亚铁保持还原状态，促进食物中的非血红素铁的吸收、转移和在体内储存。在VC的作用下，叶酸转变成易于吸收的还原型叶酸。

（二）缺乏或过多

VC不足，可引起坏血病，表现为食欲不振，疲乏无力，精神烦躁；牙龈疼痛红肿、出血，严重者牙床溃烂、牙齿松动，甚至脱落；皮肤干燥，皮肤瘀点、瘀斑，甚至皮下大片青肿；下肢骨膜下出血、腿肿、疼痛；患儿两腿外展、小腿内弯呈"蛙腿状"；眼结膜出血，眼窝骨膜下出血可致眼球突出；骨膜下出血，易骨折，骨萎缩；面色苍白、呼吸急促等贫血表现；免疫功能低下，易患各种感染性疾病。

过多摄入VC：对一部分人而言，可能会促进肾结石的形成；可能引起肠胃不适（腹泻，腹胀，高尿酸尿症）、抗凝血剂受干扰、红细胞破坏、过量吸收铁质及铜的利用不良。大剂量VC可能增加机体对VE的需要量。人服用5～10g的VC时，不能吸收，由便排出，以致恶心呕吐。

（三）食物来源

VC主要来源于新鲜的蔬菜和水果，如辣椒、菠菜、西红柿、橘、橙、酸枣等；动物性食物仅肝脏和肾脏含有少量的VC（见表3-12）。

表3–12　部分常见食物的维生素C含量　　　　　　单位：mg/100g

食物名称	VC含量	食物名称	VC含量
大白菜	28～47	橙	33
柿子椒	72	苹果	1～6
菠菜	32	橘	11～33
油菜	36	香蕉	8
红果	53	牛奶	1

九、维生素B₇

维生素B₇又称维生素H（VH）、生物素biotin、辅酶R，是水溶性维生素，也属于B族维生素。

（一）生理功能

VH是合成VC的必要物质，是脂肪和蛋白质正常代谢不可或缺的物质，具有防止白发和脱发，保持皮肤健康的作用。

生物素可由肠内菌合成，生蛋白中含有抗生物素蛋白，会阻碍人体吸收生物素。补充生物素，生物素通过改善胰岛素和血糖的使用帮助改善血糖的调节；可以修复薄弱爆裂的脚指甲和手指甲，改善头发的健康，改善皮肤问题；可被用作治疗某些跟肌肉有关的疾病；能帮助减肥的人体内进行更有效的新陈代谢；可用作治疗肠内念珠菌的感染；对谢顶症有预防治疗作用。

（二）缺乏症

缺乏生物素，可导致脱发、抑郁、皮肤病如湿疹、极度疲劳、食欲不振、皮炎、脂肪代谢障碍等。至今没有有关生物素副作用的报告。

（三）食物来源与需要量

富含生物素的食物：糙米、小麦、草莓、柚子、葡萄、啤酒、肝、蛋、瘦肉、乳品、啤酒酵母、动物肾脏、全部谷类、豆类、鱼类等。

在复合VB和多种维生素的制剂中，通常都含有生物素。建议日摄取量：成人每天建议摄取量为100～300μg。如果将生物素与VA、VB₂、VB₆、烟酸一同使用，相辅相成，作用更佳。磺胺药剂、雌激素、酒精等对生物素的吸收不利；长时间服用抗痉挛的药物，如苯妥英（用作抗惊厥和抗癫痫药）、普里米酮、镇静安眠剂会降低血液中生物素的含量。

十、维生素F

维生素F（VF）也叫γ-亚麻油酸，属于一种脂溶性维生素。VF是从食物中的不饱和脂肪酸中提炼出来的。不饱和脂肪酸可以帮助饱和脂肪酸进行转化，两者的摄取量在2∶1时比较合理。早在1917年德国化学家Unger首次从夜来香中分离出油酸、亚油酸之外，还分离出一种从未发现的脂肪酸，其化学结构与亚油酸相似。这一发现在全世界引起了轰动，限于当时的技术条件，不能分离这种新的脂肪酸，只是存在于油酸、亚油酸的混合物中，因此尚未引起重视。直到20世纪70年代，科学家研究发现这种脂肪酸不能在体内自身合成，同时又是体内不可缺少的不饱和脂肪酸，被命名为γ-亚麻油酸。

（一）VF 的生理功能

VF 具有降血脂的作用，有明显的降低总胆固醇的作用；能抑制血小板聚集和血栓素的合成，防止血栓；能抗脂质过氧化，清除自由基，有抗癌活性；抑制溃疡及胃出血的作用，增强胰岛素作用，对高血糖者有降血糖作用；防止脂肪蓄积，具有治疗肥胖症的作用。还可助长健康的皮肤和毛发；防止 X 光线的有害影响；帮助腺体发挥作用，并使钙能被细胞所利用，从而增进健康和成长；治疗心脏病等。

（二）缺乏症

如果人体内缺乏 VF，会产生许多意想不到的后果，其最典型的症状表现为腹泻、湿疹、粉刺、皮肤干燥、过敏症、痤疮、口渴、脱发、湿疹、胆结石、指甲病、消瘦和静脉曲张等。

人体需要量：建议每日摄取量还未确定，但根据美国国家研究委员会指出，在我们所摄取的全部热量中，至少应该含有 1% 的不饱和脂肪酸。

VF 的来源较多，在饮食中，像新鲜的牛肉、黄油、羊肉、猪肉、大部分鱼类、鱼肝油、鸡肉、鸡蛋黄、奶酪、植物性油（由麦芽、亚麻种子、向日葵、红花、大豆、花生等榨取的油）、花生酱、坚果花生、葵花子、胡桃、美洲胡桃、核桃、鳄梨等，都有不同程度的 VF 含量。要使 VF 充分被吸收，可在用餐时摄取 VE；假如摄取大量糖类，必须摄取更多的 VF。

十一、维生素 P

维生素 P（VP）由黄酮、芸香素、橙皮素所构成；是一种水溶性维生素。VP 的生理功能主要是增强毛细血管壁、调整其吸收能力，是维持毛细血管通透性的要素。在对 VC 的消化、吸收功能上是不可缺少的物质；帮助 VC 维持结缔组织的健康，防止 VC 被氧化而受到破坏。增加对传染病的抵抗力，有助于牙龈出血的预防和治疗，有助于对因内耳疾病所引起的浮肿或头晕的治疗。更年期的妇女若增加生物类黄酮的摄取量（和 VD 同时服用），可以缓解更年期女性特有的热潮红；刷牙时牙龈常出血的人应摄取充分的芸香素和橙皮素；易发生瘀伤的人应该摄取含有生物类黄酮、芸香素、橙皮素的复方 VC。

一天的服用量虽未确定，但许多营养学都同意，每服用 500mg 的 VC 时，最少应该服用 100mg 的生物类黄酮。缺乏时毛细血管变弱。富含 VP 的食物有柑橘类（柠檬、橙、葡萄柚）的白色果皮部分和包着果囊的薄皮。杏、荞麦粉、黑莓、樱桃、玫瑰果实等都含有 VP。

十二、维生素 B_{13}

维生素 B_{13}（VB_{13}）即乳清酸，具有促进叶酸及 VB_{12} 代谢的功能，可以预防肝病及未老先衰，还有助于多种硬化症的治疗。目前尚未发现有关乳清酸的缺乏症。建议每日摄取量尚未确定。目前对VB$_{13}$的研究仍然不足，因此不能做任何建议。

十三、维生素B$_{15}$

潘氨酸（pangamic acid，VB$_{15}$），是一种水溶性的维生素，至今还没证明人体非摄取VB$_{15}$不可。严格而言，还不能称它为维生素。VB$_{15}$和VE一样，都是抗氧化剂，它与VA、VE同时摄取，可增加作用。

生理功能：可以延长细胞的寿命、缓解酒瘾、快速消除疲劳、使血液中胆固醇值降低、抵抗公害污染物质侵害身体、缓解冠状动脉狭窄和气喘症状、防止肝硬化、防止宿醉、刺激免疫反应、帮助合成蛋白质等。潘氨酸具有激发甲基转移作用，从而激发肌肉和心脏组织中肌酸的合成；可加强氧从血流中输送到细胞的效率，防止活组织供氧不足，特别是心肌和其他肌肉的供氧不足；还能抑制脂肪肝的形成，使动物适应强运动量练习以及控制血糖胆固醇水平。

缺乏症：潘氨酸缺乏可引起疲劳感、血组织供氧不足、心脏病、内分泌腺以及神经系统的疾病。与腺体和神经的障碍、心脏病、肝脏组织抗氧化功能的衰退有关。

食物来源：向日葵籽、南瓜子、酵母、肝、糙米、全麦、整粒谷物、芝麻、杏仁和其他种子都是良好的来源。凡是有复合VB存在的天然食物都含有潘氨酸。一般的每天摄取量是50～150mg。

十四、胆碱

胆碱是B族维生素中的一种，是亲脂肪性的维生素（可乳化脂肪）。胆碱是少数能穿过"脑血管屏障"的物质之一。这个"屏障"保护脑部不受日常饮食改变的影响。但胆碱可通过此"屏障"进入脑细胞，制造帮助记忆的化学物质。

生理功能：控制胆固醇的积蓄；帮助传送刺激神经的信号，特别是为了记忆的形成而对大脑所发出的信号；有防止年老记忆力衰退的功效（每天服用1～5g）；因为有促进肝脏机能的作用，可帮助人体的组织排除毒素和药物；有镇定作用；有助于治疗老年痴呆症。胆碱缺乏，可能引起肝硬化、肝脏脂肪的变性，动脉硬化，也可能是引起老年痴呆症的原因。

蛋类、动物的脑、动物心脏与肝脏、绿叶蔬菜、啤酒酵母、麦芽、大豆卵磷脂等含有丰富的胆碱。成人一天的饮食中应含有500～900mg的胆碱。

十五、对氨基苯甲酸

对氨基苯甲酸（para-aminobenzoic acid，PABA）是B族维生素中最新发现的维生素之一，在人体内可合成，是叶酸的组成成分，可帮助合成叶酸。对氨基苯甲酸在人体利用蛋白质时起重要作用，具有阻隔太阳光线的重要特性，有助于泛酸的吸收，并提高其效果。在动物实验中，对氨基苯甲酸和泛酸一起作用，可使白发恢复到本来的发色。

生理功能：对氨基苯甲酸对人和高等动物来说，是作为叶酸的主要部分而起作用的。它作为辅酶对蛋白质的分解、利用以及对红细胞的形成都有极其重要的作用。在小肠内很少合成叶酸的动物中则具有叶酸活性。做成软膏使用时，可抵御日晒；缓解烧伤及烫伤的刺痛；保持健康润滑的皮肤；延迟出现皱纹；帮助毛发恢复到自然颜色。缺乏易得湿疹。虽未发现其有副作用，但是长期大量服用并不好。摄取过多的对氨基苯甲酸可能引起恶心和呕吐。

磺胺类药物是PABA的拮抗物，长期服用可引起PABA的缺乏，也引起叶酸的缺乏，症状如疲倦、烦躁、抑郁、神经质、头痛、便秘及其他消化系统症状。PABA对人类基本无害，但连续大剂量使用可能有恶心、呕吐等毒性作用。

食物来源：动物肝脏与肾脏、啤酒酵母、未精制的谷物制品、米糠、糖蜜、肝脏、鱼、蛋类、大豆、花生及麦芽等。

十六、维生素B$_{17}$

苦杏仁苷（laetrile，VB$_{17}$）是从杏仁、桃仁、苦杏仁和苹果籽中提取的一种含氰化物、可能有毒的物质。能给机体提供低剂量而恒定的氰酸（HCN）。人和其他哺乳动物有一种硫氰酸酶，能使氰化物转变成硫氰酸盐，在预防和治疗癌症方面可能有一定作用。大多数水果核仁含2%～3%的苦杏仁苷，包括杏、苹果、樱桃、桃、油桃和李等。木薯中含约0.5%的苦杏仁苷。

缺乏症：对癌症的抵抗力有减弱的可能性。

供给量：一般的摄取量是每天0.25～1.0g。至今还没有证明VB$_{17}$有副作用，但是摄取过量的VB$_{17}$却可能有危险。虽然一次服用3.0g以上，也可安全地消化，但是最好是分次少量服用，一次不超过1.0g以上。

食物来源：杏、苹果、樱桃、桃、李、油桃等的果核中。

十七、肌醇

肌醇和胆碱一样是亲脂肪性的B族维生素。肌醇和胆碱结合形成卵磷脂，有代谢脂肪和胆固醇的作用。肌醇也是供给脑细胞营养的重要物质，具有降低胆固醇、防止脱发、促进毛发健康生长的作用。

生理功能：降低胆固醇；促进健康毛发的生长，防止脱发；预防湿疹；帮助体内脂肪的再分配（重新分布）；有镇静作用。

食物来源：富含肌醇的食物有动物肝脏、啤酒酵母、白花豆、牛脑和牛心、美国甜瓜、葡萄柚、葡萄干、麦芽、未精制的糖蜜、花生、甘蓝菜。

供给量：成年人每天最好摄入1g肌醇。肌醇必须和胆碱及其他B族维生素一起服用。服用卵磷脂的人最好服用钙制剂。因为肌醇和胆碱都能提高血液中磷的含量。服用钙制剂，就可以维持体内磷和钙的平衡。

第四章

矿物质、水和食品中的有害成分

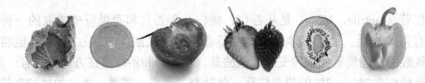

人类是地球表面物质化学与生物进化的结果，在其自身的生命过程中，又不断地与地球生物圈进行着以化学元素为基础的物质交换。人体组成与生物圈之间存在着某种平衡关系。人类和自然界的所有物质一样，都是由化学元素组成。在漫长的生物进化过程中，人体的元素组成，在质和量上基本与地球表层和生物圈的元素组成相似，这些元素在体内按严格的规律和方式，有条不紊地进行一系列互相联系的化学反应，其中C、H、O、N构成有机物质和水（约占体重的96%），其余为人体功能所必需的无机元素，称为矿物质或无机盐。与有机营养素不同，它们既不能在人体内合成，除排泄外，也不能在体内代谢过程中消失。目前人体内已知的无机盐约有六十多种，其中含量最多的是钙和磷，其次是铁、碘等。除此以外还含有极少的铜、锌、钴、铬等微量元素。矿物质主要来源于水、蔬菜、水果、乳类、水产品及肉类等。

第一节　矿物质

一、矿物质的分类

人体几乎含有元素周期表中自然界的所有元素，但它们的含量差别很大。常以粗灰分来表示食物中的矿物质含量。所谓粗灰分是指食物样品在高温下灼烧，残留的灰占样品总质量的百分比，其实是各种矿质元素的氧化物。在从人体中已检出的 81 种元素中，按它们在体内的含量和膳食中的需要不同，可分为常量元素和微量元素两大类。

常量元素，又称大量元素、宏观元素或组成元素。每种常量元素的标准含量均占人体总质量的万分之一以上，需要量在每天 100 mg 以上。这些元素包括氧、碳、氢、氮、硫、磷、钙、钠、钾、氯和镁 11 种元素，它们构成人体总量的 99.5%。其中前 6 种是蛋白质、脂肪、糖类与核酸的主要成分，占人体总量的 94%，又称基本结构元素；后 5 种则是体液的必需成分，又称常量矿物元素。微量元素，又称痕量元素。它们在体内的浓度很低，每种微量元素的标准量不足人体总质量的万分之一，一般低浓度下具有生物学作用。

按生物学作用而言，微量元素可分为两类：一类是已经被确认是维持机体正常生命活动不可缺少的必需微量元素，如铁、锰、钴、铜、锌、硒、钼、碘、氟、钒、镍、砷、铬、锂、硅、锡。另一类微量元素是必需性尚不明确的元素，它们的含量已查明，但生理作用还不太清楚。

二、矿质元素的生理功能

矿物质与其他有机营养素不同，它们既不能在人体内合成，除排泄外，也不能在机体代谢过程中消失，但在人的生命活动中具有重要的作用，其主要生理功能如下所述。

（一）参与机体组织的构成

矿质元素是骨、牙、神经、肌肉、肌腱、腺体、血液的重要组成成分；头发、皮肤及腺体分泌物中，都含有本身所特有的一种或多种元素。如钙形成骨骼、牙齿等硬组织，铁是构成血红素的重要成分，硫是蛋白质的重要组成成分。

（二）调节生理机能，维持人体正常代谢

许多无机盐以离子形式协同作用，为生命活动提供适宜的内在环境，有的构成金属酶和酶系统的活化剂，在调节生理机能、维持正常代谢方面起重要作用。无机盐中正、负离子维持体液渗透压，维持体液酸碱平衡，维持神经、肌肉应激性，维护心脏正常功能，供给消化液中电解质，是消化酶的活化剂，对消化过程有重要意义。Mg、P、K等微量元素一起参与生物氧化，调节能量代谢和物质代谢，如锌能参与核酸、蛋白质的代谢过程，缺锌可使人体生长迟缓、味觉障碍。

必需微量元素虽然含量极微，但发挥着重要的生理生化功能。它能影响人体的免疫功能、胎儿的发育，还与癌症的发病率有关。

微量元素在体内的分布有很大的不均匀性，不同元素之间的差别可达2～3个甚至10个数量级；元素之间也有相互作用（见图4-1）。

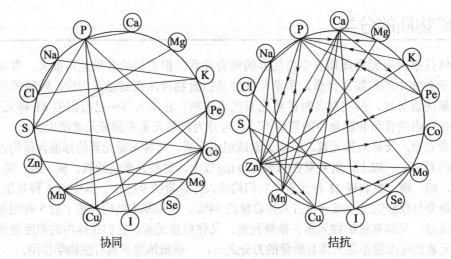

协同   拮抗

图4-1 矿物质元素之间的相互关系

三、重要的矿物质及其生理功能

（一）钙

钙是人体必需的常量元素，约占人体总质量的1.5%～2%。其中99%存在于骨骼和牙齿中，剩余的约1%以游离态存在于软组织、细胞外液及血液中，这部分钙统称为混溶钙池，并与骨骼保持动态平衡。

1.钙的代谢

钙主要在小肠的上段特别是十二指肠被吸收，不能被吸收的部分从粪便中排出体外。

钙的吸收包括主动吸收和被动吸收两种途径。当机体钙的需要量增加或膳食钙的含量减少时，血钙降低，机体通过甲状旁腺激素和维生素D的代谢产物1,25-二羟基胆钙化醇的参与，根据身体的需要增加主动吸收的比例。第二种途径是简单的被动扩散过程，吸收量与肠腔中钙的浓度有关，肠腔中的钙浓度越高则吸收的量越多。因此，提高钙的摄入量，可以通过增加被动扩散吸收而使体内钙增加。代谢后的钙主要通过肠、肾、消化腺及汗腺（粪、尿、汗）几条途径排出不需要的钙。

凡能降低肠道pH的物质或增加钙溶解度的物质都可促进其吸收。一般认为维生素D可促进钙的吸收；甲状旁腺素可作用于破骨细胞、促进肾小管对钙的再吸收，使血钙升高；降钙素加强成骨细胞的活性，使血钙降低。代谢后的钙主要通过肠、肾、消化腺及汗腺排出。汗液和乳汁中也可排出相当数量钙盐。

影响钙吸收的因素很多，生理状况（婴儿的吸收率高于成人，而老年人的吸收率就较差）、胃酸缺乏、腹泻、妇女绝经后雌激素分泌减少等都影响钙的吸收。钙的吸收率也受摄入量影响，在一定量范围内，钙摄入量低时吸收率高，摄入多时吸收率低。摄入钙过多时，就大量排出体外，这也是机体的一种自身保护机制。某些氨基酸，如赖氨酸、色氨酸和精氨酸等可与钙形成可溶性钙盐，有利于钙的吸收。植物性食物中的植酸可与钙形成不溶性植酸钙，但只有在植酸含量很高或钙摄入量极低时，对钙吸收的干扰才是重要的。膳食纤维中的糖醛酸残基可与钙结合。脂肪过多或脂肪吸收不良时未被吸收的脂肪酸与钙结合形成脂肪酸钙，也会影响钙的吸收。

2.钙的生理功能

钙以羟基磷灰石的形式构成骨骼和牙齿，是构成骨齿的主要成分。1%的钙可以降低毛细血管和细胞膜的通透性，防止渗出，控制炎症和水肿；可刺激多种酶包括ATP酶、琥珀酸脱氢酶、脂肪酶和蛋白分解酶等；正常的神经脉冲传导需钙的参与（乙酰胆碱释放需钙），肌肉的收缩舒张与钙有关；钙对心肌有特殊影响，钙与钾相拮抗利于心肌收缩，维持心跳节律；在凝血酶原转变为凝血酶时，钙起催化剂的作用，然后凝血酶将纤维蛋白原聚合为纤维蛋白造成血的凝固。

总之，钙是血液凝结、心脏和肌肉的收缩与弛缓、神经兴奋与传递、细胞膜通透性的维持、多种酶的激活及体内酸碱平衡等不可缺少的物质。

3.钙缺乏症

人体长期缺钙就会导致骨骼、牙齿发育不良，血凝不正常，甲状腺机能减退。儿童缺钙会出现佝偻病，中老年人缺乏易发生骨质疏松症。膳食中长期缺Ca、P、维生素D引起成人佝偻病，50岁上老人，特别是绝经期后妇女由于体内激素代谢失调或成年早期长期低钙膳食引起骨质疏松症。血清钙的异常下降可导致手足抽搐症。

4.钙的主要食物来源

奶和奶制品是钙的良好来源，鱼和鱼制品、虾皮、豆类、绿色蔬菜也是钙的较好来源（见表4-1）。而谷类、动物性食物中含钙则较少。我国规定最高耐受摄入量：各年龄组均为2000mg/天。目前尚没有摄入钙引起中毒的报道，但过量摄入钙，可增加肾结石的危险性，影响铁、锌、镁等一些必需元素的吸收利用。

表4-1   部分常见食物中的含钙量   单位：mg/100g

食物名称	钙含量	食物名称	钙含量
牛奶	104	豆腐	164
奶酪	799	花生仁（炒）	284
虾皮	991	油菜	108
蛋黄	112	小白菜	159
大豆	191	土豆	149

（二）磷

磷亦是人体必需的元素之一，约占人体重的1%。有80%～90%的磷与钙一起构成骨骼和牙齿。其余的以磷脂、磷蛋白及磷酸盐的形式存在于细胞和血液中。摄入的磷约70%可被人体吸收，磷在小肠中被吸收以后随血液循环到达全身。

1.磷的生理功能

磷是人体骨骼、牙齿、细胞核蛋白及许多酶的重要组成，是体内软组织结构的重要成分，磷作为核酸、磷脂及辅酶的组成成分参与非常重要的代谢过程，参与糖类和脂肪的吸收与代谢，参与体内的能量转化，以高能磷酸键的形式储存能量，参与构成ATP等供能储能物质，在能量产生、传递过程中起非常重要的作用；B族维生素（VB_1、VB_2、VPP等）只有经过磷酸化才具活性，发挥辅酶作用。

磷酸盐组成缓冲系统，参与维持体液渗透压和酸碱平衡。磷在体内所起的作用没有一种矿物元素能超过它，全身每一个细胞都含磷。

2.磷的参考摄入量

人每天需要磷700～1000mg。磷在食物中分布很广，动物、植物细胞中都含有丰富的磷。磷多含于奶制品、蛋类、肉类、内脏、鱼、禽、核桃、谷物、海带、紫菜中。但粮谷类食物中的磷是植酸磷，不经过加工处理的话，吸收利用率低。

（三）钾

钾是人体细胞内的主要阳离子，细胞内钾的浓度为140mmol/L，细胞外液中钾的浓度范围相当窄，一般维持在3.5～5.5mmol/L。钾在体内的总量接近3000～4000mmol。

1.生理功能

机体中大量的生物学过程，都不同程度地受到血浆钾浓度的影响。钾可以调节细胞的渗透压，维持正常的神经兴奋性和心肌运动，参与细胞内糖和蛋白质的代谢，调节体液的酸碱平衡等。人体细胞缺钾，可造成老年人肌肉萎缩。钾协同钙和镁维持心脏正常功能，维持心肌的自律性、传导性和兴奋性；钾参与糖原和三磷酸腺苷的合成；钾与钠相互作用、互相制约以维持细胞内外适宜的渗透压及体内的酸碱平衡；钾在肌肉收缩的控制和维持正常血压方面都具有重要作用。

过量的食盐摄入，使高血压进一步升高，使用钾盐则可降低血压，但它的降压作用仅在高钠时才表现出来。对任何非自然膳食方式的补钾，都必须慎重，因为高血钾会造成心力衰竭，甚至死亡。摄入量高于8g/d，将发生高血钾症。

2.吸收与代谢

人体摄入的钾90%以上都可以通过胃肠道吸收，即使摄入量很高时，血浆钾的浓度仍保持稳定。钾平衡是通过肾脏维持的，正常情况下钾全部经肾脏排泄。由肾小球滤过的钾在肾小管近端几乎全部被重吸收，而在肾小管远端排泄钾，肾衰竭会引起钾的大量积存。

3.食物来源

大部分食物中都含有钾，蔬菜和水果是很好的来源。含量比较高的食物有青萝卜、土豆等蔬菜，橘子、香蕉、无花果、桃等水果，粗粮、豆类、葵花子等。

（四）钠

钠是细胞外液中带正电的主要离子，有助于维持水、酸与碱的平衡，调节细胞的渗透压平衡。在人体内，钠在水分代谢方面起重要作用，对糖类的吸收代谢有特殊作用，与肌肉收缩及神经功能也有相互联系。

钠摄入量过多，是高血压的主要起因。过量的钠还会造成浮肿，表现为腿肿和脸肿。钠摄入量过多，会引起血小板功能亢进，产生凝聚现象，进而出现血栓堵塞血管，因血压升高，血管承受不了血液的冲击，脑部出现血管破裂，形成脑内血肿。

钠与胃癌的发病率有密切关系。食盐具有腐蚀性，会对胃黏膜产生严重的腐蚀，易发生萎缩性胃炎。萎缩性胃炎是胃癌的前期病变，食盐的摄取量与胃癌的死亡率呈正相关。降低食盐摄取量，不但能预防高血压，减少因高血压所致脑卒中的死亡率，而且能降低因钠盐所致的萎缩性胃炎而导致的胃癌的死亡率。

钠在小肠上部几乎被全部吸收，主要由尿排泄。当钠摄入不足或有额外丢失时，肾脏对钠的重吸收增加，尿钠排出量迅速减少。钠普遍存在于各种食物中，但人体中钠的主要来源是食盐、酱油、盐制品、酱咸菜、牛奶、鱼类、乳酸等。

（五）镁

镁和钙、磷共同构成骨骼和牙齿的主要成分。镁是体内许多酶系统的激活剂，是高能磷酸键转移酶的重要激活剂，能促进体内多种酶的活性，充分发挥各种激素的生理功能；是糖、蛋白质等物质代谢的必需元素；是钙离子兴奋作用的拮抗剂；对心血管系统有很好的保护作用。由于镁的重要生理功效，因此，尽管它不易造成缺乏，我国仍将它列为需要补充的矿物质元素，尤其是对酒精中毒患者、恶性营养不良患者以及镁吸收障碍者。

人体摄入的镁30%～50%在小肠内吸收。镁的吸收率受膳食中镁的含量影响，摄入多时则吸收率低。膳食中氨基酸、乳糖等可促进镁的吸收，而草酸、植酸和消化不完全的脂肪干扰镁的吸收。镁主要由尿中排出，肾脏在维持血浆内镁、保持体内镁的稳定方面起到关键性作用。血清中的镁水平高时，肾小管重吸收减少；而血清中镁水平降低时，肾小管的重吸收增加。甲状腺参与镁的调节。

镁缺乏，将会导致神经紧张，情绪不稳定，肌肉活力、耐力下降，影响运动能力，导致低血钙症，重者出现惊厥、心脏病等。人每天需要镁的量是2.5～5.0mg。镁多含于谷物、豆类、蔬菜和水果中。

（六）铁

铁是人体营养极为重要的必需微量元素，也是人体含量最多的微量元素。食物铁受胃酸作用释放出Fe^{2+}后与肠内维生素C、某些糖、氨基酸等形成螯合物在小肠上部吸收，胃和空肠上段也可吸收。膳食铁的吸收率为10%～20%，动物铁较植物铁易吸收。铁主要以铁蛋白的形式储存于肝、脾、骨髓及肠黏膜细胞中，总量约1g。铁在体内的代谢中可反复被利用。红细胞因无细胞分裂能力，平均寿命120d，衰老的红细胞被破坏分解为胆红素、氨基酸及铁，又通过血液循环运输到红骨髓参与造血，这样的铁每日为20～25mg（绝大部分铁在代谢过程可反复被利用或储存）。铁的丢失主要通过肠黏膜和皮肤脱落的细胞，其次随汗和尿排出。一般情况下，铁的绝对丢失量很少。

铁是人体内含量最多的必需微量元素，在体内发挥着重要的生理功能。长时间铁缺乏，可引起缺铁性贫血，表现为食欲减退，疲乏无力、头晕，记忆力减退。易患人群主要是婴幼儿、青少年、育龄妇女（尤其是孕妇、乳母）、老年人。

补铁不能过量，否则铁在皮肤中沉积而得血色病；会加重细菌等的感染性；加剧关节炎；还可促进某些癌细胞的生长，使肿瘤恶化。严重者可导致反应迟钝，甚至出现昏迷，个别还可能造成死亡。

铁在食物中的存在形式有非血红素铁和血红素铁。一般植物性食物中的铁主要以非血色素铁的三价铁的形式存在，吸收率低，约为3%。动物性食品（肉、鱼和禽类）主要含血红素铁（约为一半），其吸收率较高，可达25%。由于人体对食物中铁的吸收率很低，为10%～20%，易致缺乏。很多因素会影响铁的吸收，如可溶性、有机酸、蛋白质、果糖、山梨醇、维生素C都能促进铁的吸收。膳食中促进非血红素铁吸收因子有维生素C、某些氨基酸、单糖、有机酸、铜以及肉、鱼和禽类中存在的"肉类因子"等，食物中的植酸根或磷酸根、磷过高，钙太低或缺维生素A、维生素C均会降低铁的吸收率。

缺铁是造成缺铁性贫血的重要原因。婴儿先天性缺铁时对婴儿以后的发育和健康产生长久的不良影响。为此要积极搞好缺铁性贫血的预防和治疗工作。

铁的食物来源：动物内脏、血、大豆、黑木耳、芝麻酱、瘦肉、蛋黄、干果等含铁较丰富；奶及奶制品、蔬菜和水果一般含量较少。部分食物中铁的含量见表4-2。

表4-2　部分常见食物中的铁含量　　　　　　单位：mg/100g

食物名称	含铁量	食物名称	含铁量
猪肝	25.0	黑木耳（水发）	5.5
猪血	8.7	芝麻酱	9.8
羊肉（瘦）	3.9	大豆	8.2
鸡蛋黄	6.5	大米	2.3
黑木耳	97.4	芹菜	1.2

（七）锌

锌在体内的含量仅次于铁，约为铁的一半（1.4～2.3g），存在于人体所有组织器官中，如皮肤、骨骼、内脏、前列腺、生殖腺和眼球的含量都很丰富，具有多种生理功能和营养作用。锌主要在小肠吸收，进入小肠黏膜后，与血浆中的白蛋白或运铁蛋白结合，随血流进入门脉循环，分布于各器官组织。肉类和海产品中锌的吸收率远远高于植物性食物。过多的膳食纤维或是食品中大量钙存在时都可影响对锌的吸收。在正常情况下，约90%的锌由粪便排出，10%由尿排出，还有少量由皮肤、头发和汗液中排出。

锌是人体很多金属酶的组成成分或酶激活剂，在组织呼吸和物质代谢中起重要作用；锌能促进机体的生长发育，并能加速创伤组织的愈合；锌与人们免疫功能有关；锌与味觉和食欲、第二性征发育、性机能有关；锌参与胰岛素合成及功能，并影响肾上腺皮质激素；锌还具能使细胞膜或机体膜稳定化的重要作用。锌与心血管疾病和癌症都有一定关系。孕妇缺锌，胎儿可发生中枢神经系统先天性畸形。

表4-3　部分常见食物中的锌含量　　　　　　单位：mg/100g

食物名称	锌含量	食物名称	锌含量
干贝	47.05	猪肝	5.78
蛤蜊	1.64～5.13	蛋黄	3.10
鱿鱼（水浸）	1.36	松子	9.02
羊肉（瘦）	6.06	花生仁	2.82
牛肉（瘦）	3.71	标准粉	1.64

锌的急性中毒表现为恶心、呕吐、上腹疼痛、腹泻等；慢性中毒表现为食欲不振、贫血、免疫功能下降等。锌的食物来源：贝壳类海产品、动物内脏、瘦肉、干果类、花生等含锌较为丰富；动物脂肪、植物油、水果、蔬菜、奶等含锌较少。表4-3列出了部分食物中锌的含量。

（八）碘

碘是首批被确认的必需微量元素之一。人体内含碘20～50mg，有20%～30%存在于甲状腺中，其他则分布在肌肉、皮肤、骨骼以及甲状腺之外的内分泌腺和中枢神经系统。膳食和水中的碘主要为无机碘化物，极易被胃肠道吸收。食物进入胃肠道以后1h内大部分被吸收，3h内完全吸收，并迅速转运至血液中。吸收后的碘主要用于合成甲状腺素。在代谢过程中，甲状腺素分解脱下的碘，部分被重新利用，部分通过肾脏排出体外，部分在肝内合成甲状腺素葡萄糖酸酯或硫酸酯，随胆汁泌入小肠，随粪便排出体外。体内碘由粪便排出的约占10%，由尿排出的约90%。随汗液或通过呼吸排出的较少。

甲状腺从血液中摄取碘的能力很强，甲状腺中碘的浓度比血浆高25倍以上。碘的作用是通过甲状腺激素实现的。甲状腺激素能促进能量代谢，使糖、脂肪的氧化加强。碘可促进生长发育，是胎儿神经发育的必需物质。

缺碘，使甲状腺激素分泌不足，甲状腺功能减退，表现为甲状腺肿。孕妇缺碘，可引起流产、死胎、先天畸形，或导致胎儿出生后"呆小症"；儿童轻度缺碘就可造成智商低下；青少年、成人缺碘，表现为甲状腺肿大。碘摄入过多，也会引起甲状腺肿，称为高碘甲状腺肿。在正常条件下，人体排出的碘应等于摄入的碘量。

含碘最丰富的食物为海产品，如海带、紫菜、发菜、海鱼、虾、干贝、海参等含碘量丰富；蛋、奶、肉类、淡水鱼等次之；水果和蔬菜含碘量甚微（见表4-4）。预防地方性甲状腺肿可经常食用含碘高的食物如海带、紫菜等海产品。无条件经常食用海产品的内陆山区可采用加碘食盐（NaCl：KI=10^5：1），这样摄取食盐20g/d，可获KI 200μg，相当于150μg碘。我国成人碘的RNI为150μg/d。

表4-4 部分常见食物中的碘含量　　　　　　　　单位：μg/100克

食物名称	碘含量	食物名称	碘含量
紫菜	4323.0	羊肉	7.7
干海带	36240.0	鸡肉	18.0
鲜海带	113.9	猪肝	10.7
虾皮	264.5	鸡蛋	27.2

（九）硒

硒是目前研究最活跃的一种人体必需微量元素。体重70kg的成年男子含硒约14～21mg，广泛分布于所有组织和器官中，指甲最多，其次为肝和肾，肌肉和血液中含硒量约为肝的1/2或肾的1/4。

硒主要在小肠内吸收，无机硒与有机硒都易于被吸收。人体对食物中硒的吸收率为60%～80%。代谢后大部分经肾脏由尿排出。随粪排出的硒绝大多数为未被吸收的硒，只有少量随胆汁、胰液、肠液一起分泌到肠内。此外，硒还可从汗液中排出；当硒摄入量较高时，还可通过肺部由呼吸排出。即食入的硒被肠吸收3h后入血，通过肠道和肾脏排出，尿中排出量为摄入量的20%～50%，皮肤也可排出微量。尿硒是判断人体是否缺硒的良好指标。

硒是谷胱甘肽过氧化物酶的重要组成成分，是酶活性中必需成分，是一种强抗氧化剂，能保护细胞膜，与维生素E协同作用保护细胞免受过氧化作用的损伤；参加CoA、CoQ的合成，在机体代谢、电子传递中起重要作用。硒能调节维生素A、维生素C、维生素E、维生素K的吸收与消耗，能保护组织不受有毒物质（As、Hg、Cd等）的损害，对某些化学致癌物有拮抗作用，可提高血中抗体含量，起免疫佐剂的作用。硒是重金属的天然毒剂，因为硒可以与许多重金属结合而排出体外；硒是有希望的抗癌元素，因为硒有抗氧化作用、能增强免疫力、阻止癌细胞的分裂。在20世纪70年代，发现美国癌症死亡率最低的城市是土壤含硒最高的城市；中国医学研究发现，试管癌、胃癌、肝癌死亡率随血硒水平增高而下降。硒能防止因脂肪分解给细胞带来的伤害。

食物中硒含量有地区性差异，缺硒地区食管癌、直肠癌和胃癌死亡率高。克山病（症状有心脏扩大、心功能失常、心律失常等）、儿童恶性营养不良、婴儿急性猝死都可能与缺硒有关。过细加工的食物中也损失比较多的硒。用亚硒酸钠防治克山病，有良好效果。

人体每日需要硒0.05～0.2mg。硒多含于肉类（猪肾、羊肉等）、动物内脏、海产品、鱼、蛋、牛奶、茶叶和谷物中。硒的生物活性形式为含硒酶和蛋白，谷物含硒量随该地区土壤而定。

（十）铜

人体各器官均含有铜，以肝、脑、心、肾较多，肝是铜储存的仓库，可以调节血中的含铜量。成人体内铜的总含量为50～120 mg。其中50%～70%存在于肌肉和骨骼、20%在肝、5%～10%在血液中。组织中以肝、肾、心、脑和头发含量较高。

生理功能：铜是人体许多金属酶的组成成分，它们都是氧化酶，在生物氧化过程和代谢过程中有重要作用。铜能促进铁的吸收，缺铜时血红蛋白合成减少，可导致贫血。长期缺铜或铜营养不良可导致心血管损伤和胆固醇异常，是诱发冠心病的危险因素；缺铜会减少免疫细胞，减低免疫能力。铜离子是人体内30多种酶的活性催化剂，对中枢神经功能有重要调节作用，缺乏可导致失眠。另外，缺铜还是引起中青年头发变白的主要原因之一。

铜广泛存在于各种食物中，谷类、豆类、硬果、肝、肾、贝类都是含铜丰富的食物。通常成人每天可从膳食中得到2.5～5.0mg铜，其吸收率变化较大，可从25%～70%。铜的吸收受膳食中其他成分影响较大，如锌、铁、钼、硫等比例不当会影响铜吸收，维生素C虽然可促进非血红素铁的吸收，但又有降低铜吸收而影响铁利用的矛盾。

正常情况下，每日排出1.0～3.5mg铜，主要由粪便排出，少量由尿和汗排出。含铜丰富的食物有肝脏、水果汁、西红柿、青豌豆、土豆、菠菜等。

（十一）铬

人体内含铬量约6 mg。人体组织的铬含量随年龄的增长而降低，没有特别浓集铬的组织。

生理功能：三价铬是胰岛素正常工作不可缺少的元素，参与人体能量代谢并维持人体正常的血糖水平。铬能降低血中的胆固醇，并能增加高密度脂蛋白的含量。缺铬易导致大麦粥样硬化和血糖的升高，是青少年近视的重要原因；缺铬是动脉硬化的重要原因。六价铬及其化合物有毒、有致癌作用，不能为人体所利用。

全谷类食品、豆类、肉和乳制品是铬的最好来源。啤酒酵母、肝、红糖含铬丰富。谷类经精加工后铬含量大大减少。铬的吸收受膳食中铬量和其他成分影响，如锌、铁、钒、植酸盐等会抑制铬吸收。健康成人每天由尿排出2～20μg铬，少量由粪便排出，只有微量通过皮肤丢失。

由于对微量铬的分析技术较为困难，不同文献报道尿铬排出量的数据差异较大，因而从尿丢失量来估计需要量，只能提出较宽范围，中国营养学会2000年提出每日膳食中铬的安全和适宜参考范围成年人为50～200μg。含铬高的食物有酵母、肝脏、牛肉、谷物、乳酪、蛋类等。

（十二）钼

人体内含钼量约9 mg，分布于各个组织和体液中，其中肝、肾、骨、牙釉质和皮肤中含量最高。膳食和水中的钼吸收率约80%，含硫化合物对钼吸收有抑制作用。钼主要由尿排出。由于对钼在人体内的代谢还不充分了解，提出的钼需要量还是初步的，中国营养学会2000年提出人体每天需要0.15～0.5mg的钼。钼多含于动物肝脏、谷物、菜豆中。

（十三）钴

钴在人体内含量约1mg，肝、肾和骨骼含量较高。只有维生素B$_{12}$形式的钴才被人体吸收利用。含维生素B$_{12}$高的食物有肝、肾和海产品。绿叶蔬菜的钴不是维生素B$_{12}$形式，不能被利用。

钴主要由尿排出。目前还没有拟定无机钴的需要量，我国推荐的维生素B$_{12}$的适宜摄入量成人为每日2.4μg。

（十四）锰

人体内含锰量约20 mg，以肌肉、肝和胰脏含量较高。谷类、叶菜、豆类中含锰丰富。膳食中的锰吸收率很低，仅3%～4%，钙、磷浓度高时会影响锰的吸收，但在正常膳食条件下不会发生锰缺乏。锰参与体内多种酶的代谢，能促进骨骼的钙化，促进蛋白质的代谢，增加维生素D在体内的积累。有资料表明，缺锰易导致皮肤瘙痒，还是骨质疏松的原因之一。锰主要随粪便排出。

目前还未能准确测定锰的需要量，美国曾于1989年的推荐膳食营养素供给量（RDA）的第10版中提出每日膳食中锰的安全和适宜摄入量婴儿为0.3～1.0 mg/d，成人为2.0～5.0 mg/d。含锰丰富的食物有松子、核桃、麦片、黄豆、茶叶、黑芝麻、黑木耳、芋头、红薯、绿叶蔬菜和水果等。

（十五）氟

氟在人体内的含量为2～3 g。膳食和水中氟的吸收率很高，所吸收的氟有50%沉积在骨骼和牙齿等钙化组织中。氟主要由尿排出。

各种食物中氟含量因产地而异。一般来说，海产品和茶叶中含氟量较高。长期饮用高氟浓茶是我国某些地区氟中毒的主要原因。鉴于氟化物安全摄入量范围很窄和我国氟中毒问题严重，中国营养学会2000年提出每日膳食中氟的参考摄入量。

（十六）硅

硅是组成地壳的最重要的元素之一，自然界硅的主要形式是二氧化硅和硅酸盐。砂子的主要成分是二氧化硅。1972年发现硅是鸡和大鼠生长发育不可缺少的元素。

硅主要集中于骨骼、肺、淋巴结、胰腺、肾上腺、指甲、头发之中，在主动脉、气管、肌腱、骨骼、皮肤等结缔组织中含量最高。硅可通过胎盘进入胎儿体内。硅是胶原、弹力纤维和细胞外无定形物质的主要成分，也存在于各种酶中。硅与维持机体的正常生长和骨骼的形成有关，是构成骨细胞的主要成分之一，参与骨骼的钙化过程。骨质疏松、指甲脆弱、肺部疾患、生长缓慢的患者组织体内的硅比正常人低50%左右。硅与冠心病的关系也十分密切，硅有抗粥样动脉硬化的作用。

人体每天的硅需要量在9～14mg，美国资料的推荐量是20～30mg。

（十七）硫

硫是蛋白质的重要组成成分，只要蛋白质的摄入量足够，就有足够的硫。硫能促进血液循环，排除毒性。多含于乳酪、蛋类、鱼、肉、谷物、核桃等食物中。

（十八）氯

人体每日需要氯1700～5100mg。它能控制细胞中组织液的含量和细胞膜的功能，有助于胃酸的形成。任何食物中都含有氯。

第二节　水分

水作为液体所能起的各种作用，是其他物质无法替代的，这是由水的一些特性决定的。例如，水在4℃时密度最大，冰比水轻，浮在水面，冰不善于传热，才不会一冻到底，保证水下的生物安全过冬；水容热的能力很大，是铁的10倍、沙的5倍、空气的4倍，所以海洋性气候温和，人体也靠水来保持体温；水的三态（水、冰和水汽）可以在自然状态下共存；水的凝聚性、表面张力使岩石和土壤的缝隙中能"含"水，水能"爬"上高高的树梢，给植物输送水分和养料；几乎什么物质都能溶解于水，所以鱼儿才能从水中得到氧气。

水是生命之源，地球表面积有70%是水。水是人类赖以生存的基础物质，其重要性仅次于氧气。人体也含有70%左右的水分，细胞外液中水分占20%，细胞内液中水分占40%，血浆中5%，细胞间液中15%，血液、泪液、汗液中水占90%以上，肌肉脏器中水占60%～80%，骨骼中20%。人禁食后，体内的糖和脂肪完全消耗，蛋白质失去一半时，机体仍可以维持生存，但如果机体失水20%，就无法维持生命。没有水的存在，任何生命过程都无法进行。事实上，人体内只要损耗5%的水分而未及时补充，皮肤就会萎缩、起皱、干燥。

成人50%～70%是水分。体内水与蛋白质、糖类和脂肪相结合，形成胶体状态。各部分体液的渗透压相同，其中水分可经常透过细胞膜或毛细血管壁自由地交流，但各自的总量维持相对稳定，保持动态平衡。

一、水的功能

1.水是机体的重要组成成分

水是人体含量最大和最重要的组成成分。人体含水约占体重的2/3，但在体内的分布并不均匀。其中细胞内液约占体重的40%。细胞外液约占20%（其中血浆占5%，组织间液占15%）。不同组织器官的含水量亦不相同，肌肉和薄壁组织器官（如肝、脑、肾等）含水70%～80%，皮肤含水量60%～70%、骨骼12%～15%，而血液含水量可高达90%。此外，人体含水量尚可随年龄、性别而异，并随年龄增大而逐渐降低，如新生儿含水75%～80%，成年男子约60%，成年女子约50%。

人对水的需要比食品更重要。一个人绝食1～2周只要饮水尚可生存，但如绝水则仅能存活几天。此外，若长时期不进食，体内储备的糖类、脂肪耗尽，蛋白质也失去一半时机体尚可维持生命而无大的危险，但机体若失水10%则情况严重，一旦机体失水达20%～22%就无法存活。正因为如此，有人把水看成是人体最丰富，也最重要的物质。

2.水是体内的重要溶剂，促进营养素的消化、吸收与代谢

水本身是一种营养素，水也是许多有机与无机物质的良好溶剂，即使是不溶于水的物质如脂肪也能在适当的条件下分散于水中，成为乳浊液或胶体溶液，以利营养素的消化、吸收、代谢和排泄。此外，水也可以是体内某些化学反应的反应物，可以说体内的一切代谢活动都必须有水参加。水在机体内直接参与氧化还原反应，是水解反应的必需组成成分。水与蛋白质、脂肪和糖代谢关系密切，在体内代谢可产生水。体内存储1g蛋白质或糖类可积存3g水分。

3.调节体温恒定

水的比热容大，热容量大，是维持体温的载温体，1g水温度升高1℃比其他同量物质所需的热量多。当外界气温升高或体内生热过多时，水的蒸发可使皮肤散热。天冷时，水储备热量大，人体不至于因外界温度低而使体温发生明显的波动。水是血液主要成分，可通过血液循环把物质代谢产生的热迅速均匀地分布到全身各处。

4.水具有润滑作用

水具有润滑作用，可减少体内脏器的摩擦、防止损伤，并可使器官运动灵活。如泪液防止眼球干燥，唾液、消化液有利于吞咽和消化，关节的滑液、消化道黏液、胸腹膜浆液等都具有润滑作用，皮肤和结缔组织是储存水分的主要场所，由此滋润皮肤。

水在防治疾病上具有一定的作用。如胃酸分泌过多时，可饮水稀释胃液减少胃酸对胃黏膜是损害，感染时多饮水可促进细菌和病毒排出体外，血液黏度高，多饮水可预防血

栓的形成，大便干结，多饮水可通便。另外，水是食品的重要组成成分。食品多由动、植物等生物材料制成，它们都含有一定量的水，故食品在一定范围内也可看成是水的体系。其中饮料用水尤为重要，它不但含水量多，而且对水的质量尚有严格的要求。通常，油炸食品含水量较少、口感酥脆，低水分食品较耐保藏，而饮料的含水量则可高达90%以上。

二、水的需要量与来源

在正常情况下，人体排出的水和摄入的水是平衡的，体内不储存多余的水分，但也不能缺。机体失水过多，会影响其生理机能。影响人体需水量的因素很多，如体重、年龄、气温、劳动及持续时间，都会使人体对水的需要量产生很大差异。正常人每日1kg体重需水量约为40mL，即60kg体重的成人每天需水2400mL，婴儿的需水量为成人的3～4倍。一般说，成人每日摄取4.18kJ能量约需水1mL，婴儿则为1.5mL。夏季天热或高温作业、剧烈运动都会大量出汗，此时需水量较大。当人体口渴时，即需补充水分。

人体水分的来源有三个方面：

（1）食物中含有的水。各种食物的含水量亦不相同，成人一般每日从食物中摄取约为1000mL的水。

（2）饮水。饮水量因气温、劳动、生活习惯不同而异，成人每日饮水、汤、乳或其他饮料约为1200mL。

（3）代谢水，即来自体内糖类、脂肪、蛋白质代谢时氧化产生的水。来自代谢过程的水为200～400mL。糖100g氧化可产生55mL水，脂肪100g氧化可产生107mL水，蛋白质100g氧化可产生41mL水。混合性食物每产生100kcal的热量，约产生12mL水。

在正常情况下，人体每天从各种途径获得的水分与通过各种排泄排出的水分是基本相等的，即水在机体内处于一种动态平衡状态（见表4-5）。水失调就是水分过少或过多而对机体造成相应的危害。

由于摄入水分太少，或因为疾病而失水过多，如呕吐、腹泻、大面积烧伤、大量出汗、呼吸过度等，都可能导致机体失去水分平衡。失水过多，可使血液浓缩而增加心脏的负担，危害肾脏和神经系统。严重时，细胞外液电解质浓度增加，细胞内水分外移而造成脱水，严重时出现昏迷，最后循环衰竭、呼吸停止而死亡。机体水分过多时，可增加心脏的负担，加速机体的代谢，如蛋白质分解速度加速20%，甚至造成负氮平衡，而且增加肾脏负担，导致水肿、腹水等现象。

表4-5　机体一日水的动态平衡

摄入方式	摄入量/mL	排出途径	排出量/mL
饮料	1200	肾脏（尿液）	1500
食物含水	1000	皮肤（蒸发）	500
生物氧化产生代谢水	300	肺脏（呼吸）	350
		排泄（粪便）	150
总量	2500		2500

夏季人们普遍存在饮水量不足的问题。如有些人感觉非常渴的时候才喝水，为时已晚。当人感到口渴的时候，是机体严重缺水的信号，当身体特别想喝水时，身体的器官已经在一种极限情况下运行了，这时再去补充水分就很难改善缺水状态。体内缺水，一则会加大脑血栓、冠心病的发病率；二则易形成尿结石和尿路感染；三则易使皮肤干燥，皱纹增多，加速人体衰老；四则会引起大便干燥，产生内毒素，引发腹胀、头晕等中毒症状。因此应当在想喝水之前的很长时间就补充水分。不同年龄明天饮水量也不一样（见表4-6）。

表4-6　不同年龄需水量（一日）

年龄/岁	需水量/（mL/kg体重）	年龄/岁	需水量/（mL/kg体重）
0～1	120～160	8～9	70～10
2～3	100～140	10～14	50～80
4～7	90～100	成年人	40

三、水的代谢

水是人体构造不可缺少的材料，在机体的各种物质组成成分中，水是含量最大的一种，成人体重50%～70%是水分。机体总水量的55%是细胞内液，16%是细胞间液，7.5%在血浆中，其余分布在骨骼、软骨及结缔组织中。此外，机体含水量随年龄、性别而异。各部分体液的渗透压相同，其中水分可透过细胞膜或毛细血管壁自由地进行交换，但各自的总量维持相对稳定，保持动态平衡。

体内细胞不断地进行代谢，排除废物，散发热量，都会损失水分。体内水分的来源，除摄入的饮食所含水分外，食物或组织中的蛋白质、脂肪和糖类在体内代谢过程中也产生水分（每克蛋白质、脂肪和糖类可分别产生0.41g、1.07g和0.55g的代谢水）。荤素搭配的膳食，每供给100kcal（0.42MJ）热量大约可产生12g代谢水。如摄取2500kcal（10.5MJ）热量，体内生物氧化所产生的代谢水约为300mL。

水分在胃中停留时间极短，其吸收主要在小肠进行，结肠也可以吸收一部分未被吸收的水分。小肠吸收水分是由机体内的渗透压动力来完成的。小肠吸收所消化的固体食物后，肠壁渗透压增高，这样提高了对水分的吸收能力，促进了对水分的吸收。水分主要通过汗液、肺呼吸、尿液从体内排出，另有少量从粪便排出。

水具有很强的溶解性，它参与机体代谢，有利于机体对营养物质的消化、吸收、代谢和废物的排出；其比热容大，可以调节体温，而且其黏度小，可使体内摩擦部位润滑，防止损伤，并使各器官运动灵活。水是所有营养素中最重要的一种。摄入水分减少，或因呕吐、腹泻、大面积烧伤等疾病使水分排出量过多时，都可造成机体缺水。重度缺水使细胞外液电解质浓度增加，形成高渗，细胞内水分外移形成脱水。严重脱水时，必须及时采取有效措施；若机体断水3天或失去体内水分的1/5将很快导致死亡。

第三节 食物中的有害成分

食品中不只是有以上的营养成分，还有一些有毒有害物质。食物中的有毒成分中少量来源于天然动植物原料本身，主要来源于外界环境污染、各种添加剂，以及食品加工过程中产生或加入的有害物质等。食品污染物质主要有三大类：生物性污染，包括微生物、寄生虫及虫卵、昆虫等；化学性污染，包括农药、重金属、食品添加剂、其他有害化学物质等；物理性污染，包括固体杂质、放射性污染等。

一、食品原材料中的天然毒素

随着科技的发展，生活水平的提高，人们对食品生产中发生食品污染问题的认识日益加深，近几年来，非人工培植的、未经加工的天然食品越来越受到消费者的青睐。天然的就是安全的吗？实际情况并非如此，由天然食物可以引起食物中毒，有以下几类原因：①食品成分和食用量都正常，却由于个别人体遗传因素的特殊性而引起的症状，如乳糖不耐受症；②因过敏反应而发生局部或全身不适症状，各种肉类、鱼类、蛋类、蔬菜和水果都可以成为某些人的过敏原食物；③食品成分正常，但因食用量过大引起各种症状，如吃太多荔枝引起"荔枝病"；④对含有天然毒素的食品，如河豚、鲜黄花菜、发芽的马铃薯等处理不当，少量食用亦可引起中毒；⑤误食含毒素的生物，如毒蕈等。

在可作为食物的很多有机体中存在着一些对人体健康有害的物质，如果不进行正确加工处理或食用不当，也易造成食物中毒。

1.菜豆和大豆的毒素物质

苷类又称配糖体或糖苷。它们广泛分布于植物的根、茎、叶、花和果实中。其中皂苷和氰苷等常引起人的食物中毒。

菜豆（四季豆）和大豆中含有皂苷。食用不当易引起食物中毒，一年四季皆可发生。烹调时应使菜豆充分炒熟、煮透，至青绿色消失、无豆腥味、无生硬感，以破坏其中所含有的全部毒素。

2.苦杏仁、苦桃仁、木薯的毒素物质

能引起食物中毒的氰苷类化合物主要有苦杏仁苷和亚麻苦苷。苦杏仁苷主要存在于果仁中，而亚麻苦苷主要存在于木薯、亚麻籽及其幼苗，以及玉米、高粱、燕麦、水稻等农作物的幼苗中。其中以苦杏仁、苦桃仁、木薯，以及玉米和高粱的幼苗中含氰苷毒性较大。要教育儿童不要生食各种核仁，尤其是苦杏仁与苦桃仁。由于苦杏仁苷经加热水解形成的氢氰酸遇热挥发除去，故用杏仁加工食品时，应反复用水浸泡，炒熟或煮透，充分加热，并敞开锅盖使其充分挥发而除去毒性。

3.发芽马铃薯的毒素物质

生物碱是一类具有复杂环状结构的含氮有机化合物。有毒的生物碱主要有茄碱、秋

水仙碱、烟碱、吗啡碱、罂粟碱、麻黄碱、黄连碱和颠茄碱（阿托品与可卡因）等。生物碱主要分布于罂粟科、茄科、毛茛科、豆科、夹竹桃科等100多种植物中。此外，动物中有海狸、蟾蜍等亦可分泌生物碱。

马铃薯（土豆）发芽后可大量产生一种对人具毒性的生物碱——龙葵素，当人体摄入0.2～0.4g时，就能发生严重中毒。马铃薯中龙葵素一般含量为2～10mg/100g，如发芽、皮变绿后可达35～40mg/100g，尤其在幼芽及芽基部的含量最多。马铃薯如储藏不当，容易发芽或部分变黑绿色，烹调时又未能除去或破坏龙铃素，食后便易发生中毒。

马铃薯应存放于干燥阴凉处或经辐照处理，以防止发芽。发芽多的或皮肉变黑绿者不能食用。发芽不多者，可剔除芽及芽基部，去皮后水浸30～60min，烹调时加些醋，以破坏残余的毒素。

4.河豚的毒素物质

河豚的毒素物质主要指河豚毒素、石房蛤毒素、肉毒鱼毒素、螺类毒素、海兔毒素等，大多分布于河豚、蛤类、螺类、蚌类、贻贝类、海兔等水生动物中。这些水生动物本身无毒可食用，但因直接摄取了海洋浮游生物中的有毒藻类（如甲藻、蓝藻），或通过食物链（有毒藻类→小鱼→大鱼）间接摄取将毒素积累和浓缩于体内。

河豚含有剧毒物质河豚毒素和河豚酸，0.5mg河豚毒素就可以使体重70kg的人致死。其毒素主要存在于卵巢和肝脏内，其次为肾脏、血液、眼睛、鳃和皮肤。河豚毒素的含量随河豚的品种、雌雄、季节而不同，一般雌鱼中毒素较高，特别是在春夏季的怀孕阶段毒性最强。

河豚毒素为小分子化合物（见图4-2），对热稳定，一般的烹饪加工方法很难使之破坏。但河豚味道鲜美，每年都有一些食客拼死吃河豚而发生中毒致死事件。因此，河豚中毒是世界上最严重的动物性食物中毒之一，各国都很重视。中国的《水产品卫生管理办法》中严禁餐饮店将河豚作为菜肴经营，也禁止在市场销售。水产收购、加工、市场管理等部门应严格把关，防止鲜河豚进入市场或混进其他水产品中导致误食而中毒。

5.青皮红鱼类的毒素物质

青皮红肉的鱼类（如鲣鱼、鲐鱼、秋刀鱼、沙丁鱼、竹荚鱼、金枪鱼等）可引起类过敏性食物中毒。这类鱼肌肉中含较高的组氨酸，当受到富含组氨酸脱羧酶的细菌污染

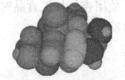

图4-2　河豚毒素的结构

和作用后，形成大量组胺，一般当人体组胺摄入量达1.5mg/kg以上时，即易发生中毒。但也与个体的组胺过敏性有关。

植物中的胰蛋白酶抑制剂、红细胞凝集素、蓖麻毒素、巴豆毒素、刺槐毒素、硒蛋白等均属于有毒蛋白或复合蛋白，处理不当会对人体造成危害。例如胰蛋白酶抑制剂存在于未煮熟透的大豆及其豆乳中，具有抑制胰脏分泌的胰蛋白酶的活性，摄入后影响人体对大豆蛋白质的消化吸收，导致胰脏肿大，抑制生长发育。血球凝集素存在于大豆和菜豆中，具有凝集红细胞的作用。此外，动物中青海湖裸鲤、鲶鱼、鳇鱼和石斑鱼等鱼类的卵中含有的鱼卵毒素也属于有毒蛋白。

6.贝类

某些无毒可供食用的贝类，在摄取了有毒藻类后，就被毒化。因毒素在贝类体内呈结合状态，故贝体本身并不中毒，也无外形上的变化。当人们食用这种贝类后，毒素被迅速释放而发生麻痹性神经症状，称为麻痹性贝类中毒。中国浙江、福建、广东等地曾多次发生贝类中毒，导致中毒的贝类有蚶子、花蛤、香螺、织纹螺等经常食用的贝类。

7.动物中的其他有毒物质

猪、牛、羊、禽等畜禽肉是人类普遍食用的动物性食品。在正常情况下，它们的肌肉无毒而可安全食用。但其体内的某些腺体、脏器或分泌物，如摄食过量或误食，可扰乱人体正常代谢，甚至引起食物中毒。

8.毒蕈（毒蘑菇）的毒素物质

蕈菌一般称作蘑菇，通常分为食蕈、条件食蕈和毒蕈三类。食蕈味道鲜美，有一定的营养价值；条件食蕈，主要指通过加热、水洗或晒干等处理后方可安全食用的蕈类（如乳菇类）；毒蕈系指食后能引起中毒的蕈类。毒蕈系指食后能引起中毒的蕈类（见图4-3）。中国可食用蕈近300种，毒蕈约80多种，其中含剧毒能将人致死的毒蕈在10种左右。毒蕈中含有多种毒素，往往由于采集野生鲜蕈时因缺乏经验而误食中毒。毒蕈含有毒素的种类与含量因品种、地区、季节、生长条件的不同而异，主要有鹅膏毒肽、鬼笔毒肽、毒伞素、毒蕈碱等毒素。

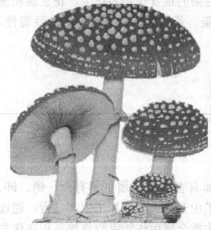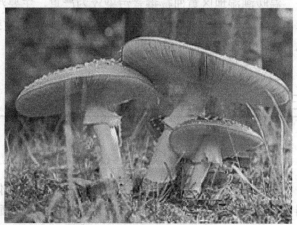

图4-3　毒蘑菇（左）和伞形毒蕈（右）

二、食品中的污染物质

食品在生产、加工、储存、运输、销售的各个环节都可能受到生物污染，危害人体健康。生物性污染指微生物、寄生虫和昆虫等对食品的污染，其中由食品腐败变质引起的食物中毒和食源性疾病的发生是影响食品安全的重要因素。食品腐败变质现象有变黏、变酸、变臭、发霉和变色、变浊、变软等，导致人对其产生厌恶感、食品的营养价值降低、食品变质引起的人体中毒或潜在危害。所以食品尽可能的要进行合理的保藏，如低温保藏、加热杀菌、干制脱水、加防腐剂、加抗氧化剂等，避免食品的变质。

1.细菌性食物中毒

细菌性食物中毒指因食入含有细菌或细菌毒素的食品引起的急性或亚急性疾病。细菌性食物中毒在食物中毒中最为多见，有感染型、毒素型、混合型感染症状。细菌性食物中毒多发生在餐饮业和熟食制品，其预防措施一是防止细菌污染，二是防止细菌在食品中大量繁殖，产生毒素。

引起食物中毒的细菌类群如下所述。

（1）感染型：沙门菌、粪链球菌、单核细胞增生李斯特菌、小肠结肠炎耶尔森菌。

（2）毒素型：肉毒梭菌、金黄色葡萄球菌。

（3）混合型：大肠埃希菌、副溶血性弧菌、变形杆菌、蜡状芽孢杆菌、魏氏杆菌。

2.霉菌对食品的污染及其预防

自然界中的霉菌分布非常广泛，对各类食品污染的机会很多，可以说所有食品上都可能有霉菌生存。如在粮食加工及制作成品的过程中，油料作物的种子、水果、干果、肉类制品、乳制品、发酵食品等均发现过霉菌毒素。

霉菌及霉菌毒素污染食品后，引起的危害主要有两个方面：一是霉菌引起的食品变质，降低食品的食用价值，甚至不能食用。二是霉菌如在食品或饲料中产毒可引起人畜霉菌毒素中毒。与食品卫生关系密切的有黄曲霉毒素、橘曲霉毒素、杂色曲霉素、烟曲霉震颤素、单端孢霉烯化合物、玉米赤霉烯酮、伏马菌素以及展青霉素、橘青霉素、黄绿青霉素等。其中最为重要的是黄曲霉毒素和镰刀菌毒素。

温暖潮湿地区黄曲霉毒素污染较为严重，主要污染的粮食作物为花生、花生油和玉米，大米、小麦、面粉污染较轻，豆类很少受到污染。黄曲霉毒素有很强的急性毒性，也有明显的慢性毒性和致癌性、致癌性。

三、食品的化学性污染

（一）重金属污染

重金属污染主要来源于工业的"三废"。对人体有害的重金属主要有汞、镉、砷、铅、铬以及有机毒物，这些有害的重金属大多是由矿山开采、工厂加工生产过程，通过废气、残渣等污染土壤、空气和水。土壤、空气中的重金属由作物吸收直接蓄积在作物体内；水体中的重金属则可通过食物链在生物中富集，如鱼吃草或大鱼吃小鱼。用被污染的水灌溉农田，也使土壤中的金属含量增多。环境中的重金属通过各种渠道都可对食品造成严重污染，进入人体后可在人体中蓄积，引进人体的急性或慢性毒害作用。

1.汞的污染

未经净化处理的工业"三废"排放后造成河川海域等水体和土壤的汞污染。水中的汞多吸附在悬浮的固体微粒上而沉降于水底，使底泥中含汞量比水中高7～25倍，且可转化为甲基汞。环境中的汞通过食物链的富集作用导致在食品中大量残留。甲基汞进入人体后分布较广。对人体的影响取决于摄入量的多少。长期食用被汞污染的食品，可引起慢性汞中毒的一系列不可逆的神经系统中毒症状，也能在肝、肾等脏器蓄积并透过人脑屏障在脑组织内蓄积。还可通过胎盘侵入胎儿，使胎儿发生中毒。严重的造成妇女不孕症、流产、死产或使初生婴儿患先天性水俣病，表现为发育不良，智力减退，甚至发生脑麻痹而死亡。

2.镉的污染

镉也是通过工业"三废"进入环境，例如目前丢弃在环境中的废电池已成为重要的污染源。土壤中的溶解态镉能直接被植物吸收，不同作物对镉的吸收能力不同，一般蔬菜含镉量比谷物籽粒高，且叶菜根菜类高于瓜果类蔬菜。我国大米的镉污染非常严重（见图4-4）。水生生物能从水中富集镉，其体内浓度可比水体含镉量高4500倍左右。据调查非污染区贝介类含镉量为0.05×10^{-6}，而在污染区贝介中镉含量可达420×10^{-6}。动物体内的镉主要经实物、水摄入，且有明显的生物蓄积倾向。镉也可以在人体内蓄积，长期摄入含镉量较高的食品，可患严重的"痛痛病"（亦称骨痛病），症状以疼痛为主，初期腰背疼痛，以后逐渐扩至全身，疼痛性质为刺痛，安静时缓解，活动时加剧。镉对体内Zn、Fe、Mn、Se，Ca的代谢有影响，这些无机元素的缺乏及不足可增加镉的吸收及加强镉的毒性。

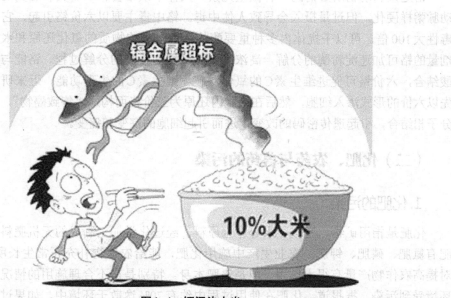

图4-4　镉污染大米

3.铅的污染

铅在自然环境中分布很广，通过排放的工业"三废"使环境中铅含量进一步增加。植物通过根部吸收土壤中溶解状态的铅，农作物含铅量与生长期和部位有关，一般生长期长的高于生长期短的，根部含量高于茎叶和籽实。在食品加工过程中，铅可以通过产生用水、容器、设备、包装等途径进入食品。食用被铅化物污染的食品，可引起神经系统、造血器官和肾脏等发生明显的病变。

4.砷的污染

砷在自然界广泛存在，砷的化合物种类很多，但As_2O_3是剧毒物质。在天然食品中含有微量的砷。化工冶炼、焦化、染料和砷矿开采后的废水、废气、废渣中的含砷物质污染水源和土壤等环境后再间接污染食品。水生生物特别是海洋甲壳纲动物对砷有很强的富集能力，可浓缩高达3300倍。用含砷废水灌溉农田，砷可在植株各部分残留，其残留量与废水中砷浓度成正比。

由于砷污染食品或者受砷废水污染的饮水而引起的急性中毒，主要表现为胃肠炎症状，中枢神经系统麻痹，四肢疼痛，意识丧失而死亡。慢性中毒表现为植物性神经衰弱症、皮肤色素沉着、过度角化、多发性神经炎、肢体血管痉挛、坏疽等症状。

5.铬的污染

铬是构成地球元素之一，广泛地存在于自然界环境中。含有铬的废水和废渣是环境铬污染的主要污染来源，尤其是皮革厂、电镀厂的废水、下脚料含铬量较高。环境中的铬可以通过水、空气、食物的污染而进入生物体。目前食品中铬污染严重主要是由于用含铬污水灌溉农田。具测定，用污水灌溉的农田土壤及农作物的含铬量随污灌年限及污灌水的浓度而逐渐增加。作物中的铬大部分在茎叶中。水体中的铬能被生物吸收并在体内蓄积。

铬是人和动物所必需的一种微量元素，人体中缺铬会影响糖类和脂类的代谢，引起动脉粥样硬化。但过量摄入会导致人体中毒。铬中毒主要以六价铬引起，它比三价铬的毒性大100倍，可以干扰体内多种重要酶的活性，影响物质的氧化还原和水解过程。小剂量的铬可加速淀粉酶的分解，高浓度则可减慢淀粉酶的分解过程。铬能与核蛋白、核酸结合，六价铬可促进维生素C的氧化，破坏维生素C的生理功能。近来研究表明，铬先以六价的形式渗入细胞，然后在细胞内还原为三价铬而构成"终致癌物"，与细胞内大分子相结合，引起遗传密码的改变，进而引起细胞的突变和癌变。

（二）化肥、农药与兽药的污染

1.化肥的污染

化肥是指用矿物、空气、水等作为原料，经过化学加工制成的无机肥料。常用的化肥有氮肥、磷肥、钾肥。农业生产中施用化肥，能给农作物补充正常生长所需的养料，对提高农作物产量有很大作用。但是化肥本身，特别是在不合理施用的情况下，也会使环境受到污染。据报道，化肥在使用过程中约有70%逸散于环境中，如果过度施用，很易造成农业环境的污染。

2.农药的污染

农药是防治植物病虫害，去除杂草、调节农作物生长、实现农业机械化和提高家畜产品产量和质量的主要措施。全世界的化学农药品种约1400多种。按化学成分可分为：有机氯类、有机磷类、有机氮类、有机汞类、有机硫、有机砷、氨基甲酸酯及抗谷素制剂等。按用途可分为：杀虫剂、杀菌剂、除草剂、粮食熏蒸剂、植物生长调节剂等。农药残留性在食品中，对人体的危害很大。

3.兽药的残留

兽药残留是指动物产品的任何可食部分所含兽药的母体化合物及（或）其代谢物，以及与兽药有关的杂质。所以兽药残留既包括原药，也包括药物在动物体内的代谢产物和兽药生产中所伴生的有害杂质。兽药经各种途径进入动物体后，分布到几乎全身各个器官，也可通过泌乳和产蛋过程而残留在乳和蛋中。人类食用这类食物，会引发代谢紊乱、中毒等现象。

瘦肉精是一类动物用药，将瘦肉精添加于饲料中，可以增加动物的瘦肉量、减少饲料使用、使肉品提早上市、降低成本。但对人体会产生副作用，患病或者死亡。

多宝鱼事件，是在养殖过程中违规使用了恩诺沙星、环丙沙星、氯霉素、红霉素、孔雀石绿、硝基呋喃类等违禁兽药，药物残留超标，长期从食品中摄入微量的抗生素，可降低人体对药物的耐受性。

（三）其他化学污染物

1.N-亚硝基化合物污染

N-亚硝基化合物可分为N-亚硝胺和N-亚硝酰胺，其前体物是硝酸盐、亚硝酸盐和胺类物质。硝酸盐和亚硝酸盐广泛存在于人类环境中，是自然界中最普遍的含氮化合物。一般蔬菜中的硝酸盐含量较高，而亚硝酸盐含量较低。但腌制不充分的蔬菜、不新鲜的蔬菜、泡菜中含有较多的亚硝酸盐（其中的硝酸盐在细菌作用下，转变成亚硝酸盐）。另外，硝酸盐作为食品添加剂广泛用于肉制品加工。动物试验证明，N-亚硝基化合物具有较强的致癌作用，具有致突变性。

2.多环芳烃

苯并[a]芘等多环芳烃主要由各有机物如煤、柴油、汽油、原油及香烟燃烧不完全而来。食品中的多环芳烃主要来源于烘烤或熏制、高温烹调，受机油、水体、包装材料的污染等。动物试验证实苯并[a]芘对动物具有致癌性，可使大鼠胚胎死亡、仔鼠免疫功能下降。

3.杂环胺类化合物（HCA）

在烹饪的肉和鱼类中能检出杂环胺类化合物，这些物质是在高温下由肌酸、肌酐、某些氨基酸和糖形成的。为带杂环的伯胺。HCA具有致癌性，可诱发小鼠肝脏肿瘤，也可诱发出肺、前胃和造血系统的肿瘤，大鼠可发生肝、肠道、乳腺等器官的肿瘤。

4.反式脂肪酸

脂肪酸有顺式和反式两种，顺式键形成的不饱和脂肪酸室温下是液态（植物油），反式键形成的不饱和脂肪酸室温下是固态。蛋糕、饼干、油炸食品中都含有一定的反式脂肪酸。

人乳和牛乳中都天然存在反式脂肪酸，牛奶中反式脂肪酸占脂肪酸总量的4%～9%，人乳占2%～6%。反式脂肪酸是对植物油进行氢化改性过程中产生的一种不饱和脂肪酸（改性后的油称为氢化油）。这种加工可防止油脂变质，改变风味。但摄入较多的反式脂肪酸，会增加人体血栓的形成机会，影响胎儿的健康发育，降低记忆力，容易发胖等。

5.二噁英

二噁英类化合物是一种重要的环境持久有机污染物，它是目前世界上已知毒性最强的化合物，也称"世纪之毒"。二噁英及其类似物主要来源于含氯工业产品的杂质，垃圾焚烧，纸张漂白及汽车尾气排放等。二噁英类化合物在环境中非常稳定，难以降解，亲脂性高，具生物累积性。可经空气、水、土壤的污染，通过食物链，最后在人体达到生物富集，从而使人类的污染负荷达到最高。

二噁英具有致癌、免疫及生理毒性，一次污染可长期留存体内，长期接触可在体内积蓄，即使低剂量的长期接触也会造成严重的毒害作用，主要有：致死作用、胸腺萎缩及免疫毒性、"氯痤疮"（发生皮肤增生或角化过度）、肝中毒、生殖毒性、发育毒性和致畸性、致癌性。

四、食品添加剂对食品安全的影响

食品添加剂在食品加工中扮演着重要角色，对改善食品的色、香、味，调整食品营养结构、改善食品加工条件、延长食品保存期发挥着重要作用。随着食品工业在世界范围内飞速发展和化学合成技术的进步，食品添加剂品种不断增加，产量持续上升。但是，由于食品添加剂不是食品天然成分，如果无限制地使用，也可能引起人体的某些毒害作用。近年来，随着毒理学研究方法的不断发展，已发现原来认为无害的食品添加剂也存在致癌、致畸、致突变等潜在危险。因此，对食品添加剂的研究应不断深入，在生产、使用时要严格执行相关标准。

1.食品防腐剂

防腐剂是能够防止腐败微生物生长，延长食品保质期的添加剂。各种防腐剂的理化性质不同，在使用时，必须注意防腐剂应与食品的风味及理化特性相容。因此，防腐剂必须按添加剂标准使用，不得任意滥用。

苯甲酸及其盐类是最常用的防腐剂之一。动物实验，用添加1%苯甲酸的饲料喂养大白鼠4代试验表明，对成长、生殖无不良影响；用添加8%苯甲酸的饲料，喂养大白鼠12天后，有50%左右死亡。在食品中使用的量为0.5～2.5g/kg。

山梨酸及其盐，动物实验未发现不良影响。能抑制微生物的生长，但不具有杀菌作用。山梨酸属于酸性防腐剂，环境的pH低时防腐效果好。由于山梨酸的吸湿性比其钾盐强，故常使用山梨酸钾。山梨酸一般用于肉、鱼、蛋、禽类制品；果蔬类、碳酸饮料、酱油、豆制品等的防腐。一般肉、鱼、蛋、禽类制品中，最大使用量为1kg体重0.075g；果蔬类食品、碳酸饮料为1kg体重0.2g；酱油、醋、豆制品、糕点等食品为1kg体重0.1g；葡萄酒、果酒为1kg体重0.6g。

2.食品抗氧化剂

抗氧化剂是能阻止或推迟食品氧化变质、提高食品稳定性和延长储存期的食品添加剂。最常见的有柠檬酸、酒石酸、维生素C、丁基羟基茴香醚（BHA）、二丁基羟基甲苯（BHT）、没食子酸丙酯和异抗坏血酸钠。

二丁基羟基甲苯（BHT），主要用于食用植物油、黄油、干制水产品、腌制水产品、油炸食品、罐头等食品的抗氧化作用。大量摄入BHT，动物的生长就会受到抑制，肝脏的重量也会有所增加，体重降低。中国规定BHT的最大使用量，在火腿、香肠等肉制品中一般用量为0.5～0.8g/kg，冷冻水产品一般为0.1%～0.6%，果实类饮料一般为10～20mg/1000mL，水果、蔬菜类罐头用量为75～150mg/kg。

异抗坏血酸为一种较为安全的抗氧化剂。

硝酸钠、亚硝酸钠是一种常用的护色剂，是一种毒性较强的物质，大量摄取可使正常的血红蛋白（二价铁）变成高铁血红蛋白（三价铁），失去携氧的功能，导致组织缺氧。症状为头晕、恶心、呕吐、全身无力、心悸、血压下降等。严重者会因呼吸衰竭而死。硝酸盐的毒性主要是因为它在食物中、水或在胃肠道，尤其是在婴幼儿的胃肠道中，易被还原为亚硝酸盐所致。

亚硫酸钠是漂白剂。在20天内让狗经口摄入6～16g的亚硫酸盐，结果发现狗的2～3个内脏出血，但少量的喂养均未发现异常现象。根据中国《食品添加剂使用卫生标准》规定：亚硫酸钠用于糖果、各种糖类（葡萄糖、饴糖、蔗糖等）、蘑菇等罐头中最大用量为0.6g/kg；蜜饯中最大用量为2.0g/kg；葡萄、黑加仑浓缩汁的最大用量为0.6g/kg。

糖精和糖精钠是中国许可使用的甜味剂。一般认为糖精在体内不能被利用，大部分从尿中排出而且不损害肾功能，不改变体内酶系统的活性，全世界曾广泛使用糖精数十年，尚未发现对人体的毒害表现。

脂肪酸单甘油酯、蔗糖酯、山梨糖醇酯、大豆磷脂等乳化剂能稳定食品的物理状态，改进食品组织结构，简化和控制食品加工过程，改善风味、口感，延长货架期等。

蔗糖脂肪酸酯无亚急性毒性，属于比较安全的添加剂。根据中国《食品添加剂使用卫生标准》规定：用于肉制品、乳化香精、水果和鸡蛋的保鲜、冰淇淋、糖果、面包、八宝粥，最大使用量为1.5g/kg；用于乳化天然色素，最大使用量为10.0g/kg。

苋菜红亦称蓝光酸性红，为水溶性偶氮类色素，多年来公认其安全性高，但是1968年报道本品有致癌性。中国规定，苋菜红可用于果味型饮料（液固体），果汁型饮料、汽水、配制酒、糖果、糕点、红绿丝、罐头、浓缩果汁、青梅、山楂制品，樱桃制品，虾片，最大使用量为0.05g/kg。

食用天然色素有：植物色素，如甜菜红、姜黄、β-胡萝卜素、叶绿素等；动物色素，如紫胶红（虫胶红）、胭脂虫红等；微生物色素，如红曲红等，一般成本较高，着色力和稳定性通常不如合成色素。

β-胡萝卜素是中国许可使用的一种天然食用色素，它存在于天然胡萝卜、南瓜、辣椒等蔬菜中，水果、谷物、蛋黄和奶油中也广泛存在，是食物的正常成分，并且是重要的维生素A原。化学合成品经严格的动物试验，认为安全性高。目前世界各国普遍许可使用。ADI为$0 \sim 5mg/kg$。

五、包装材料的安全问题

食品包装在食品工业生产中已占据了相当重要的地位，它的最基本作用是保藏食品，使食品免受外界因素的影响，还可增加食品的商品价值。食品在生产加工、储运和销售过程中，包装材料中的某些有害成分可能转移到食品中造成污染，危害人体健康。随着包装容器和材料种类的不断增多，由此而带来的安全问题也引起人们的关注。

1. 塑料包装材料中的污染物

常用塑料包装材料聚乙烯（PE）、聚丙烯（PP）、聚苯乙烯（PS）、聚氯乙烯（PVC）、聚碳酸酯塑料（PC）等，它们加工时的单体、加工助剂等在一定剂量时具毒性；另外塑料添加剂，包括增塑剂、稳定剂、着色剂、油墨和润滑剂等，均不同程度的有一些毒性，在使用时可能转移到食品中。塑料包装物表面污染可造成包装的食品污染；塑料包装材料在使用中带入大量有害污染物质，回收处理不当，极易造成食品污染。

2. 橡胶材料中的污染物

橡胶也是高分子化合物，有天然和合成两种。天然橡胶系以异戊二烯为主要成分的不饱和态的直链高分子化合物，在体内不被酶分解，也不被吸收，因此可被认为是无毒的。但因工艺需要，常加入各种添加剂。合成橡胶系高分子聚合物，因此可能存在着未聚合的单体及添加剂的污染问题。

3. 金属涂料材料中的污染物

用于食品包装金属容器中的涂料如溶剂挥干成膜涂料、加固化剂交联成膜树脂、环氧成膜树脂、高分子乳液涂料等，卫生问题主要是聚合不充分，单体、低聚物、加工助剂等成分溶于油脂中，高温下分解产生挥发性很强的有毒害物。

4. 陶瓷、搪瓷、玻璃材料中的污染物

陶瓷、搪瓷的卫生问题主要是由釉彩而引起，釉的彩色大多数为无机金属颜料，如硫镉、氧化铬、硝酸锰，釉上彩及彩粉中的有害金属铅、镉易于移入食品中带来危害。玻璃制品原料为二氧化硅，毒性小，但应注意原料的纯度，至于在4%乙酸中溶出的金属，主要为铅。而高档玻璃器皿（如高脚酒杯）制作时，常加入铅化合物，其数量可达玻璃质量的30%，是较突出的卫生问题。

5. 铝制品、不锈钢材料中的污染物

主要的卫生问题在于回收铝的制品，杂质种类多。我国1990年规定，凡是回收铝，

不得用来制作食具。不锈钢材料中以控制铅、铬、镍、镉和砷为主要。

6.包装纸、复合包装材料中的污染物

包装纸中污染物质主要来源于荧光增白剂；废纸再生的化学污染和微生物污染；浸蜡包装纸中多环芳烃；彩色或印刷图案中油墨的污染等。

复合包装材料中的污染物来源主要是黏合剂。有的采用聚氨酯型黏合剂，它常含有甲苯、二异氰酸酯（TDI），蒸煮食物时，可以使TDI移入食品，TDI水解可产生具有致癌作用的2,4-二氨基甲苯（TDA）。

Chapter 05

第五章

各类食物的营养价值

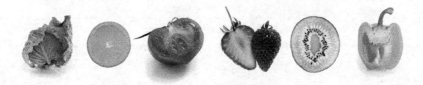

第一节　食品营养价值的评价

一、食物营养价值的相对性

　　食品的营养价值是指食品中营养素和热能满足人体需要的程度，是指特定食品中的营养素的质和量的关系，取决于营养素的种类、数量、相互比例及消化吸收率。一般认为含有一定量的人体所需的营养素的食品，就具有一定的营养价值；含有较多营养素且质量较高的食品，则营养价值较高。食品营养价值的高低，取决于食品中营养素是否齐全，数量多少，相互比例是否适宜，以及是否易于消化、吸收等。一般来说，食品中所提供的营养素种类及其含量越接近人体需要，则该食品的营养价值就越高，如母乳对于婴儿来说，其营养价值就很高。

　　不同食品因营养素的构成不同，其营养价值可不相同。如粮谷类食品的营养价值主要体现在能够提供较多的糖类，但其所含的蛋白质的质和量都相对较低，所以其营养价值相对较差；蔬菜、水果可提供丰富的维生素、矿物质和膳食纤维，但蛋白质和脂肪的含量很少，因而营养价值较低。对于市场上有的饮料由一些食品添加剂如食用色素、香精和人工甜味剂加水配制而成，则几乎无营养价值可言。人们通常所说的动物蛋白质的营养价值比植物蛋白质高，主要是就其蛋白质的质而言，因为动物蛋白质所含的必需氨基酸的种类以及相互的比例关系更适合人体需要。

　　食品种类很多，营养素组成千差万别，食品的营养价值是相对的，即使是同一种食品，由于其产地、品种、部位，以及烹调加工方法不同，其营养价值有所不同。日常膳食食物大多有两种来源：一是来自植物的食物，如谷类、豆类、硬果类、植物油、蔬菜、水果等；二是来自动物的食物，如肉类、脏腑类、鱼虾类、禽类、蛋类、乳类及动物油脂等；还有一部分来自微生物和藻类，如食用菌等。评价食物的营养价值主要在蛋白质及其氨基酸组成、糖类、脂肪及其组成、维生素、矿物质和膳食纤维六大营养要素的含量和比例。

二、食物营养价值的评价方法

1.营养素的种类和数量

　　食物中所含营养素种类和含量，越接近人体，营养价值越高。日常可以通过食物成分表来进行初步确定；精确的话，可以采用化学分析法、仪器分析法、微生物法、酶分析法等具体分析营养素的种类和含量。

　　营养密度：指食品中以单位热量为基础所含重要营养素（维生素、矿物质和蛋白质三类）的浓度。乳、肉就其每焦耳所提供的营养素来说既多又好，故营养密度较高，脂肪的营养密度则低，因其每焦耳所提供的重要营养素很少。

平衡膳食：指膳食中所含营养素不仅种类齐全、数量充足，且配比适宜，既能满足机体生理需要，又可避免因膳食构成的营养素比例不当，甚至某种营养素缺乏或过剩所引起的营养失调。

2.营养质量指数 INQ

INQ 是某营养素密度与其能量密度的比值，或某营养素含量与其所产生能量的比值，或该营养素参考摄入量与能量参考摄入量的比值。$INQ=1$ 时，营养需要达到平衡；$INQ > 1$ 时营养价值高；$INQ<1$ 时营养价值低。

3.食物利用率

食物利用率是指食物进入体内后被机体消化、吸收和利用的程度。

食物利用率＝饲养期间动物的增重值/饲养期间总的饲料消耗量×100%

饲料消耗值越小，动物的体重增加越多，表明食物的营养价值越高。

4.食物的血糖生成指数

食物的血糖指数（Glycemic Index，GI）是指某食物在食后2h血糖曲线下面积与等量葡萄糖食后2h血糖曲线下面积比值再乘以100，反映了机体对食物中糖类的利用程度，即评价了一食物中糖类转变成葡萄糖的速率和能力。血糖生成指数高的食物，消化快，吸收完全，血糖波动大；血糖生成指数低的食物，消化慢，释放糖慢，血糖波动小。

GI 大于70为高 GI 食物，GI 在56～69为中 GI 食物，GI 低于55为低 GI 食物。

5.酸性食品与碱性食品

酸性食品：凡食物中含S、P、Cl等元素的总量较高，经体内代谢最终产生的灰质呈酸性，则称为酸性食品。通常含蛋白质、脂肪和糖类的食物，成酸元素较多。常见的酸性食物有鱼、肉、蛋、禽、谷类；硬果中的花生、核桃、榛子。

碱性食品：凡食物中K、Na、Ca、Mg等元素含量较多，经体内代谢，最后产生的灰质呈碱性，则称为碱性食物。蔬果富含K、Na、Ca、Mg。常见的碱性食物有蔬菜、水果、豆类、牛奶；硬果中的杏仁、栗子、椰子等。

另外，还有食用油、黄油、食糖、淀粉等不含上述成酸成碱元素，体内代谢后呈中性，则称为中性食物。

三、营养素的生物利用率

营养素的生物利用率是指它们实际被机体吸收利用的情况。机体对营养素的吸收利用，依赖于食品提供的营养素总量及可吸收程度，并与机体的机能状态有关。影响营养素生物利用率的因素主要包括以下几个方面。

（1）食物的消化率：不同来源的脂肪、糖类和蛋白质消化率是不同的。

（2）食物中营养素的存在形式：如 Fe^{2+} 比 Fe^{3+} 更易被机体利用。动物性食品中的铁比植物性食品所含的铁的生物有效性高。

（3）食品组成：食物中营养素与其他食物成分共存状态可影响生物利用率。如不同食品组分对铁的吸收利用可有促进或抑制的作用，维生素 C 促进铁的吸收，而磷酸盐、草酸盐、植酸盐等可与铁结合，降低其溶解度，使铁吸收降低；蛋黄铁由于存在较高的卵黄高磷蛋白而明显抑制吸收，使铁的生物有效性降低。菠菜含草酸影响钙的利用。

（4）食品加工：对生物有效性可有一定影响，在食品加工中除去植酸盐或加维生素 C 均对铁的生物有效性有利。颗粒小或溶解度高的铁盐，其生物有效性更好。

（5）生理因素：人体机能状态对营养素的吸收利用影响很大。如缺铁性贫血患者或缺铁的受试者对食品中铁的吸收增加（正常成人膳食铁的吸收为 1% ～ 12%，缺铁受试者吸收 45% ～ 64%）；妇女铁吸收能力高于男子，小孩随年龄增加铁的吸收能力下降。

第二节　谷类食品的营养价值

一、谷粒的构造及营养素分布

谷类子粒都有相似的结构（见图5-1），粮谷的最外层是种皮，种皮内是谷皮，谷皮里面是一层多角形细胞构成的糊粉层，其中包含占谷粒大部分的胚乳。谷粒的一端有胚芽，各部分所占谷粒的质量比，约为谷皮 6.3%、胚乳 81.5%、胚 12.2%。谷类作为人类的主要粮食作物，不仅为人类提供大部分的食物热能，也是人类食物蛋白质的重要来源和许多加工食品的重要原料。

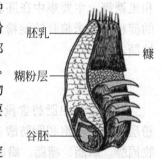

图5-1　谷粒的构造

谷粒的营养素分布：胚芽和谷皮中还含有各种酶，如 α-淀粉酶、β-淀粉酶、蛋白酶、脂肪酶和植酸酶等，在粮谷储存中，条件适合酶的活动，易发生谷物变质。谷皮含纤维素、半纤维素和戊聚糖、灰分较多，含有一定量的蛋白质、脂肪和维生素，完全不含淀粉。介于皮层和胚乳淀粉细胞之间的是糊粉层。此层约为谷粒的 6% ～ 7%，营养素含量相对较高，含有较多的脂肪、蛋白质和糖分，灰分的含量比皮层高，纤维素含量较少。但此层在高精度加工时易与谷皮同时混入糠中除去，故在营养上有重要的意义。胚乳内部是淀粉细胞，约占子粒质量的 87%，整个子粒所含淀粉全部集中在胚乳中，蛋白质居第二位，脂肪、灰分及粗纤维则很少。胚位于谷粒的一端，占全谷粒的 2% ～ 3%，胚中富含蛋白质、脂肪、可溶性糖和维生素等，其营养价值很高，且酶活性也强。如谷粒留胚多则易变质。

二、谷类食品的营养价值

谷类食品主要包括小麦、大米、小米、玉米、高粱等。它们可以被加工成各种食品，作为人们的主要食物。特别是在中国人的膳食结构中，把谷类食品作为食品蛋白质和能量的主要来源，人体每天摄取能量的 60% ～ 80%、蛋白质需要量的 50% 以上是从谷类食品中得到的。同时，谷类食品还是B族维生素和一些矿物质的主要来源。谷粒子粒中各种营养成分的含量，由于品种、气候、土壤和施肥等情况的不同，在不同种类粮食之间，相差很大。

1. 蛋白质

谷类食品所含的蛋白质在7%～16%。一般来说，谷类蛋白的生理价值不高，有几种必需氨基酸如赖氨酸、苯丙氨酸和蛋氨酸含量偏低。赖氨酸通常为谷类蛋白质中的第一限制氨基酸。禾谷类粮食中以大米蛋白质质量最好，胚中含赖氨酸较多，胚的营养价值较胚乳为高。但加工时，胚的大部分被除去，因此，加工的成品粮中赖氨酸减少。小麦蛋白质中面筋蛋白含量比较高，一般都在25%～35%范围内。面筋的理化特性（即面筋的弹性、延伸性和坚韧性）的强弱反映了面筋的质量，对于面粉的面包烤制质量有很大的影响。

高赖氨酸玉米醇溶谷蛋白含量降低，白蛋白、球蛋白特别是谷蛋白含量增加，使玉米胚乳内氨基酸模式改变，赖氨酸、色氨酸、组氨基酸及精氨酸含量增加。

2. 糖类

谷物中的糖类主要是淀粉，占谷类总量的70%～80%，还有糊精、戊聚糖、葡萄糖和果糖等。主要集中在胚乳的淀粉细胞内，糊粉层伸入胚乳淀粉细胞间也有少量粒度细的淀粉。糯米粮食的淀粉几乎全部是支链淀粉。还含有少量的纤维素、半纤维素及可溶性糖。

3. 脂肪

谷类食品中脂肪含量较低，仅1%～3%，玉米和小米可达4%，主要含于胚芽及糊粉层。其中不饱和脂肪酸占80%以上，主要为油酸、亚油酸和棕榈酸，并含有少量的植物固醇、磷脂、糖脂、蜡质等。米糠油含的植物固醇有防止动脉粥样硬化的作用。

4. 维生素

谷类是膳食中的B族维生素的重要来源，大部分存在于胚芽和谷皮中，以维生素B_1、VPP较多，还有少量维生素B_2、维生素B_3、维生素E等。谷类中尤其是玉米中烟酸主要以结合型存在，只有在碱性环境下才能变成游离型，才能被人体吸收利用。谷类食物不含维生素C、维生素A和维生素D。

5. 无机盐

谷类食物中无机盐含量在1.5%～3%，集中在谷皮、糊粉层和胚芽里，有P、Ca、Fe、Cu、Co、Zn、Se、Mn、Mo、Ni、Cr等。但是由于谷类食物中含有较高的植酸，P、Ca中一部分形成植酸钙镁盐，几乎不能被身体吸收利用。

三、杂粮

杂粮是指米、麦以外的谷物，有高粱、玉米、小麦及甘薯等，营养特点与谷物相似。

高粱：有黄、红、黑、白等不同品种，蛋白质5%～7%（赖氨酸、苏氨酸较低），脂肪及铁比大米高，淀粉约60%，淀粉粒细胞膜较硬，不易糊化，煮熟后不及大米、面粉易消化。

玉米：蛋白质6%～9%（色氨酸、赖氨酸较低，但苏氨酸、含硫氨基酸较大米高），胚芽中油脂较丰富，除甘油三酯外，还有卵磷脂和生育酚。黄玉米有一定量的胡萝卜素。

小米：有粳、糯两种。蛋白质含量较高，色氨酸较一般谷物多，脂肪和铁含量比玉米高，维生素B_1、维生素B_2较丰富，有少量胡萝卜素。小米粥是一种营养丰富的谷物食品。

甘薯：鲜甘薯含水69%，蛋白质1.9%，其余大部分为糖类。鲜薯中胡萝卜素、维生素C及钙都比大米高，有丰富的膳食纤维和无机盐，是一种碱性食品。所含的黏液蛋白可维持人体心血管壁的弹性、防止动脉硬化、减少皮下脂肪堆积等。

第三节　豆类及坚果类的营养特点

一、豆类的营养价值

豆类的品种较多，常见的有大豆、蚕豆、豌豆、绿豆、赤豆等。按营养价值可分为两类：一类是大豆，含较高的蛋白质和脂肪，糖类相对较少；另一类为其他干豆类，如豌豆、蚕豆等，含较高的糖类而油脂很少，蛋白质中等量。

大豆营养特点如下所述。

（1）蛋白质含量约40%，氨基酸组成与动物性蛋白质相似，大豆蛋白质是最好的植物性优质蛋白质，是比较理想的唯一能代替动物蛋白质的植物蛋白质。大豆蛋白质中含有8种必需氨基酸，赖氨酸含量最高，蛋氨酸含量较低，是谷类蛋白质理想的氨基酸互补食品。

（2）脂肪约18%，且不饱和脂肪酸高达85%（亚油酸高达50%以上），还有丰富的磷脂（卵磷脂约29.0%，脑磷脂31.0%），所以豆油营养价值较高。

（3）大豆富含无机盐等，Ca、P、K较大多数植物食品为高，还含有微量元素Fe、Mo、Zn、Mn等。

（4）维生素B_1较多，还含有维生素B_2、VPP、维生素E等，干豆无维生素C。

其他干豆，如赤小豆、豇豆、芸豆、绿豆、豌豆和蚕豆等，脂肪较低，在0.5%～2%之间；蛋白质20%～25%，量、质均不及大豆；糖类高达55%～60%；还有Ca、P、Fe等无机盐、复合维生素B，缺胡萝卜素，不含维生素C。

二、豆制品

我国人民传统食用的豆制品主要有豆腐及其制品、豆浆和豆芽。豆腐的蛋白质含量约为8%，其制品（豆腐干、卷、丝）蛋白质含量可达17%～45%，是钙、维生素B_1的良好来源。用绿豆或黄豆制作的豆芽，每100g中维生素C含量约为6～8mg，可作为维生素C的来源。

　　大豆加工成未发酵豆制品如豆浆、豆腐，经各种处理，降低了食物纤维，提高了蛋白质的消化率，但部分 B 族维生素溶于水而被丢弃。发酵豆制品有豆瓣酱、豆豉、黄酱、腐乳等，其蛋白质被部分分解，并使氨基酸游离，味道鲜美，且维生素 B_{12}、维生素 B_2 增加。

三、豆类中的抗营养因子

　　利用大豆及其他油料作为植物蛋白质原料时，须注意处理下列抗营养因素及其他物质。

　　蛋白酶抑制剂：大豆及其他油料作物中都含有蛋白酶抑制剂，包括抑制胰蛋白酶、糜蛋白酶、胃蛋白酶的物质，存在最广泛的是胰蛋白酶抑制剂或称抗胰蛋白酶因子，对人胰蛋白酶活性可有部分抑制作用，对动物生长产生一定影响。采用常压蒸汽加热30min，或1kg压力蒸汽加热 $15 \sim 20$min，可破坏此种物质。

　　豆腥味：大豆及其制品中含有固有的豆腥味，影响产品的口感及销路。采用95℃以上加热 $10 \sim 15$min，或用乙醇处理后减压蒸发，钝化大豆中的脂肪氧化酶，用酶或微生物脱臭，均可脱去部分豆腥味。

　　皂苷及其他苷类：大豆含1% ～ 3%（按干物质计），各种大豆制品含0.3% ～ 0.027%不等。皂苷曾被列为有害物质。目前认为皂苷具有降低血脂和血胆固醇的作用。

　　黄酮类和以黄酮类为配基的糖苷：此类物质具有降低血脂和血胆固醇的作用，还有雌激素作用以及抗氧化、抗溶血、抗真菌、抗真菌和抗细菌等作用。

　　植物红细胞凝集素：是能凝集人和动物血红细胞的一种蛋白质，也是一种影响动物生长的因素。加热可破坏。

　　β-硫代葡萄糖苷：某些寡苷和酚糖苷，存在于油菜籽和其他十字花科植物中，是致甲状腺肿的物质，能够结合或夺取与甲状腺结合的碘。

　　寡聚糖：水苏糖与棉籽糖等。此类物质不能被消化，但能被肠道微生物发酵产气，称为胀气因素。此类物质主要存留在烘炒过的大豆中，豆腐中此类物质基本被消除；腐乳中可被根霉分解掉；分离蛋白、浓缩蛋白中含量很少；黄豆和豆芽中也可部分减少。

　　植酸：大豆中含有的植酸，能与锌、钙、镁、铁等元素螯合，影响它们被机体利用。溶液pH为4.5 ～ 5.5时，大豆中的植酸可溶解35% ～ 75%，但蛋白质很少溶解，因此，在此pH条件下可制得含植酸很少的蛋白质。大豆发芽时，植酸酶的活性增强，分解植酸，可提高大豆中铁、锌、钙、镁等的生物利用率，即植酸对无机盐吸收不利。

四、坚果类及油料的营养价值

　　硬果类常见的可分为两类：富含脂肪和蛋白质的有花生、核桃、杏仁、榛子仁、葵瓜子仁、松子，其油脂含量高达44% ～ 70%，蛋白质含量为12% ～ 25%。含糖类高而脂肪较少的有白果、板栗、莲子等，除莲子外，其他蛋白质均较高，且富含Ca、P、Fe、

Zn 等。这些食品食用量不大，在人类营养上不占重要的地位。

花生：富含蛋白质、脂肪、糖类、维生素 B₁、维生素 B₂、VPP、磷脂、维生素 E、胆碱和铁等。蛋白质中的精氨酸、组氨酸较高，异亮氨酸及蛋氨酸很低。

芝麻：富蛋白质和油脂，蛋氨酸丰富并富含不饱和脂肪酸；铁比猪肝多一倍，还富含 Ca、P、Zn 等多种矿物元素；维生素 B₂、维生素 E 也很丰富。

核桃：含丰富的蛋白质、脂肪、糖类、胡萝卜素、维生素 B₁、维生素 B₂、维生素 E 和 Fe、Mg 等多种营养素。油脂中不饱和脂肪酸丰富，又富含磷脂，对脑神经有良好作用。

豆类坚果及部分油料均含有丰富的脂肪，是重要的榨油原料，榨油后，剩下的油渣或油饼都含约20%或更多的蛋白质，可作饲料，或者经过精加工制成蛋白质食品。

坚果加工的主要蛋白质制品有分离蛋白（蛋白质含量约90%，可用以强化或制成各种食品）、浓缩蛋白（蛋白质含量达70%，其余为纤维素等不溶性成分）、组织化蛋白（将油粕、分离蛋白或浓缩蛋白除去纤维素，加入各种调料或添加剂。经高温高压膨化而成）。

油料粕粉是用大豆或脱脂粕碾碎而成。由大豆、花生和葵花籽制成的四种蛋白制品，其氨基酸的组成是比较好的（见表5-1）。

表5-1　大豆与油料蛋白质的氨基酸组成　　　　　单位：g/100g蛋白质

必需氨基酸	参考蛋白质		大豆与油料蛋白质						燕麦（对比）
	WHO建议氨基酸构成比	鸡蛋	大豆	花生	葵籽	豆粕	芝麻	棉籽	
异亮氨酸	4.0	5.0	5.3	3.1	3.7	3.6	3.7	3.9	3.7
亮氨酸	7.0	9.3	8.1	6.9	5.9	6.5	6.9	7.2	7.1
赖氨酸	5.5	5.6	6.4	4.5	3.0	4.2	3.2	3.3	3.5
蛋氨酸+胱氨酸	3.5	6.4	5.3	2.0	3.9	2.1	5.9	2.3	4.3
苯丙氨酸	3.0	5.6	4.1	4.9	4.2	4.6	4.3	5.4	5.1
苏氨酸	4.0	4.1	4.1	2.4	3.3	3.4	3.7	2.7	3.2
色氨酸	1.0	1.5	1.4	1.1	1.4	1.2	1.9	1.6	1.9
缬氨酸	5.0	6.8	4.9	3.9	4.9	4.0	5.1	5.0	4.7

第四节　蔬菜、水果的营养特点

蔬菜水果是人们日常的重要食物，在膳食中占有较大比例。蔬菜水果富含人体所需的维生素、无机盐和膳食纤维等。此外，蔬菜、水果中还富含色素、有机酸和芳香物质等。蔬菜水果的这些特点对增强膳食的色、香、味等感官性状，增进食欲、维持肠道正常功能及丰富膳食多样化都有重要意义。

新鲜蔬菜、水果含水分多在90%以上，糖类不高，蛋白质很少，脂肪更低，故不能作为热能和蛋白质来源。但它们富含多种维生素、丰富的无机盐及膳食纤维。所以，在膳食中具有重要位置。蔬菜、水果的种类非常多，按植物结构部位可分为以下种类。

叶菜类：大小白菜、油菜、菠菜及其他绿叶蔬菜等。

根茎类：萝卜、芋头、土豆、芥蓝、藕、葱、蒜等。

豆荚类：扁豆、豇豆、其他鲜豆等。

花芽类：菜花、黄花菜及各种豆芽等。

瓜果类：冬瓜、黄瓜、苦瓜、西葫芦、茄子、青椒、西红柿等。

蔬菜水果的营养特点如下所述。

1.水分

新鲜的蔬菜、水果中，水占绝大部分，它是维持果蔬正常生理活性和新鲜品质的必要条件，也是果蔬的重要品质特性之一。果蔬含水量因其种类品种的不同而不同，一般果蔬的含水量在80%～90%之间。西瓜、草莓含水量达90%以上，葡萄含水量在77%～85%，含水量低的山楂为65%左右。大白菜含水量93%～96%，胡萝卜含水量86%～91%，黄瓜含水量94%～97%，大蒜含水量70%左右。

2.糖类

蔬菜、水果所含的糖类包括可溶性糖、淀粉及膳食纤维。含糖较多的蔬菜有胡萝卜、西红柿、南瓜和甜薯。水果含糖较多，但因其种类和品种的不同，含糖的种类和数量有较大的差异，如苹果和梨以含果糖为主，桃、李、柑橘以含蔗糖为主，葡萄、草莓则以葡萄糖和果糖为主。根茎类蔬菜含有较多淀粉，如土豆、山药、芋艿等。蔬菜、水果在未成熟时含有较多的淀粉，但随着果实的成熟，淀粉水解成糖。温度对淀粉转化为糖的影响很大，如在常温下晚熟苹果品种中淀粉较快转化为糖，促进水果老化，味道变淡；而在低温冷藏条件下淀粉转化为糖的活动进行得较慢，从而推迟了苹果老化。因此采用低温储藏，能抑制淀粉的水解。

蔬菜水果所含纤维素、半纤维素、木质素和果胶是人们膳食纤维的主要来源，纤维素和表皮的角质层，对果实起保护作用。果蔬中含纤维素太多时，吃起来感到粗老、多渣。一般幼嫩果蔬中膳食纤维含量低，成熟果蔬含量高。水果中含果胶较多，对果酱、果冰的加工有重要意义。

3.维生素

在蔬菜水果中维生素含量极为丰富，是人体维生素的重要来源之一。包括胡萝卜素（VA原）、VB_1、VB_2、VC、VD、VPP等，其中主要是VA原、VC。胡萝卜素含量与蔬菜颜色有关，凡绿叶菜和橙黄色菜都有较多的胡萝卜素。各种新鲜蔬菜均含VC，辣椒含极丰富的VC、VPP及多量的胡萝卜素。一般瓜茄类中VC含量低，但苦瓜高。含VC丰富的水果有鲜枣、山楂、柑橘。在蔬菜代谢旺盛的叶、花、茎内VC含量丰富，一般深绿颜色蔬菜VC含量较浅颜色蔬菜高，叶菜中的含量较瓜菜中高。水果、蔬菜在储藏、烧煮时，VC极易破坏。

4.矿物质

蔬菜、水果中含有丰富的Ca、P、K、Mg和微量Cu、Fe、I、Co、Mo、F等元素，是膳食中无机盐的主要元素，被消化后分解产生的物质大多呈碱性，可以中和鱼、肉、蛋和粮食消化过程中产生的酸性物质，起到调节人体酸、碱平衡的作用。每100g绿叶蔬菜一般含钙在100mg以上，含铁1～2mg。各种蔬菜中，以叶菜类含无机盐较多，尤以绿叶菜更为丰富。但由于含有草酸，蔬菜的Ca、Fe吸收率不高，还影响其他食物中钙和铁的吸收。草酸能溶于水，故食用含草酸多的蔬菜（如大雍菜、厚皮菜、苋菜、折耳菜）时，可先在开水中烫一下，去除部分草酸，以利钙、铁的吸收。

5.蛋白质、脂肪

蔬菜中蛋白质含量低，只有1%～3%，且赖氨酸、蛋氨酸含量低，其质量也不如动物蛋白。另外蔬菜水果中脂肪含量也很低。

蔬菜水果中除了含有丰富的营养外，还含有多种其他化学成分，如芳香物质、有机酸（苹果酸、柠檬酸、酒石酸和琥珀酸、延胡索酸等）、色素（叶绿素、类胡萝卜素、花青素、花黄素等），还含有一些酶类（萝卜中的淀粉酶、菠萝和无花果中的蛋白酶）、杀菌物质（大蒜素）和具有特殊功能的生理活性成分（如黄酮等）。

野菜、野果在我国资源丰富，种类繁多，它们在营养上最重要的特点是维生素的含量特别高，如金樱子（即野蔷薇）每100g含VC达1500～3000mg；猕猴桃VC的含量也很高，一般为40～400mg/100g，有的高达2000mg/100g；如刺梨中的VPP含量每100g高达6000～12000mg。水果蔬菜中的VC极易被破坏，即使是榨果汁，也会有损失（见图5-2）。

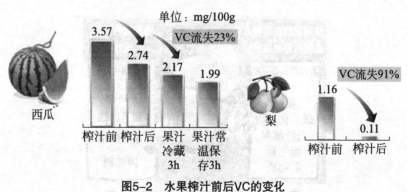

图5-2　水果榨汁前后VC的变化

第五节　食用菌的营养价值

古今中外，众多地域、众多人群都将食用菌作为特殊食品。古罗马人将食用菌列为"上帝的食品"，只有节日才食用，古希腊人认为食用菌能提高武士的战斗力，中国人也将"山珍"的美誉归于了食用菌的一种，即猴头。中医还将多种食用菌列入了中药，如明代李时珍列入《本草纲目》的木耳、银耳、榆耳、侧耳、茯苓、马勃等。近代科学研究分析证实食用菌不但味美，而且营养丰富，并极具保健食疗功能。

1.食用菌的营养特点

（1）蛋白质含量丰富且含多种必需氨基酸，如100g 干香菇含蛋白质21g，其中赖氨酸1g。香菇中的多种酶可以纠正人体酶的缺乏症。

（2）食用菌脂肪含量极低，仅为干重的0.6% ～ 3%，是很好的高蛋白低能值食物。在其很低的脂肪含量中，不饱和脂肪酸占有很高的比例，多在80%以上，多由必需脂肪酸组成，易吸收。木耳含有卵磷脂、脑磷脂和鞘磷脂等。

（3）糖类以多糖为主，含量40% ～ 82%。香菇多糖对小鼠肉瘤抑制率很高，并可增强放化疗对胃癌、肺癌的疗效。银耳多糖可增强巨噬细胞的吞噬能力，提高人体免疫能力。

（4）蘑菇等菌类含丰富的B族维生素、VA、VC、VD、VE、泛酸、吡哆醇、叶酸、烟酸和生物素，还含有丰富的Ca、Mg、Cu、Fe、Zn等多种矿物元素。近年还发现蘑菇提取液对治疗白细胞降低及病毒性肝炎有显著疗效，还有降胆固醇和防止便秘的作用。据测定，每100g鲜草菇中VC含量高达206.27mg；每克干香菇含VD原高达128个国际单位。一个成人每天需要VD为400国际单位，每天食用3 ～ 4g香菇就可满足对VD的需要，VD是钙质成骨的必须因素，多食香菇可有效地预防软骨病。食用菌含量最多的矿物质是钾，占总灰分的45%左右，其次是磷、硫、钠、钙，还有人体必需的铜、铁、锌等。

2.食用菌的保健和药用价值

食用菌有营养与保健的双层作用（见图5-3），其保健和药用价值很多，主要表现在以下几个方面。

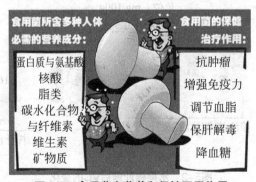

图5-3 食用菌有营养和保健双层作用

（1）提高机体综合免疫水平。长期食用食用菌，能增强机体综合免疫水平。食用菌的多种药用作用都是通过这些免疫水平的提高达到的。人们观察到，在香菇采收季节采菇工人不易患感冒。

（2）研究发现，现已广泛栽培的香菇、平菇、双孢蘑菇、木耳、毛木耳、金针菇、滑菇、灵芝、灰树花、猴头、蜜环菌、假蜜环菌、野生菌松茸、苦白蹄、香栓菌、树舌、云芝等多种食用菌都有抗肿瘤作用，食用菌中抗肿瘤的活性成分主要是多糖、多糖肽、双链RNA等。

（3）预防和辅助治疗心脑血管系统疾病。长期食用食用菌，能有效地预防高血压症、高血脂症、动脉粥样硬化、脑血栓等。木耳含有破坏血小板凝聚的物质，可以抑制血栓的形成；凤尾菇通过降低肾小球滤速起降血压作用；灵芝可有效地降低人体的血液黏稠度。食用菌是各种心脑血管疾病患者的理想疗效食品，活性成分主要是食用菌中的各种不饱和脂肪酸、有机酸、核酸和多糖类物质。

（4）抗菌消炎作用。如假蜜环菌产生的假蜜环菌甲素和假蜜环菌乙素，可以治疗胆囊炎和慢性肝炎，猴头菌素对消化系统的炎症有特效。

（5）其他。香菇的干扰素诱导物质的抗流感病毒作用，鸡腿菇和蛹虫草的降血糖作用，灵芝和猴头菇的保肝护肝作用，双孢蘑菇和虎皮香菇的清热解表作用，蜜环菌的镇静安神作用，灵芝、金耳、银耳的润肺止咳化痰作用，灵芝的利尿祛风湿作用等。

第六节　畜禽肉及水产品的营养特点

膳食中常用的肉类包括牲畜肉、禽类、脏器，还有鱼虾和蟹等。肉类食品提供优良的蛋白质，并含脂肪、无机盐及维生素。

一、畜禽肉

一种食物的营养价值如何，主要从它能否促进人体的正常生长发育、维持各项生理代谢和正常体力活动来评价。肉类除富含蛋白质、脂肪、多种脂溶性和水溶性维生素外，还含有丰富的微量营养元素，是食用价值较高的食品。

肉类的主要化学组成及营养价值如下所述。

1.蛋白质

肉类食品的蛋白质大部分存在于肌肉组织中，含量为10%～20%，肥猪肉只含蛋白质2.2%；瘦牛肉含蛋白质20%左右，肥牛肉15.1%；瘦羊肉17.3%；肥羊肉为9.3%；禽肉中蛋白质为10%～20%，其中鸡21.5%＞鸭16.5%＞鹅10%。肉类、禽类及鱼类蛋白质的氨基酸组成接近人体所需的必需氨基酸模式，其生物学价值皆在80%以上。存在于结缔组织中的间质蛋白，主要是胶原蛋白和弹性蛋白，其必需氨基酸组成不平衡，如色氨酸、蛋氨酸含量很少，蛋白质的利用率低。

烹调肉类时，其中的一部分蛋白质可被浸出溶于肉汤中，有些还水解为氨基酸，使肉汤味鲜并富于营养。肉类与谷类、豆类等植物性食物混合食用时，可蛋白质互补，提高各自的营养价值。

2.脂肪

肉类脂肪的含量为10%～36%，饱和脂肪酸含量较多，还有少量卵磷脂和胆固醇等。肥肉的脂肪可高达80%，平均脂肪含量：猪肉59%＞羊肉28%＞牛肉10%。禽肉脂肪含丰富的亚油酸（20%），营养价值高于畜肉脂肪，饱和脂肪酸含量少，易于消化吸收。肥肉中的胆固醇含量为 $100 \sim 200mg/100g$，瘦肉为 $81mg/100g$，肝、肾为 $200 \sim 400$ $mg/100g$，脑中含量最高，约为 $2600\ mg/100g$，所以血脂高及动脉粥样硬化患者不宜多食畜禽类动物的脂肪及内脏。

3.无机盐

无机盐主要存在于瘦肉和内脏中，瘦肉含无机盐较多，有 P、K、Na、Mg、Cl 等，红色瘦肉还有 Fe、Cu、Co、Zn、Mo 等。瘦肉中的钙含量虽低，但吸收率较高。已证明牛肉、猪肉、羊肉和鸡肉等均可增加铁的吸收。肉类中铁的主要存在形式为血红素铁，其生物利用率高。畜、禽肉等动物性食物一般是锌的良好来源，而许多植物中存在的植酸与锌结合，降低其生物利用率。肉类的矿物质消化吸收率高于植物食品，尤其铁的吸收率高。肉类含 Ca，S、P、Cl 较多，是成酸性食品。

4.维生素

动物肌肉组织中的硫胺素（VB_1）、核黄素（VB_2）、烟酸（VPP）等含量较多，瘦肉中基本不含 VA、VC，各种脏器都富含 B 族维生素，尤以肝脏是各种维生素最丰富的器官，是脂溶性维生素的良好来源。

5.糖类

肉类中的糖类含量较低，为 $0.3\% \sim 0.9\%$，肝脏中的含量大于其他组织，主要以糖原和乳酸的形式存在。糖原对加工肉类的风味、品质和保鲜有重要影响。健康动物在屠宰前糖原含量较高，肉类存放后糖原含量下降，乳酸含量相应增高，因而存放的畜肉的 pH 逐渐下降。

6.含氮化合物

肉味鲜美是由于肉中含有"含氮浸出物"，能溶于水的含氮物如肌溶蛋白、肌肽、肌酸、肌肝、嘌呤碱和少量氨基酸，能促进胃液分泌，浸出物多，味浓。禽类肉与年龄有关，同一品种幼禽肉汤中含氮浸出物低于老禽。肉或鸡经煮沸后蛋白质遇热凝固，仅有很小一部分水解为氨基酸而溶于汤中，大部分蛋白质仍在肉中。

二、水产品

鱼是人类食品中动物蛋白质的重要来源之一，鱼含动物蛋白和钙、磷及维生素 A、维生素 D、维生素 B_1、维生素 B_2 等，比猪肉、鸡肉等动物肉类都高，且易被人体消化吸收，其吸收率高达96%。由于鱼肉肌纤维较细，有大量可溶性成胶物质，结构柔软，更适合病人、中老年人和儿童食用。吃鱼有助于预防心肌梗塞和脑血管梗塞。鱼油中含大量维生素 D、维生素 A，是儿童成长期不可缺少的物质，可防止软骨病、夜盲症等。

1.鱼虾蟹贝类的营养价值

（1）蛋白质　鱼类蛋白质含量一般为 $15\% \sim 25\%$，肌纤维短，间质蛋白少，组织软而细嫩，鱼肉的结构所含结缔组织亦少（仅占蛋白质的 $3\% \sim 5\%$），较畜、禽肉更易消化，其营养价值与畜肉、禽肉相似。氨基酸组成中，氨基酸组成与肉类相似，色氨酸偏低，赖氨酸丰富，特别适合儿童。

（2）脂肪　鱼类脂肪含量范围在0.5%～11%，脂肪含量差别很大，如鳀鱼含脂肪10.4%，鳕鱼仅0.5%，鱼类脂肪主要分布在皮下和内脏周围，多由不饱和脂肪酸组成（占80%），熔点低，消化吸收率达95%。鱼类脂肪中的二十碳五烯酸（EPA）和二十二碳六烯酸（DHA）具有降血脂、降胆固醇、防止血栓形成及防止动脉粥样硬化的作用，可减缓血管中血液的凝固时间，具有预防心脏血管疾病的功能，是大脑营养必不可少的多不饱和脂肪酸，并有抗癌防癌功效，所含脂肪为ω-3系列的脂肪酸，可与蛋白质形成高密度的脂蛋白（HDL），高密度脂蛋白可把器官组织中多余的胆固醇运送至肝脏，将胆固醇排出体外。

鱼类胆固醇含量一般为100mg/100g，但鱼子的胆固醇含量高达354～934 mg/100g。

（3）矿物质　鱼类矿物质含量高于畜肉，为1%～2%，稍高于肉类，其中K、P、Ca、Mg、Fe、Zn均较丰富，磷的含量占总灰分的40%，此外钙、钠、钾、镁、氯丰富，是钙的良好来源。虾皮中含钙量很高，为991mg/g，且含碘丰富。另外牡蛎是锌、铜含量最高的海产品。

（4）维生素　鱼类是维生素的良好来源，如黄鳝含维生素B_2 2.08mg/100g。海鱼的肝脏是维生素A和维生素D富集的食物。一般鱼肉含B族维生素，如维生素B_6、维生素B_{12}、生物素及烟碱酸。一些生鱼中含有硫胺素酶，在生鱼存放或生吃时，可破坏维生素B_1，加热可破坏此酶，所以鲜鱼应尽快加工，以降低VB_1的损失。贝类则较鱼类含更多铁、铜、锌、碘、钙。

2.珍贵水产品的营养价值

有些珍贵水产品只因稀少而名贵，如鱼翅、海参等，尽管其蛋白质高达75%～80%，但氨基酸组成不平衡，缺乏色氨酸，营养价值不及一般鱼肉。

（1）鱼翅　人们爱吃鱼翅，首先是贪其美味，其次是因为人们认为它是高营养品，其实，鱼翅取自鲨鱼等软骨鱼类鳍中的软骨，它的主要成分是胶原蛋白。从营养学的角度讲，胶原蛋白是一种不完全蛋白质。鲨鱼是海中霸王，海中多数生物都可以成为它的食物，各类鱼虾体内的有害物质自然汇集在鲨鱼身上。研究发现，鱼翅中含有大量的汞，而汞对人体有很大的危害。

（2）海参　海参是一种名贵海产品，因补益作用类似人参而得名。海参在我国渤海、黄海、广东、福建沿海的浅海海底均有生长，主要靠人工潜入海底捕捞，数量不多。海参的营养价值较高，每100g水发海参含蛋白质14.9g、脂肪0.9g、糖类0.4g、钙357mg、磷12mg、铁2.4mg，并含有维生素B_1、维生素B_2、尼克酸等。海参胆固醇极低，脂肪含量相对少，是一种典型的高蛋白、低脂肪、低胆固醇食物，对高血压、高脂血症和冠心病患者尤为适宜。

中医认为，海参味甘、咸，性温，具有补肾益精、壮阳疗痿、润燥通便的作用，凡眩晕耳鸣、腰酸乏力、梦遗滑精、小便频繁者，都可将海参作为滋补食疗之品。现代医学研究表明，海参有抗癌、预防心脑血管疾病、抗衰老、增强性功能等作用。

（3）鲍鱼　自古以来在中国筵席中鲍鱼被当作珍品使用。中医认为其肉味甘咸，性平，可滋阴清热、益精明目，能治月经不调、大便燥结。鲍鱼和鸡蛋所含的蛋白质相差不大，其他营养成分如钙、铁、锌、硒、维生素也没有独特的优势。

3.鱼的保健功能

鱼不仅营养丰富，味道鲜美，还对人体有多种保健功能。

（1）抗忧郁　科学家指出，美国有5%的人群患有较严重的精神忧郁症，而日本人患有较严重精神忧郁症的仅为0.1%，是美国人的1/50。研究表明，上述差异与两国不同的饮食习惯中食鱼多少有关。研究发现，鱼体内有一种特殊的脂肪酸，即二十二碳六烯酸，它有缓解精神紧张、平衡情绪等作用。

（2）预防哮喘　新鲜鱼肉中所含的不饱和脂肪酸可阻止或减少人体内炎症介质的产生，而哮喘病的发作正是与炎症介质的释放密切相关的。此外，不饱和脂肪酸还具有一定的减轻气管炎症的作用，从而有助于预防哮喘病的发生、复发或减轻哮喘病的症状程度。

（3）预防老年痴呆　加拿大科学家通过对患有老年痴呆症患者和健康老人的研究发现，健康老人血液中DHA脂肪酸的成分远高于痴呆症的老人，表现有痴呆症状者的血液中DHA的含量平均比健康老人少30%～40%。科学家认为，DHA是大脑细胞活动和保持活力必需的营养物质，它有助于改善神经的信息传递、增强思维和记忆能力。因此，老年人多吃鱼，可减少痴呆症的发生。

（4）预防卒中　科学家通过比较发现，同是经济发达国家，日本患卒中的人远低于欧美地区的一些国家，原因在于日本人食鱼较多。多吃鱼对心脑血管有保护作用。研究表明，饮食中的蛋白质、含硫氨基酸的成分越高，则高血压的发病率越低。鱼类蛋白质含有丰富的蛋氨基酸和牛磺酸，都是含硫氨基酸，它能影响血压的调节机制，使尿钠排出量增加，从而抑制钠盐对血压的影响，降低高血压的发病率。

（5）防衰老　鱼中不仅含有丰富的锌、硒、钙等矿物质，更重要的是有着大量的核酸。核酸是组成细胞的基础物质，人体的生命活动离不开核酸。鱼类含有的维生素A具有抗氧化作用，可延缓人体衰老。

第七节　奶类、奶制品的营养价值

一、牛奶的化学组成及营养价值

动物乳类营养价值齐全、组成比例适宜、易于消化吸收，最适合病人、幼儿、老人食用，能满足婴幼儿生长发育的全部需要。常用的是牛奶，有丰富的蛋白质、脂肪、无机盐、维生素等各种人体所需营养素（见图5-4）。牛奶成分不完全固定，因牛的种类、饲料、季节不同而变化。

奶类是由蛋白质、乳糖、脂肪、矿物质、维生素、水等组成的复合乳胶体。奶呈乳白色，味道温和，稍有甜味，具有特有的香味与滋味。牛奶的营养特点如下所述。

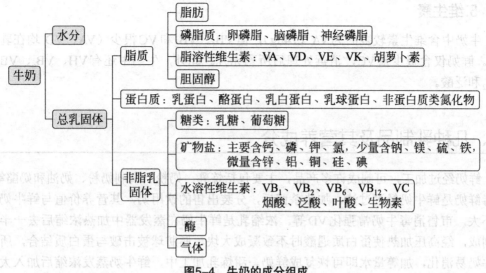

图5-4　牛奶的成分组成

1.蛋白质

　　牛奶中蛋白质含量平均约为3.5%，以酪蛋白为主，占86%，其次是乳白蛋白11%，乳球蛋白3%，三者均为完全蛋白质（含全部必需氨基酸），生物价和消化率仅次于鸡蛋。牛奶蛋白质的消化吸收率高（87%～89%），生物学价值为85，必需氨基酸含量及构成与鸡蛋近似，属优质蛋白。由于牛奶中蛋白质含量较人乳高三倍，且酪蛋白与乳清蛋白的构成比与人乳蛋白正好相反，可利用乳清蛋白改变其构成比，调制成近似母乳的婴儿食品。

2.脂肪

　　牛奶脂肪含量约为3%，与母乳大致相同。牛奶脂肪呈极小的脂肪球状分散于乳浆中，熔点较低，易消化，吸收率达98%。静置时聚集成奶油浮于上层，奶脂中含一定量的低中级脂肪酸、必需脂肪酸和卵磷脂，乳脂中油酸含量占30%，亚油酸和亚麻酸分别占5.3%和2.1%，并有脂溶性维生素，营养价值较高。

3.糖类

　　奶中所含的糖类为乳糖，其含量（3.4%）比人奶（7.4%）低。乳糖在肠中经消化酶作用分解为葡萄糖和半乳糖，有助于肠乳酸菌的繁殖，抑制腐败菌的生长，可调节胃酸、促进胃肠蠕动、有利于钙吸收和消化液分泌。用牛奶喂养婴儿时，除调整蛋白质含量和构成外，还应注意适当增加甜度，有的人喝牛奶后发生腹胀、腹泻等，是因为肠道缺乏乳糖酶所致，称为乳糖不耐受症。有些成人因缺少乳糖酶，不能分解乳糖而造成腹泻，即"乳糖不耐症"。

4.无机盐

　　牛奶中矿物质含量为0.6%～0.7%，其中Cu、Fe含量极少，而钙含量非常丰富，容易消化吸收。牛奶中铁含量很低，仅为0.003mg，如以牛奶喂养婴儿，应注意铁的补充。

5.维生素

牛奶中含维生素较多的为VA（24ug），但VB_1、VB_2和VC很少（VA、VD 均在乳脂中）。鲜奶仅含极少量VC，消毒处理后所剩无几。此外，牛奶中还有VH、VB_6、VB_{11}、VB_{12}和泛酸。

二、几种乳制品及其营养成分

鲜奶经过加工，可制成许多产品，主要包括炼乳、奶粉、调制奶粉、奶油和奶酪等。消毒鲜奶是鲜牛奶经过过滤、加热杀菌后，分装出售的饮用奶，其营养价值与鲜牛奶差别不大，市售消毒牛奶常强化VD等。浓缩乳是鲜牛奶在蒸发器中加热浓缩后去一半水分制成，经高压加热使蛋白质遇酸时不致凝成大块，脂肪球被击破与蛋白质结合，所以比牛奶易消化，加等量水即可恢复成鲜奶。甜炼乳加工中，鲜牛奶蒸发浓缩后加入大量蔗糖以抑制其中部分细菌的生存，炼乳糖分高，使用前需加大量水冲淡，其他营养素浓度下降，不适于婴儿。奶粉是鲜奶去水分后制成的，便于携带保存，其脂肪、蛋白质均比鲜奶易消化，唯赖氨酸利用率降低。奶粉根据食用要求又分为全脂奶粉、脱脂奶粉、调制奶粉。全脂奶粉是鲜奶消毒后，除去70%～80%的水分，采用喷雾干燥法，将奶粉制成雾状微粒。脱脂奶粉的原料奶经过脱脂的过程，使脂溶性维生素损失，此种奶粉适合于腹泻的婴儿及要求少油膳食的患者。含有全奶的大部分蛋白质，近于全部的Ca、B 族维生素。调制奶粉又称人乳化奶粉，是以牛奶为基础，按照人乳组成的模式和特点，加以调制，使各种营养成分的含量、种类、比例接近母乳，如改变牛奶中酪蛋白的含量和酪蛋白与乳清蛋白的比例，补充乳糖的不足，以适当比例强化VA、VD、VB_1、VC、叶酸和微量元素等。

酸奶是将鲜奶加热消毒后，发酵乳酸菌，在30℃左右环境中培养，经4～6h发酵制成。酸奶营养丰富，容易消化吸收；其中的乳酸菌在肠道繁殖，可抑制一些腐败菌的繁殖，调整肠道菌丛，防止腐败胺类对人体产生不利的影响。此外，牛奶中的乳糖已被发酵成乳酸，对"乳糖不耐受症"的人，不会出现腹痛、腹泻的现象。因此，酸奶是适宜消化道功能不良、婴幼儿和老年人食用的食品。

第八节　蛋类的营养价值

虽然各种蛋的大小不同，但其基本结构大致是相同的。一般是由蛋壳、壳膜、气室、蛋白、蛋黄和系带等部分组成（见图5-5）。各种禽蛋在营养成分上大致相同，食用较普遍的有鸡蛋。其营养价值高，且适合各种人群，包括成人、儿童、孕妇、乳母及病人等。

一、蛋壳部分

蛋壳部分包括外蛋壳膜、石灰质蛋壳和蛋壳下膜三部分。外蛋壳膜是指鲜蛋表面覆

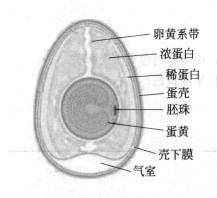
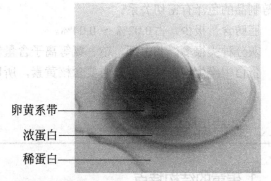

卵黄系带
浓蛋白
稀蛋白
蛋壳
胚珠
蛋黄
壳下膜
气室

卵黄系带
浓蛋白
稀蛋白

图5-5　鸡蛋的结构

盖的一层膜，其主要化学组成为糖蛋白。蛋的石灰质硬壳上有很多气孔，为禽胚发育时与外界气体交换之通道。蛋壳下膜较为细密，微生物不能直接通过，需用蛋白酶破坏膜后才能进入蛋白内。蛋离体后，由于外界温度低于鸡的体温，蛋的内容物收缩，多在蛋的钝端两层膜分开，形成一个双凸透镜似的空间，称为气室。气室的大小可反映禽蛋的新鲜程度。蛋壳主要由无机物组成，占整个蛋壳的94%～97%，有机物占蛋壳的3%～6%，主要为蛋白质，属于胶原蛋白。

二、蛋白部分

蛋白亦称蛋清，是一种胶体物质，占蛋重的45%～60%，颜色为微黄色。

1.蛋白的结构特点

禽蛋内蛋白似为一体，实分四层，由外向内其结构是：第一层为外稀蛋白层，贴附在蛋白膜上，占整个蛋白的23.3%；第二层为外浓蛋白层（亦称中层浓厚蛋白层），约57.2%；第三层为内稀蛋白层，约占16.8%；第四层为内浓蛋白层，亦称系带膜状层，为一薄层，加上与之连为一体的两端系带，约占2.7%。系带膜状层的膜状部包在蛋黄膜上，一般很难与蛋黄膜分开，索状部是系带膜状层沿蛋中轴向两端的螺旋延伸，为白色不透明胶体。系带膜状层使蛋黄固定在蛋的中央。随存放时间的延长，系带弹性降低，浓厚蛋白稀薄化，这种作用就会失去。在加工蛋制品时，要将系带索状部除去。

2.蛋白的营养成分

水分：含量85%～90%，大部分以溶剂形式存在，少部分与蛋白质结合，以结合水形式存在。

蛋白质：含量11%～15%，包括卵白蛋白、卵伴白蛋白（也称卵转铁蛋白）、卵黏蛋白、卵类黏蛋白、卵球蛋白、溶菌酶、抗生物素蛋白、黄素蛋白等，是完全蛋白质。

糖类：主要是葡萄糖，含量0.1%～1.0%。以两种形式存在，一种与蛋白质结合，以结合状态存在，约占蛋白的0.5%；另一种以游离态存在，其98%为葡萄糖，其余为果糖、甘露糖、阿拉伯糖等，约占蛋白的0.4%，这些糖类含量虽很小，但与蛋白片、蛋白粉等制品的色泽有密切关系。

脂肪含量极少，占0.02%～0.04%。

灰分种类很多，其中钾、钠、氯等离子含量较多，而磷和钙含量少于卵黄。

蛋白中维生素含量较少，主要含核黄素，所以蛋白呈淡黄色。

三、蛋黄部分

1.蛋黄的结构特点

蛋黄位于蛋的中央，呈球状。包在蛋黄外的一层透明薄膜称为蛋黄膜，厚0.016mm，其韧性随存放时间的增加而减弱，稍遇震荡即行破裂，成为散黄。蛋黄上部中央有一小白圆斑，是胚珠，受精后的蛋，其胚胎发育为胚盘，降低蛋的耐储性和质量。蛋黄似为一色，实由黄卵黄层和白卵黄层交替形成深浅不同的同心圆状排列，这是由于禽昼夜代谢率不同所致，其分明程度随日粮中所含叶黄素与类胡萝卜素的含量而异。浅黄色蛋黄一般仅占全蛋黄的5%左右。

2.蛋黄的营养成分

蛋黄中的蛋白质：含量15%～17%。大部分是脂蛋白质，包括低密度脂蛋白、卵黄球蛋白、卵黄高磷蛋白和高密度脂蛋白。

蛋黄中的脂质：含量最多，占32%～35%，其中属于甘油酯的真正脂肪所占的比重最大，约占20%；其次是磷脂（包括卵磷脂、脑磷脂和神经磷脂），约占10%；还有少量的固醇（包括淄醇、胆固醇和胆脂醇）和脑苷脂等。蛋黄脂类中不饱和脂肪酸较多，易氧化，在蛋品保藏上，即使是蛋黄粉和干全蛋品的储存也应引起充分重视。

禽蛋中尤以蛋黄色素含量最多，使蛋黄呈黄色或橙黄色。这些色素大部分为脂溶性色素，属类胡萝卜素一类。

鲜蛋中的维生素：蛋的维生素主要存在于蛋黄中，不仅种类多而且含量丰富，尤以VA、VE、VB_2、VB_6、泛酸为多，此外还有VD、VK、VB_1、VB_3、VB_{11}、VB_{12}等。

蛋黄中的矿物质：含量1.0%～1.5%，其中以磷最为丰富，占无机成分总量的60%以上，钙次之，占13%左右，还含有铁、硫、钾、钠、镁等，且其中的铁很易被人体吸收。

四、蛋的化学组成及营养价值

蛋的营养成分是极其丰富的，尤其含有人体所必需的优良的蛋白质、脂肪、类脂质、矿物质及维生素等营养物质，而且消化吸收率非常高，是优质营养食品。蛋白质消化率高，生物价高，生鸡蛋或未熟鸡蛋，其消化率仅有50%～70%，而熟鸡蛋的消化率则达90%以上。脂肪都在蛋黄中，有大量磷脂和胆固醇。无机盐主要存在于蛋黄中，有P、Mg、Ca、S、Fe、Cu、Zn、F等。维生素大部分集中于蛋黄，有VA、VD、VB_2和少量的VB_1、VPP。

由表5-2可见，鸡蛋的蛋白质生物价高于其他动物性食品和植物性食品的蛋白质生物价。蛋类的必需氨基酸的含量高（见表5-3），且必需氨基酸的数量及其相互间的比例也很接近人体的需要，是一种理想蛋白质。禽蛋经过适当加工（如加工为松花蛋、糟蛋等）后，其蛋白质营养价值将会得到更进一步提高。蛋的化学成分取决于家禽的种类、品种、饲养条件和产卵时间等。蛋的结构复杂，其化学成分也丰富、复杂。虽然各成分的含量有较大的变化，但同一品种蛋的基本成分是大致相似的（见表5-4）。

表5-2 常见食品的蛋白质生物价

食品	脂肪/g	蛋白质/g	糖类/g	热值/kJ
猪肉	28.8	16.7	1.0	1381.6
羊肉	28.8	11.1	0.8	1285.3
鸡蛋	15.0	11.8	1.3	782.9
鸭蛋	16.0	14.2	0.3	845.7
牛肉	6.2	20.5	1.7	602.9
鸡肉	2.5	21.5	0.7	464.7
鸭肉	7.5	16.5	0.5	569.4
牛乳	4.0	3.3	5.0	288.9
羊乳	4.1	3.8	4.3	288.9

表5-3 蛋类和理想蛋白质的必需氨基酸的含量

项目	鸡蛋	鸭蛋	鹅蛋	理想蛋白质
水分/%	73.2	71.8	70.6	—
粗蛋白/%	12.7	12.5	14.8	—
缬氨酸/mg	866（68）	853（86）	1070（72）	（50）
亮氨酸/mg	1175（93）	1175（94）	1332（90）	（70）
异亮氨酸/mg	639（50）	571（46）	706（48）	（40）
苏氨酸/mg	664（52）	806（64）	996（67）	（40）
苯丙氨酸/mg	715（56）	801（64）	876（59）	（60）
色氨酸/mg	204（16）	211（17）	234（16）	（10）
蛋氨酸/mg	433（34）	595（48）	625（42）	（35）
赖氨酸/mg	715（56）	704（56）	1072（72）	（55）

注：表内数字为每100g可食部分含必需氨基酸的量（mg）。括号内数字为每100g蛋白质内该氨基酸的含量（mg）。

表5-4　几种主要蛋的营养组成

营养成分	鸡蛋	鸭蛋	鹌鹑蛋
水/g	71	71	68.9
蛋白质/g	14.7	13.0	16
脂肪/g	11.6	14.7	12.3
糖/g	1.6	1.0	2.5
热量/kJ	711.8	778.7	736.9
钙/mg	55	71	72
磷/mg	210	210	238
铁/mg	2.7	3.2	3.8
VA/IU	1440	1380	1000
硫胺素/mg	0.16	0.15	0.11
核黄素/mg	0.31	0.37	0.86
胆固醇/mg	2680	2420	2348

第九节　调味品及其他

一、食用油

食用油有动物体脂的烹调油和植物种子油。食用油脂的主成分为甘油三酯，是高能食品，提供丰富能量并延长食物在胃中停留时间，产生饱腹感。植物油提供人体必需脂肪酸并有助于脂溶性维生素的吸收，植物油比动物油脂易于消化吸收。黄油来自牛奶的脂肪，含脂溶性VA、VD，为其他植物油所缺少。

常见食用油的营养成分如下所述。

1.猪油

猪油的脂肪酸成分为饱和脂肪酸42%，单元不饱和脂肪酸48%，多元不饱和脂肪酸10%。食用太多，体内胆固醇易增加，易导致心血管疾病，但可供长时间高温烹调。

2.大豆油

大豆的油脂肪酸成分为饱和脂肪酸15%，单元不饱和脂肪酸24%，多元不饱和脂肪酸61%，含丰富卵磷脂、胡萝卜素，但不宜高温油榨，发烟点低（180℃），容易产生油烟，精制时须添加许多抗氧化剂。

3.菜籽油

菜籽油脂肪酸成分为饱和脂肪酸6%，单元不饱和脂肪酸58%，多元不饱和脂肪酸36%，因含有较高的单元不饱和脂肪酸可减少心血管疾病的罹患，但芥酸较高需要精制脱酸处理，安定性较差。

4.橄榄油

橄榄油脂肪酸成分是饱和脂肪酸15%，单元不饱和脂肪酸73%，多元不饱和脂肪酸12%，具有较高稳定抗氧化成分与抗热性，可降低胆固醇及预防冠状动脉心脏病的发生。

5.玉米油

玉米油脂肪酸成分是饱和脂肪酸14%，单元不饱和脂肪酸29%，多元不饱和脂肪酸57%，含丰富VE与VF，可降低血中胆固醇，增进新陈代谢功能，具抗氧化作用，耐高温发烟点可达245℃，尚含有卵磷脂及生育酚，为一高级食用油。

6.花生油

花生油脂肪酸成分是饱和脂肪酸21%，单元不饱和脂肪酸49%，多元不饱和脂肪酸30%，花生油因为含有特别的香度风味，有一定喜爱的消费群，为各类脂肪酸成分比较平均者，油质较稳定，适合高温油炸。

7.麻油

麻油脂肪酸成分是饱和脂肪酸16%，单元不饱和脂肪酸54%，多元不饱和脂肪酸30%。自古以来，麻油就是国人烹调时不可或缺的调配油，它与其他油品不同之处，在于麻油含有较多对人体健康有益的抗氧化剂，如维生素以及独特芝麻醇，但麻油最好不要高温烹调，且麻油的发烟点较低，不适合炒菜。

各种脂肪酸对人体而言都具有重要的生理功能，但是饱和脂肪酸含量高会导致血胆固醇浓度上升；不饱和脂肪酸可预防冠心病等心血管疾病。从维护人体健康的目的出发，应少吃动物油，提倡吃植物油，尤其倡导多吃茶油、橄榄油、菜籽油。吃油的量也应控制在每人每天不超过25g。

二、食盐

NaCl是食盐的主要成分，未精制粗盐带少量I、Mg、Ca、K等，海盐含碘较多，精盐则较纯。正常人约需6g/d，但目前食用量为15～20g/d。

加碘食盐：碘是人体生长发育必需的微量元素之一。当人体缺碘时，将出现一系列障碍，这种由于缺碘而引起的疾病统称为碘缺乏病，食用碘盐是防治碘缺乏病最好的方法，又很经济。

锌强化营养盐：以食用盐为载体，添加葡萄糖酸锌或乳酸锌、硫酸锌加工而成的产品。锌缺乏普遍存在于儿童、青少年中。食用锌强化营养盐对儿童健脑，提高记忆力以及身体的发育有显著作用。对防治多种因缺锌引起的疾病也有很好的效果。

　　铁强化营养盐：以食用盐为载体，添加乳酸亚铁或葡萄糖酸亚铁、柠檬酸铁加工而成的产品。可用于治疗人体因缺铁而造成的缺铁性贫血，提高儿童的学习注意力和记忆力，以及人体的免疫力。

　　钙强化营养盐：适用于各种需要补钙的人群，长期使用，可以调整人体骨骼、血钙及细胞钙的平衡。特别是对孕妇胎儿和儿童的正常发育、生长，预防小儿佝偻病，防止中老年人骨质疏松，骨质增生，动脉硬化以及甲状腺亢进特效。

　　硒强化营养盐：硒是一种排毒、防癌的有益元素，可防止克山病，大骨节病，心血管病，癌症，高血压及精神障碍等疾病。

　　核黄素强化营养盐：用于补充和防止维生素 B_2 缺乏症。

　　低钠盐：高血压病人如钠摄入过多，危害人体健康，低钠盐可以改善体内钠、钾、镁不平衡状态。该盐可降低胆固醇，适用于高血压和心血管疾病，预防高血压，保护心血管。

　　因此，以食用盐为载体补给微量元素是目前最科学、最有效、最简便、最安全、最经济的好方法。这就是国内外一些知名营养专家称道的食盐补给"最佳方法"。

三、酱油

　　酱油是我国人们喜爱的一种液态调味品。传统酱油是以优质大豆豆饼、麦皮与主要原料经蒸煮、接种特定的曲霉发酵制成的。在发酵过程中，原料中的蛋白质被微生物的酶分解成低分子含氮浸出物——氨基酸、核苷酸等，使酱油有特殊的香味和鲜味。酿造酱油的国家标准中，氨基酸态氮是一项非常重要的质量指标。配制酱油是在酿造酱油的基础上，加入酸水解植物蛋白调味液、食品添加剂等配制而成的液态调味品，色泽鲜艳，滋味鲜美，醇原柔和，有较好的酱脂香气和氨基酸氮，有葡萄糖等人体必需营养成分，是烹调多种菜肴和冷拌调味的佳品。

　　发酵酱油不仅可以带给人们美味，也有一定营养价值，有少量蛋白质、氨基酸、Ca、Mg、K、维生素 B_1、维生素 B_2 等。

四、食醋

　　醋是我们日常生活中最常用的调料，食醋是谷类淀粉或果实、酒糟等经醋酸菌发酵酿造而成，含乙酸3%～4%，还有少量乳酸、乙醇、甘油、糖、脂、氨基酸等，有调味促食欲作用。

　　食醋是由含酒精类物质，经过乙酸菌类繁殖与氧化，在酶的作用下，把原料中的糖、蛋白、酒精等转变为乙酸和其他有机物，通过一番复杂的生物化学反应，使食醋色、香、味俱全。我国市售的醋一般有白醋和红醋两种，有名的如山西陈醋、四川麸醋、镇江糟醋等。

　　食醋本身还含有一定量的营养，如维生素 B_1、维生素 B_2 和烟酸等。烧菜时加些醋，可以促进菜中钙、磷、铁等成分的溶解，易被吸收利用。如烧鱼时，加点醋既可解鱼腥味，又可使鱼骨中的钙、磷溶解出来，提高营养价值。炒辣椒时放点醋能减少辣椒中维生素C的损失，同时又可减去一些辣味。烧煮牛、羊肉时加点醋，可以使肉容易煮得烂。

吃油腻食品时，加点醋或蘸着吃，就不会感到腻口。把一些蔬菜泡在醋里做成酸菜，既易保存，又美味可口。

五、酒

酒是由制酒原料中糖酿造发酵而成。酒中有酒精和糖。一般白酒是将发酵形成的酒醅再经蒸馏而成，浓度达 40% ～ 60%，属烈性酒。发酵酒有黄酒、葡萄酒、啤酒、果酒等，酒精含量低于 15%（啤酒仅 3.6%）。不同酒类，营养价值各不相同。

1. 葡萄酒

葡萄酒是葡萄经过发酵而形成的一种酒精饮料，葡萄酒含有人体所需的各种氨基酸、多种大量和微量的矿质元素，它们对人体健康起着重要的作用。饮用少量的葡萄酒可以平息焦虑的心情，又可避免有副作用的镇静剂；常饮适量的葡萄酒，可以助消化、利尿、杀菌、滋补、预防心血管病等作用。

2. 啤酒

啤酒是以麦芽、大米、酒花、啤酒酵母和酿造水为原料发酵而成，不添加人工化学制剂和防腐剂。每升啤酒中一般含有 50g 糖类物质，3.5g 蛋白质的水解产物——肽和氨基酸，35g 乙醇，50g 左右的 CO_2，20mg 的钠和 80 ～ 100mg 的钾，40mg 的钙、100mg 的镁，0.2 ～ 0.4mg 的锌，50 ～ 150mg 的硅，维生素 B_1 0.1 ～ 0.15mg，维生素 B_2 0.5 ～ 1.3mg，维生素 B_6 0.5 ～ 1.5mg，烟酰胺 5 ～ 20mg，泛酸 0.5 ～ 1.2mg，维生素 H 0.02mg，胆碱 100 ～ 200mg，叶酸 0.1 ～ 0.2mg。

啤酒中存在多种抗氧化物质，如从原料麦芽和酒花中得到的多酚或类黄酮，在酿造过程中形成的还原酮和类黑精以及酵母分泌的谷胱甘肽等，都是减少氧自由基积累的最好的还原性特质。特别是多酚中的酚酸、香草酸和阿魏酸，可以避免对人体有益的低密度脂（LDL）遭到氧化，防止心血管病的发生，延缓衰老。

多喝啤酒会形成"啤酒肚"吗？形成"啤酒肚"主要是因为在饮用啤酒的同时摄入高脂肪、高蛋白食物，例如常常在饮用啤酒时，还要食用数磅的肉肠、花生米等食物，这些食物都含高热能，再加上饮用啤酒有利于刺激胃消化和吸收，久而久之自然会引起"啤酒肚"。适量饮用啤酒（1 瓶至 1L），对人体健康是有益的。啤酒是营养、卫生、健康且方便的食品。

3. 白酒

白酒又叫烧酒、白干儿、火酒，有些地方直呼其为烈性酒或高度酒。白酒是用高粱、玉米、红薯、稗子、米糠等粮食或其他果品发酵、蒸馏而成，因没有颜色，所以叫白酒。因含酒精量较高，所以又称为烧酒或高度酒。白酒的种类繁多，除了所用原料不同而不同外，还可以按酒精含量分为高度酒（含酒精在 40% 以上）、中度酒（含酒精量在 20% ～ 40%）；按香型分为清香型（也叫汾型）、浓香型（也叫沪型）和酱香型（也叫茅型）；按酒精来源分为原汁酒和勾兑酒。白酒所含有的仅是水和乙醇，还有少量的风味物质。白酒中的酒精被人体吸收后，可以氧化供热，人感到的浑身发热，是由于人体的微血管扩张，体表大量散热所致，实际上消耗的还是体内的葡萄糖。

中医认为白酒"少饮有益，多饮有害"，认为：白酒有活血通脉，助药力，增进食欲，消除疲劳，陶冶情志，使人轻快并有御寒提神的功能；还认为饮用少量白酒特别是低度白酒可以扩张小血管，促进血液循环，延缓胆固醇等脂质在血管壁沉积，故对循环系统及心脑血管有利。但嗜饮白酒易带来以下相关的疾病：酒精性肝病，酒精性精神病，酒精中毒，酒精依赖，口腔癌，咽喉癌，乳腺癌和肝癌，单侧髋节疼痛甚至股骨头坏死或塌陷，发酒寒（更加感到寒冷）胃炎，骨质疏松和卒中。所以，饮酒要适量。

六、食糖

食糖主要成分为蔗糖（99%纯糖类），是甜菜与甘蔗等绿色植物经过光合作用所产生的双糖，只供能量，缺乏其他营养素。红糖未经精炼，糖类约94%，有铁、铬及少量其他无机盐。

七、蜂蜜

蜂蜜中糖类约占80%以上，主要为葡萄糖和果糖，矿物质含量一般为0.04%～0.06%，包括铁、铜、钾、钠、钨、锰、镁、磷、硅、铅、铬、镍和钴等，深色蜜又比浅色蜜含有较多功能矿物质，还含有少量VB_2、VB_{11}、VC、多种酶等。

经测定，蜂蜜中的蛋白质含量在0.29%～1.69%，有的花种含量则高达1%或2%以上，如：龙眼蜜、荔枝蜜、紫云英蜜、荆条蜜、油菜蜜等。不同的地区，由于地理气候的不同，同一种蜜所含的蛋白质也不同。如：龙眼蜜，福建产的含量为2.597%，广东产的含量为1.698%，海南产的含量为0.80%；紫云英蜜月，湖北产量为0.801%，而湖南产的含量为0.58%。

蜂蜜中氨基酸的含量不仅数量多，而且种类也齐全。服用蜂蜜可促进消化吸收，增进食欲，镇静安眠，提高机体的免疫力，对促进婴幼儿的生长发育有着积极的作用。

八、淀粉

烹调所用淀粉有豆、土豆或白薯淀粉，还有藕粉、菱粉、荸荠粉等，皆是纯糖类（85%），其他营养素极少。

九、味精

味精，学名叫谷氨酸钠，作为一种食品调味料，最重要的功能在于产生"鲜"味。国产味精多以淀粉粮食为原料，经微生物发酵制成。联合国的专门机构对味精的安全性进行评价，认为"味精作为食品添加剂是极其安全的"。美国食品与药物管理局，在搜集了9000种以上文献和试验数据后，又通过动物试验，得出了"在现在的使用量和使用方法下，长期食用味精对人体没有任何妨碍"的结论。

十、茶

茶是我国的传统饮料，有丰富的营养成分及活性成分，含咖啡因可使中枢神经系统兴奋并有舒张血管和利尿的作用。自古以来，我国人民就很了解茶叶与健康的关系，对于茶叶的生理、药理功效是知其然，不知其所以然。茶叶含有多种营养和药效成分，其有机化合物已达450种以上，无机矿物营养元素已发现有几十种。这些成分绝大部分都有益于身心健康，以及防治疾病的效用。通过近代生物化学的研究表明，茶叶主要成分和功能大致有如下几种。

1.维生素

维生素是茶叶中的重要营养成分，其种类有VA、磺胺素（VB_1）、核黄素（VB_2）、尼克酸（VB_3）、叶酸（VB_{11}）、烟酸（VB_5）、VB_{12}、维生素C、VD、VE、VK等。

2.矿质元素

茶叶中含有几十种矿质元素。含量较多的有钾，人体细胞不能缺钾，夏天出汗过多，易引起缺钾，饮茶是补充钾的理想才法，其次还有磷、钠、硫、钙、镁、锰、铅，微量元素有铜、锌、钼、镍、硼、硒、氟等，这些元素大部分是人体所必需的。

3.生物碱

茶叶里所含的生物碱主要是咖啡因、茶叶碱、可可碱、腺嘌呤等，其中咖啡因含量较多，咖啡因能兴奋中枢神经系统，增强大脑皮质的兴奋过程。

4.茶多酚

茶多酚是茶叶中酚类物质的总称，又称为茶单宁。茶多酚对许多病原菌（如痢疾杆菌、大肠杆菌、链球菌、肺炎菌）的发育有抑制作用，和蛋白质结合起来可缓和肠胃紧张，防炎止泻。茶多酚对重金属盐及生物碱中毒又是抗解剂。茶多酚能保持微血管的正常抵抗力，能增加微血管的弹性，能防止血液和肝脏中的胆固醇以及中性脂肪的储积，对治疗糖尿病、高血压、动脉硬化和肝脏硬化等有预防作用。

5.氨基酸

茶叶中的氨基酸已发现的有28种之多，大部分为人体所必需。其中茶氨酸为茶特有的氨基酸，为检查茶叶真伪的化学指标。氨基酸有较高的水溶解度，使得茶汤具有鲜甜的味感。

6.糖类

茶中的单糖、双糖是茶汤中甜味的主要呈味物质，多糖类化合物中的复合多糖具有降低人体中血糖和抗糖尿病的功效，脂多糖有改善造血功能、保护血象的作用，同时具有抗辐射的效果，能提高机体的抵抗力。

7.芳香物质

茶叶中的芳香物质含量很微，但是种类却多达500多种。正是这些芳香物质使茶产生了怡人的香气。一杯茶水，清馨甘甜，使人心旷神怡。饮茶习惯千古流传，除了它的药用价值和保健功效外，和它的芳香是分不开的。

茶叶中所含的成分非常之多（见表5-5），正是这些物质单独或综合的作用构成了茶叶的色、香、味以及对人体健康的营养作用和对多种疾病的预防和治疗效果。

表5-5　茶叶中的营养物质

营养成分	含量/%	组　　成
蛋白质	20～30	谷蛋白、球蛋白、精蛋白、白蛋白等
氨基酸	1～5	茶氨酸、天冬氨酸、精氨酸、谷氨酸、丙氨酸、苯丙氨酸等（30多种）
生物碱	3～5	咖啡因、茶碱、可可碱等
茶多酚	20～35	儿茶素、黄酮、黄酮醇、酚酸等
糖类	35～40	葡萄糖、果糖、蔗糖、麦芽糖、淀粉、纤维素、果胶等
脂类化合物	4～7	磷脂、硫脂、糖脂等
有机酸	≤3	琥珀酸、苹果酸、柠檬酸、亚油酸、棕榈酸等
矿物质	4～7	钾、磷、钙、镁、铁、锰、硒、铝、铜、硫、氟等（30种）
天然色素	≤1	叶绿素、类胡萝卜素、叶黄素等
维生素	0.6～1.0	VA、VB_1、VB_2、VC、VE、VK、VP、VU、泛酸、叶酸、烟酰胺等

十一、咖啡

咖啡是由咖啡豆经焙烤磨碾而成，含咖啡因、鞣酸及多量钾盐，有兴奋神经和利尿作用。咖啡饮料是全球最著名的饮料之一，对多种疾病有较好的疗效。咖啡的主要营养成分是咖啡因和可可碱，另含蛋白质、脂肪、粗纤维、蔗糖以及多种维生素和多种矿物质。咖啡中的咖啡因有提神作用，饮用后让人感到神志清醒，大脑兴奋，能帮助消化和促进新陈代谢，恢复青春活力，对儿童多动症也有较好的辅助疗效。对于接触光波、电波、磁波等过量辐射的人来说，咖啡因有防辐射的功能。但长期过量饮用咖啡，可能会产生依赖性，其肾上腺素、去甲肾上腺素水平升高，血压升高，增加患冠心病的危险；还会加大儿童和孕妇骨内钙质的流失。

十二、螺旋藻

我国海藻资源上千种，其中有经济价值的有100多种，如海带、紫菜、海白菜、裙带菜等。含丰富的蛋白质，丰富的糖，脂肪很少，还有多种维生素，包括VA、VB$_1$、VB$_6$、VB$_{12}$、VPP、VC 等；无机盐中K、Ca、Cl、Na、S 及Fe、Zn、I 都很高，特别是Fe、I、Ca 等相当高；富含纤维3%～9%，有防止便秘的作用。螺旋藻是一种弱碱性的营养食品，营养成分结构均衡；含有65%蛋白质和氨基酸、20%糖类、5%脂类、7%矿物质和3%水分，在营养方面比任何其他动物、植物、谷类等食物都更为全面、有效，被称为"浓缩的绿色超级食品"。一些藻类食物的营养价值见表5-6。

表5-6　几种藻类食物的营养价值（与大麦、小麦比较）

组成成分	螺旋藻	小球藻	束丝藻	大麦	小麦
蛋白质	62%	60%	58%	25%	25%
糖类	19%	18%	25%	54%	54%
脂类	5%	10%	5%	4%	4%
矿物质	9%	7%	7%	12%	12%
水分	5%	5%	5%	5%	5%
β-胡萝卜素(每10g的含量)	23000IU	5000IU	12000IU	5000IU	5000IU
VC	0mg	4mg	6mg	31mg	31mg
VE	1IU	1.5IU	1.3IU	3IU	3IU
硫胺素	0.35mg	0.17mg	0.05mg	0.03mg	0.03mg
核黄素	0.40mg	0.50mg	0.40mg	0.20mg	0.20mg
烟酸	1.40mg	2.80mg	1.30mg	0.75mg	0.75mg
VB$_6$	80mcg	140mcg	110mcg	128mcg	128mcg
VB$_{12}$	20mcg	5mcg	32mcg	3mcg	3mcg
叶酸	1mcg	—	10mcg	108mcg	108mcg
生物素	0.5mcg	—	3mcg	11mcg	11mcg
泛酸	10mcg	—	60mcg	240mcg	240mcg
肌醇	6mg	—	—	—	—
钙(每10g的含量)	70mg	30mg	140mg	52mg	52mg
铁	10mg	10mg	3.5mg	6mg	6mg
镁	40mg	30mg	22mg	10mg	10mg
钠	90mg	36mg	27mg	3mg	3mg
钾	140mg	80mg	120mg	320mg	320mg
磷	90mg	90mg	50mg	52mg	52mg
锌	0.3mg	1.2mg	0.2mg	0.5mg	0.5mg
锰	0.5mg	—	0.3mg	1.0mg	1.0mg
铜	120mcg	—	40mcg	200mcg	200mcg
铬	25mcg	—	5mcg	—	—

注："—"代表未测定出来。

十三、可可及巧克力

　　可可粉及巧克力均来自可可豆，可可豆先经处理，磨碾成稠汁，凝成块状的可可豆脂，即苦味巧克力，含脂肪量很高。巧克力是一种热量密度高、营养合理、可接受性好、食用方便的美食，可促进新陈代谢，调节机体生理功能，增强免疫能力，消除紧张，减除心理压力作用，也可加速伤口愈合，皮肤防晒及抗辐射功能。

第六章

功能性食品和强化食品

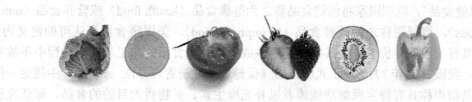

第一节　现代营养保健品与功能性食品

第二节　保健食品中的活性成分

第三节　营养强化食品

第一节　现代营养保健品与功能性食品

一、保健食品的概念

自古以来，中国就有养生的概念，《黄帝内经》中说："上工治未病，不治已病，此之谓也"。"治"，为治理管理的意思。"治未病"即采取相应的措施，防止疾病的发生发展。人类在漫长的生产实践中，逐渐认识到摄取食物不仅仅是提供营养和能量，满足生存需要，食物和食物中的某些成分还能起到调节生理机能的作用，以减少某些疾病的发生。在西方，希波克拉底在约2500年前提出"让食物成为药物，药物成为食物"的理论。

从世界发展趋势来看，虽然各个国家的饮食文化不一样，但在世界经济浪潮的冲击下，保健食品成为人们越来越强烈要求的生活物质。目前保健食品在国际上没有统一定义，各国的叫法略有差异。日本称之为"功能食品"（机能性食品）（functional food）"特定保健食品"，欧洲国家将保健食品称之为健康食品（health food）或营养食品（nutritious foods），德国则称之为改善食品（to improve food）。美国膳食协会认可的定义为：该食品具有一般营养价值外的其他保健功效成分，并在食品的加工与储存过程中不被完全破坏。我国2005年7月1日正式施行的《保健食品注册管理办法（试行）》中规定：保健食品是指声称具有特定保健功能或者以补充维生素、矿物质为目的的食品，即适宜于特定人群食用，具有调节机体功能，不以治疗疾病为目的，并且对人体不产生任何急性、亚急性或者慢性危害的食品。我国俗称的保健食品，其实就是功能性食品，其功能必须是明确的、具体的，而且经过科学验证是肯定的，是针对需要调整某方面机体功能的特定人群而研制生产的，可以预防疾病、增进健康或有助于机体恢复，是无毒无害、符合应有营养要求的食品，不能取代药物对病人的治疗作用。我国保健食品的申报也有严格的流程（见图6-1）。

二、保健食品的功能

我国的保健食品，实际上就是功能性食品。2003年5月1日起实施的《保健食品检验与评审技术规范》规定保健食品的申报的功能为：增强免疫力，改善睡眠，缓解体力疲劳，提高缺氧耐受力，对辐射危害有辅助保护功能，增加骨密度，对化学性肝损伤有辅助保护功能，缓解视疲劳，祛痤疮，祛黄褐斑，改善皮肤水分，改善皮肤油分，减肥，辅助降血糖，改善生长发育，抗氧化，改善营养性贫血，辅助改善记忆，调节肠道菌群，促进排铅，促进消化，清咽，对胃黏膜有辅助保护功能，促进泌乳，通便，辅助降血压，辅助降血脂。养素类也纳入保健食品的管理范畴，称为营养素补充剂（如维生素、矿物质为主要原料的产品），以补充人体营养素为目的。

我国保健食品的发展始于1980年，1984年成立中国保健品协会。多年来，随着国民经济的发展和科学技术水平的提高，人们的饮食已由"温饱型"转向"享受型"和"保健养生型"，随着我国国民经济的发展和广大人民群众生活水平不断提高，导致了各类"现代文明病"，保健食品的生产和消费也迅速发展。随着社会经济的发展，人们的生存环境日益恶化、工作节奏加快、竞争越加激烈、生活工作压力不断增大，随着我国人口老龄化的逼近和儿童青少年的过度营养及营养失调，大量的老年疾病和青少年不正常的发育已给人们带来了许多新的烦恼，相应的功能食品随之而生。如针对中老年心血管病、糖尿病、肿瘤、延缓衰老；针对青少年肥胖症、营养性贫血、生长发育；针对中青年抗疲劳、改善性功能、美容的保健食品会有广阔的市场；还有孕妇保健食品、儿童保健食品、减肥食品、心脑血管患者专用保健食品、预防肿瘤保健食品、糖尿病患者专用保健食品、抗衰老保健食品以及开发脑贫血专用食品、抗疲劳食品、增强体质及免疫功能食品、预防骨质疏松食品等。

健康人需要补充营养素，俗话说得好"民以食为天"。食物是人体必需营养素的根本来源，维持健康有三要素：良好的饮食习惯，适当的运动和休息，适当的营养补充品。

三、保健食品具备的条件

作为保健食品，其价值在于含有丰富、全面的天然营养成分和具有特殊功效的活性物质，能满足不同人群、不同健康的需求。营养保健品要求具备以下条件。

（1）保证食用者的安全。各种原料及其产品必须符合食品卫生要求，对人体并无任何急性、亚急性或慢性危害，任何一种食品都要根据我国《食品安全性毒理学评价程序》进行必要的安全性评价。

（2）具有一定的功能性。营养保健品必须进行必要的动物和人群功能试验，证实是否具有某些调节人体生理功能，起到明确、稳定的保健作用和防病治病预期的功效，其功能不能随意去分析和推论。同时还应进一步确定具有功能性的有效成分、结构及其含量。

（3）要有严格的产品质量标准。任何一种营养保健品必须具有科学依据的配方和组成及用量，都应有适合其特点的企业、地方、国家产品标准和明确其有验证过的功能效应所适用范围及达到产品标准的技术要求和加工原料要求。

（4）要有合理的配方和高新技术的生产工艺。我国有丰富的动植物资源，又有几千年的中医药文化遗产和丰富的民间秘方，研究开发具有中国特色的营养保健品有它的独特优势和广阔前景。目前我国各有关食品、药物、微生物、农牧水产等科研所、大专院校，各企业的科研队伍，加上具有接近世界水平的科研设备，对营养保健品的配方组成及其用量必须提出科学依据和符合有关法规规定。配方要考虑营养的均衡，对全身各部位滋补的互补与协同作用。根据以上所述的安全性、稳定性、功能性、质量标准、配方合理性选用先进的生产工艺，重点发展冷冻干燥技术、膜分离技术、超微粉碎技术、超临界萃取技术、微波技术、电脑控制技术、生物工程技术等新工艺，使产品具有传统特色、配方合理、整体协调明显、品种不断更新、结构改善，实现规模化、现代化的进程。

四、保健食品（功能性食品）的分类

保健食品与食品的区别在于，保健食品要求具有明确和特定的保健功能，如增强免疫力、缓解体力疲劳等，仅限于特定人群服用。同时也有不适宜服用人群，如血尿酸高和痛风病的患者不适宜服用核酸类保健食品，少年儿童不适宜服用蜂王浆、灵芝类保健食品。而一般食品能提供能量以及人类生存所必需的基本营养物质，适宜一般人群食用。其次，在剂量方面，由于保健食品中如左旋肉碱、大豆异黄酮等成分，每人每日摄入量不能超过耐受量，因此保健食品的剂量有规定，而一般食品则没有。

保健食品与药品的区别在于，药品是治疗疾病的物质，而保健食品的本质仍然是食品，虽然有调节人体某种生理机能的作用，但不能宣称对疾病的治疗功效，而药品必须明确其适应证及主治功能；保健食品不能对人体产生任何急性、亚急性或者慢性危害，药品则可能出现不良反应。功能性食品无需医生的处方，没有剂量的限制，可按机体的正常需要自由摄取。

保健食品的发展经历了三代，第一代仅根据食品营养成分或强化的营养素去推知该产品的保健功能，并没有经严格的实验证明或严谨的科学论证。这类保健食品大多为各类强化食品及滋补食品，加工工艺简单。第二代保健食品须经过动物或人体试验，证明其具有某种生理调节功能，相对于第一代保健食品，其特定的功能要有科学的试验基础。第三代保健食品，在第二代的基础上，还需要确知该项功能的功效成分的化学结构及其含量，具有功效成分、含量明确可测、作用机理清楚、研究资料充实等特点。

1. 据消费对象分类

（1）日常功能性食品　它是根据各种不同的健康消费群（如婴儿、学生和老年人等）的生理特点和营养要求而设计的，旨在促进生长发育、维持活力和精力，强调其成分能够充分显示身体防御功能和调节生理规律的工业化食品。

（2）特种功能性食品　它着眼于某些特殊消费群的身体状况，强调食品在预防疾病和促进健康方面的调节功能，如减肥功能性食品、提高免疫调节的功能性食品和美容功能性食品等。

2. 据科技含量分类

（1）第一代产品（强化食品）　它是根据各类人群的营养需要，有针对性地将营养素添加到食品中去，如各类强化食品及滋补食品，主要包括高钙奶、益智奶、鳖精、蜂产品、乌骨鸡、螺旋藻等。

（2）第二代产品（初级产品）　要求经过人体及动物实验，证实该产品具有某种生理功能，如三株口服液、脑黄金、太太口服液、恒宁固之宝等。

（3）第三代产品（高级产品）　不仅需要经过人体及动物实验证明该产品具有某种生理功能，而且需要查清具有该项功能的功效成分，以及该成分的结构、含量、作用机理、在食品中的配伍性和稳定性，如防感宝贝、鱼油、多糖、大豆异黄酮、辅酶Q10、纳豆、金御稳糖等。

第二节　保健食品中的活性成分

　　人类对食物的要求，首先是吃饱，二是吃好，三则是吃出健康。食物中除了含有各种营养成分外，还含有一些具有特殊生理功能的物质，对预防一些疾病、维护身体的健康有重要作用。根据国家标准 GB 16740—2014，能通过激活酶的活性或其他途径，调节人体机能的物质，称为功能因子。功能食品中的功能因子是功能食品真正起生理作用的活性成分，是生产功能食品的关键。功能食品必须有明确的天然功效成分即功能因子，并被科学证实具有调节人体生理功能的作用。

　　保健食品中的活性成分主要包括以下几类。

一、糖类活性成分

（一）活性多糖

　　活性多糖（polysaccharides），是一类复合多糖，主要由葡萄糖、果糖、阿拉伯糖、木糖、半乳糖及鼠李糖等组成的聚合度>10的聚糖，为多聚糖。此类多糖具有复杂的多方面的生理功能，主要包括膳食纤维、真菌多糖、植物多糖和动物多糖等。

1.膳食纤维

　　膳食纤维是不被人体消化吸收的多糖类和木质素，主要成分有纤维素、果胶物质、半纤维素、木质素等。膳食纤维具有以下特点：持水力强；对阳离子有结合和交换能力；能螯合吸附胆固醇、胆汁等有机物和有毒物；有类似填充剂的充盈作用，有饱腹感；能改变肠道中的微生物群系组成等。

　　由于膳食纤维的各种特点，使其具有多种生理功能，这些功能包括：①预防便秘与结肠癌；②降低血清胆固醇，预防由冠状动脉硬化引起的心脏病；③改善末梢神经对胰岛素的感受性，调节糖尿病人的血糖水平；④改变食物消化过程，增加饱腹感；⑤膳食纤维的充足与否还与间歇式疝气、胆结石、肾结石、膀胱结石、阑尾炎、静脉血管曲张、十二指肠溃疡、溃疡性结肠炎、骨盆静脉石、痔疮、胃食管反流、深静脉管血栓形成和乳腺癌的发病率与发病程度有很大的关系。开发膳食纤维食品，可充分利用粮食和果蔬加工的副产品，如米糠、麦麸、大豆渣、甘蔗渣等。

2.真菌活性多糖

　　真菌活性多糖是存在于香菇、金针菇、银耳、灵芝、蘑菇、黑木耳、茯苓、肉苁蓉和猴头菇等大型食用或药用真菌中的某些多糖组分，如香菇多糖、银耳多糖、金针菇多糖、灵芝多糖、黑木耳多糖、茯苓多糖等。植物多糖有调节免疫、抑制肿瘤、延缓衰老、抗疲劳、降血糖、降血脂、保肝、抗凝血以及提高骨髓造血功能等作用。

3.植物活性多糖

植物多糖是存在于虫草、螺旋藻、茶叶、苦瓜、魔芋、莼菜、刺梨、大蒜萝卜、薏苡仁、甘蔗、鱼腥草及甘薯叶等植物中的活性多糖，如人参多糖、枸杞多糖、茶叶多糖、稻根多糖、米糠多糖、魔芋葡甘聚糖、花粉多糖、薏苡仁多糖、紫菜多糖、山药多糖、银杏叶多糖、海藻多糖等。

4.动物多糖

动物多糖主要有海参多糖、壳聚糖、透明质酸等。动物多糖能降血脂，如壳聚糖可降低血中胆固醇和三酰甘油的含量，在降血脂、减肥、预防高血压等方面具有保健作用；能增强免疫，海参多糖可对抗多种动物肿瘤的生长，并能提高机体细胞免疫水平；壳聚糖有增强免疫力、预防肿瘤的作用，含有游离氨基酸，在胃内能形成一层保护膜，可辅助预防胃酸过多和预防消化性溃疡；一些动物多糖具有排除肠道毒素和降低重金属对人体的损害的功能。应用比较多的如下所述。

（1）肝素（heparin）：有强的抗凝血作用，临床上用肝素钠盐预防或治疗血栓的形成，肝素也有消除血液脂质的作用。

（2）硫酸软骨素（chondroitin sulfate）：包括软骨素A、B、C等数种，软骨素A是软骨的主成分。和肝素相似，可降血脂，改善动脉粥样硬化症状。

（3）透明质酸（hyaluronic acid）：存在于眼球玻璃体、关节液和皮肤等组织中作为润滑剂和撞击缓冲剂，并有助于阻滞入侵的微生物及毒性物质的扩散。

（4）壳聚糖（chitin）：是许多低等动物外壳的主要成分，叶存在于低等植物细胞壁中。壳聚糖具有降低血清胆固醇和降血压作用，可促进伤口愈合，防止霉菌生长等作用。图6-1是壳聚糖的结构。

（二）活性低聚糖

活性低聚糖包括水苏糖、棉籽糖、低聚果糖、低聚木糖、低聚半乳糖、低聚异麦芽糖、异构化乳糖、山梨糖、大豆低聚糖等，含有的单糖数在2～10个，不能被人体消化吸收，直接进入大肠内为双歧杆菌所利用。活性低聚糖对人、动物具有特殊生理作用，具有低热量、抗龋齿、防治糖尿病、促进乳酸菌和双歧杆菌增殖，改善肠道菌落结构等生理作用。

大豆中含有5%～10%的大豆寡聚糖，主要成分为水苏糖、棉籽糖；它们不能被胃和小肠的消化酶消化，因而在结肠中被细菌发酵产气，引起胃肠胀气，被称为大豆胀气

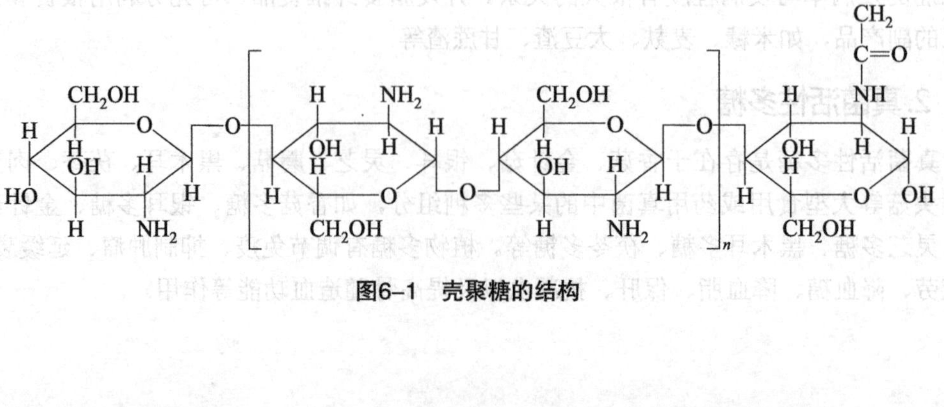

图6-1　壳聚糖的结构

因子。近年来注意到它是一类新的益生原。益生原是指能通过选择性刺激一种或几种结肠细菌的生长和/或活性而提高宿主健康的食物成分。大豆中所含的寡聚糖有益于调整肠道微生物的群落组成，是人体肠道内双歧杆菌生长的必需营养物质，促进双歧杆菌的增殖，双歧杆菌利用寡聚糖产生乙酸、乳酸等代谢产物以抑制肠道腐败菌、产气荚膜杆菌和大肠杆菌等有害细菌的生长繁殖，从而抑制氨、吲哚和胺类腐败物质的生成。

（三）多元糖醇

多元糖醇是一种功能性甜味剂，在人体内的代谢与胰岛素无关，可供糖尿病人食用；不被口腔微生物利用，有类似膳食纤维的功能，并且不参与美拉得褐变反应。但过量摄入易引起肠胃不适或腹泻。

糖醇类主要有木糖醇、山梨糖醇、甘露糖醇、乳糖醇、麦芽酮糖醇等。这些物质热量低、不刺激胰岛素分泌，能缓解糖尿病，可防治肥胖、预防龋齿，促进人体肠道内双歧杆菌增殖，预防便秘，还有降血脂、减少脂肪酸的作用，是低热值的多功能甜味剂。

（四）抗性淀粉

抗性淀粉是指人类小肠中不吸收的淀粉及其降解产物，抗性淀粉能改善肠道菌群平衡，抗性淀粉不被小肠吸收，促进双歧杆菌增殖，改善肠道环境，增加粪便体积，促进肠道蠕动；能降低血清总胆固醇和甘油三酯；能降低餐后血糖，抗性淀粉不能在小肠内分解为葡萄糖，有较低的血糖生成指数，因而可降低人体餐后血糖。抗性淀粉对胰岛素分泌的影响极小，因而可以减少人体能量和糖类的消化吸收，从而有助于控制体重，预防和控制糖尿病。

土豆、香蕉、通心粉、青豆、薯片、玉米、面粉等含抗性淀粉较丰富。不过，食品中的抗性淀粉含量受到许多因素的影响，特别是加工工艺（如颗粒大小、软硬、稀稠等）以及烹调方法（烹调时间、温度、压力等）的影响，比如生土豆抗性淀粉含量高达75%，而煮熟的土豆仅含5%，一旦冷却又增加到12%；再如薯类，生薯内含抗性淀粉50%～60%，而熟薯抗性淀粉含量则降至7%。

二、脂类活性成分

（一）多不饱和脂肪酸

多不饱和脂肪酸主要有EPA、DHA、亚麻酸、亚油酸、α-亚麻酸和花生四烯酸等，主要功能是降低胆固醇、降血压。EPA、DHA是构成高等动物细胞的重要成分，对心血管病有特殊的预防和治疗效果，具有抗动脉硬化、降血糖、抑制血小板凝集、降低血压、抗炎症等作用。特别是DHA还可改善大脑学习和记忆能力，具有促进智力发育、防止老年痴呆、提高运动效果等作用。

1.亚油酸

亚油酸是分布最广的一种多不饱和脂肪酸。常见植物油中含量为：红花籽油75%，月见草油70%，葵花子油60%，大豆油50%，玉米胚芽油50%，小麦胚芽油50%，芝麻油45%，米糠油35%，花生油25%。

亚油酸的主要生理功能：降低血清胆固醇；维持细胞膜功能；前列腺素等生理调节物质的前体物；保护皮肤免受射线的伤害。

2. γ-亚麻酸

γ-亚麻酸的主要生理功能：是合成前列腺素的前体物；可降低血清胆固醇；参与细胞膜的化学组成；改善过敏性皮炎的症状。

3.花生四烯酸

花生四烯酸是合成前列腺素的前体物。

4.EPA和DHA

EPA和DHA来自海洋动物，主要生理功能是：预防心血管疾病；健脑；预防老年痴呆；提高免疫力；保护视力；预防癌症等。EPA对心血管的作用比较明显，DHA对神经系统的作用强一些。

（二）磷脂和胆碱

磷脂是生物膜的成分，有抗衰老作用，有乳化性，能溶解胆固醇，预防动脉硬化，降低血液黏度，减少贫血等作用。有大豆磷脂、蛋黄磷脂等。胆碱是构成生物膜的重要组成成分，促进脂肪代谢，降低血清胆固醇，能促进脑发育和提高记忆能力，调控肝细胞等细胞的凋亡。

大豆磷脂是大豆中所含的卵磷脂、脑磷脂、肌醇磷脂的总称。人体所有细胞中均含有卵磷脂，它是细胞膜的主要组成成分，对维护细胞的正常结构与功能、促进生长发育有重要作用。大豆磷脂的功能有以下几个方面：①改善大脑功能，增强记忆力。磷脂的代谢与脑的机能状态有关，促进脑和神经系统的发育，提高学习和认知能力。对于老年人，磷脂能延缓脑细胞萎缩和脑力衰退，推迟老年性思维迟钝、记忆下降、动作迟缓及老年性痴呆症的发生。②降低胆固醇，调节血脂。大豆磷脂具有显著降低胆固醇、甘油三酯、低密度脂蛋白的作用，减少胆固醇在血管内壁的沉积。③延缓衰老。增加磷脂的摄入量，能调整人体细胞中磷脂和胆固醇的比例，增加磷脂中脂肪酸的不饱和度，有效改善生物膜的功能，提高人体的代谢能力，从根本上延缓人体的衰老。④保护肝脏。磷脂酰胆碱（卵磷脂）是合成脂蛋白所必需的物质，肝脏内的脂肪能以脂蛋白的形式转运到肝外，被其他组织利用或储存。适量补充磷脂可以减少脂肪肝的发生，促进肝细胞再生，是防治肝硬化，恢复肝功能的重要功效成分。

三、活性氨基酸、肽、蛋白质

（一）活性氨基酸

活性氨基酸是指构成蛋白质以外的、具有生理调节作用的、在身体内呈游离态的氨基酸。

1.牛磺酸

牛磺酸，即2-氨基乙磺酸，不能和其他氨基酸结合成蛋白质，而是以游离形式存在或与胆汁酸形成复合物，属于非蛋白质氨基酸，主要由食物供给。牛磺酸在心脏中含量最丰富，能保护心血管系统，预防钙超载引起的心肌损伤，能抵抗心力衰竭，保护心肌；可以降低血液中总胆固醇和低密度脂蛋白，同时提高高密度脂蛋白水平，预防动脉粥样硬化和冠心病；可抑制血小板凝集，防止血小板聚集引起的栓塞；能增强机体对自由基的清除作用，有抗氧化功能；促进白细胞产生干扰素，从而调节免疫功能；参与胆盐代谢，可促进脂类、脂溶性维生素的吸收；能促进婴幼儿生长发育，对婴幼儿大脑发育、神经传导、视神经的完善有良好作用；能促进胆汁分泌，改善肝功能和肝代谢；可降低许多药物的毒性作用。

2.蒜氨酸

蒜氨酸，存在于大蒜中。大蒜成分相当复杂，18世纪德国化学家Wertheim用沸水蒸馏大蒜得到有强烈臭味的挥发性含硫无色油状物，称为大蒜油。后来证实其主要成分是二丙烯基二硫化合物，用乙醇蒸馏大蒜得到的另一种无色具有强烈臭味油状物，为大蒜辣素，为二丙烯基二硫氧化物。大蒜球茎本身所含的并不是大蒜辣素，而是其无生物活性的前体物蒜氨酸。大蒜捣碎后，细胞内释放出蒜氨酸酶，作用于蒜氨酸后才转变成具有强烈臭味的大蒜辣素，大蒜辣素具有强抗菌性，并发现其对真菌和肿瘤有抑制作用，大蒜素能预防肿瘤、预防心血管病。大蒜还含有丰富的维生素、微量元素等。

3.L-茶氨酸

L-茶氨酸是茶特有的氨基酸，富含于茶、茶梅及覃三种植物中。可诱导放松状态，能促进记忆和学习能力；对情绪不稳定者有松弛作用；能明显降低高血压；能有效地抑制高剂量咖啡因引起的兴奋震颤作用和低剂量咖啡因对自发运动神经的强化作用；有缓解咖啡因推迟睡眠发生和缩短睡眠时间的作用。作为食品添加剂，L-茶氨酸对食品的苦、涩味有良好的抑制作用。

4.昆布氨酸

昆布氨酸又叫褐藻氨酸、海带氨酸，有降血压作用。

（二）活性肽

活性肽是指那些有特殊生理功能的肽，如谷胱甘肽、降血压肽、促进钙吸收肽、易消化吸收肽等。

1.谷胱甘肽

谷胱甘肽（GSH）是一种具有重要生理功能的活性三肽，由谷氨酸、半胱氨酸和甘氨酸经肽键缩合而成，是一种高效的抗氧化剂，可保护生物蛋白，清除体内过多的自由基，防止皮肤色素沉着、减少黑色素的形成和皮肤老化，保护红细胞；参与机体糖代谢及三羧酸循环；能中和解毒，谷胱甘肽可与外界侵入生物体内的各种有毒化合物、重金属离子等有害物质相结合，并促使其排出体外，起到中和解毒的作用，保护白细胞；能防止因使用放射线、放射性药物和抗肿瘤药物而使白细胞减少。谷胱甘肽一般在动物肝脏、小麦胚芽及酵母中含量较高。

2.降血压肽

降血压肽主要对高血压有降血压作用，通过抑制血管紧张素转换酶活性完成降压作用。降血压肽是由食物蛋白质酶解成的，来自乳酪蛋白、鱼贝类、大豆、玉米、无花果等。

3.促进钙吸收肽

促进钙吸收肽主要是酪蛋白磷酸肽。其主要作用是促进钙的吸收。

4.易消化吸收肽

易消化吸收肽是牛乳、鸡蛋、大豆等蛋白质水解成的肽混合物。主要是一些低肽，如二肽、三肽等，极易被人体消化吸收。

5.高F值低聚肽

F值即Fischer值，是指支链氨基酸和芳香族氨基酸的物质的量比值。高F值低聚肽是蛋白质水解后形成的低相对分子质量的活性肽，可防治肝性脑病；改善蛋白质营养状况；有抗疲劳作用。所以，它可以作为高强度工作者及运动员的食品营养剂。

6.大豆多肽

大豆多肽是指大豆蛋白水解得到的产物，主要由3～6个氨基酸残基组成，游离氨基酸含量为10%、15%；其特点是必需氨基酸比例合理，无豆腥味，易溶于水，易消化吸收，可以作为肠道营养剂和流体食品。

大豆多肽能加速蛋白质的合成，适当的运动刺激和充分的蛋白质补充，可以使运动员肌肉增加；大豆多肽具有增加脂肪氧化和基础代谢的作用，促进脂肪代谢，促进机体的能量消耗，减少皮下脂肪的储存，减轻体重；适合作为运动员增强体质和肥胖病人减肥的保健食品。大豆多肽能抑制血管紧张素转换酶的活性，调节血压作用；能促进胆固醇的胆汁酸化，而胆汁酸又被食物中的纤维素所吸附而排出体外，从而阻止了人体对胆固醇的吸收，使体内胆固醇呈下降趋势。大豆多肽还能降低对人体有害的低密度脂蛋白，而不降低对人体有益的高密度脂蛋白；还能促进矿物质吸收，大豆多肽通过螯合矿物质阳离子，在主肠道中使其保持溶解状态而促进矿物质吸收。

（三）活性蛋白质

（1）免疫球蛋白　是一类有抗体活性的、能提高人体免疫力的蛋白质。

（2）降胆固醇蛋白　多是一些大豆球蛋白，能促进肠内胆固醇的排泄，降低体内胆固醇。

（3）乳铁蛋白　是存在于母乳和牛乳中的一种天然的蛋白质降解物；有结合并运转铁的能力，增强的生物利用率。

（4）金属硫蛋白　是金属和硫蛋白结合的产物。能防护重金属中毒、清除自由基。

（四）酶

1. 超氧化物歧化酶

超氧化物歧化酶（SOD）作为超氧阴离子自由基的金属酶具有保护细胞膜，在生物界分布极广。SOD 对辐射损伤、缺血再贯注损伤、关节病、老年性白内障、糖尿病等疾病均有一定改善作用；能调节机体免疫功能，增强耐缺氧和抗疲劳能力，并能预防和减轻肿瘤患者在放疗过程中出现骨髓抑制导致的白细胞减少以及皮肤放射性损伤等副作用；能防止脂质过氧化，减少脂褐素的形成；促进婴幼儿生长发育；可提高人体对那些由于自由基侵害而诱发的疾病的抵抗力，包括肿瘤、炎症、肺气肿、白内障和自身免疫疾病等。

但有些疾病患者如肾衰竭、尿毒症、精神病及患孤独症的小孩，其血液中SOD浓度比正常人高很多，这种特殊人群不需补充而是要抑制或减少SOD。

SOD 存在于几乎所有靠有氧呼吸的生物体内，从细菌、真菌、高等植物、高等动物直至人体内均有存在。含SOD 较高的天然植物有大蒜，其他如韭菜、大葱、洋葱、油菜、柠檬和番茄等也含有。

2. 其他酶

生物体内的几乎所有新陈代谢都是在酶的参与下进行的。酶制品在医疗保健方面的应用，如淀粉酶、蛋白酶等作为助消化剂外在治疗炎症疾病；透明质酸酶可水解人体组织中透明质酸，减轻体液黏稠度，增加组织的渗透性，用于急性心肌梗死、皮肤病和关节痛、水肿的消散；溶菌酶可促使细菌细胞壁中黏多糖的分解，具有抗菌、抗病毒作用。

四、黄酮类活性成分

黄酮类化合物主要是指具有2-苯基苯并芘喃的一系列化合物。其主要结构类型包括黄酮类、黄烷酮类、黄酮醇类、黄烷酮醇、黄烷醇、黄烷二醇、花青素、异黄酮、二氢异黄酮及高异黄酮等。生物类黄酮有多种生理功能，增强毛细血管壁的弹性，是食物中有效的抗氧化剂，有较强的抗肿瘤作用，对维生素C有增效作用，有抑制细菌和抗生素的作用，能止咳、平喘、祛痰及抗肝脏毒。生物类黄酮的吸收、储留及排泄与维生素C相似，约一半可经肠道吸收而进入体内，未被吸收的部分在肠道被微生物分解随粪便排出，过量的则主要由尿排出。

（一）异黄酮

研究较多的有大豆异黄酮及葛根异黄酮，大豆异黄酮及其衍生物包括大豆苷、染料木苷、大豆苷源及染料木黄酮；葛根异黄酮及其衍生物包括葛根素、葛根苷、葛根木糖苷、大豆素、大豆苷及大豆素-4′,7-二葡萄糖苷。大豆黄酮被称为植物雌激素，没有人工合成雌激素的不良作用。大豆黄酮能预防肿瘤，预防心血管疾病，预防绝经后潮热症及骨质疏松。葛根异黄酮能改善心脑血管功能，有抗癌、降血糖作用。

（二）花青素

柑橘、山楂、葡萄、芹菜、西红柿等果蔬中都含有花青素，花青素有抗氧化及清除自由基的功能，有降血清及肝脏中脂肪含量的作用。花青素可抗变异及抗肿瘤，还有抑制人体内形成的超氧自由基的作用，有利于人体对异物的解毒及排泄功能，可防止人体内的过氧化作用。

（三）茶多酚

多酚类物质都能消除自由基的活性，从而保护组织免受氧化作用的损害，以及增强免疫功能、抗癌、抗衰老、抗龋齿、抗菌和抑制胆固醇升高等作用。不同植物中提取的多酚会有一些不同的生理功能，目前研究较多、时间较长的是茶叶多酚。茶叶中的茶多酚，主要是儿茶素，其含量占80%左右。茶多酚能预防肿瘤，预防心血管病。

黄酮类是存在于中草药中的重要活性成分。银杏黄酮具有降低血清胆固醇、抗缺氧、降血压、降血脂、抑制脂质氧化、改善脑循环和机体微循环等作用。大豆异黄酮具有弱的植物雌激素和抗雌激素作用，其主要生理功能为预防骨质疏松、抗癌、预防心血管疾病、缓解更年期综合征，有抗氧化活性，能抑制皮肤成皮细胞的老化和抑制皮肤癌症发生的危险等。

还有许多药食两用植物和花卉，如金银花、菊花、红花、槐花、桑叶、竹叶等都含有丰富的黄酮物质，都具有重要的生理功能。

五、皂苷类活性成分

皂苷是苷元为三萜或螺旋甾烷的一类特殊糖苷，分布很广，如百合科、薯蓣科、玄参科、龙舌兰科、蔷薇科、石竹科、远志科、葫芦科、豆科等植物和许多中草药中都含有，许多作为保健食品新资源开发利用的中草药如人参、西洋参、茯苓、甘草、山药、三七及酸枣仁等都含皂苷。

皂苷具有抑制中枢神经系统的作用、抗疲劳作用和对神经兴奋与抑制过程的平衡机体功能的双向调节的一类生物能活化剂，有抗癌、抗衰老、抗疲劳、促进学习记忆、保护心血管系统等功效。如人参皂苷是人参的主要活性成分，我国传统医学认为人参能大补元气，复脉固脱，补脾益肺，现代研究表明，人参皂苷能显著增强肿瘤浸润性淋巴细胞的体外杀伤活性，对此细胞具有协同正向调节作用，可增强其抗肿瘤作用，适用于肺癌的免疫治疗。

人参皂苷是人参的活性成分之一，能增强机体免疫力；防癌；强抗氧化性和抗衰老作用。

绞股蓝皂苷是绞股蓝的主要活性成分，能抗癌；调节机体免疫力；有抗疲劳、抗衰老、降血脂等功能。

大豆皂苷主要存在于大豆胚芽内。以往人们只知道大豆皂苷有溶血作用，对人体健康不利；但近年来发现大豆皂苷具有许多有益的生理功能。大豆皂苷的生理功能：可以抑制脂质过氧化作用，淬灭自由基；降低高脂饲料所致的高胆固醇血症和高甘油三酯血症，但对基础饲料饲养家兔的血脂影响不大；可以提高超氧化物歧化酶（SOD）活性，抑制过氧化脂质对细胞的损伤；可促进DNA修复；抑制血小板聚集、抗病毒和免疫调节作用。

甘草酸是甘草的主要有效成分，能解毒、消炎、镇咳；可降低高血脂；改善肾上腺皮质激素的分泌；改善肝功能；抗癌等。

还有齐墩果酸、丝瓜皂苷等，均具有独特的生理功效。

六、萜类活性成分

（一）单萜类化合物

单萜类化合物是芳香性液体，是许多挥发油的重要组分，如牛儿醇、薄荷醇、樟脑、柠檬烯等。具有化食消滞、去痰镇咳、发汗利尿等作用。挥发油中的萜类成分主要是单萜和倍半萜类化合物，其中含氧的衍生物多半是医药、食品及香料工业的重要原料。如α-萜品醇有良好的平喘作用；芍药苷具有镇静、镇痛及抗炎活性；薄荷醇有弱的镇痛、止痒和局麻作用，亦有防腐、杀菌及清凉作用；青蒿素则是一种抗恶性疟疾的有效成分。

（二）倍半萜类化合物

倍半萜类化合物多为液态，主要存在于挥发油中。生姜中的姜醇、姜烯都是此类物质，具有驱寒、止吐、助消化的功效，有的能抗癌。

（三）二萜类化合物

甜叶菊苷、紫杉醇、银杏萜内酯等都是二萜类化合物及其衍生物。甜叶菊苷是甜味剂；红豆杉醇、紫杉醇抗白血病，有抗肿瘤活性；银杏萜内酯被认为是当今医学中血小板活化因子受体最有前途的天然拮抗剂。

（四）三萜类化合物

三萜类化合物中的皂苷和苦味素都具有重要的生理活性。柠檬苦素是柑橘汁苦味的主要来源，有防癌抗癌作用。葫芦素类是葫芦科植物根、果实中的苦味素，有抗肿瘤作用。

（五）四萜类化合物

类胡萝卜素是一类脂溶性多烯色素，属四萜类。已知的类胡萝卜素达600多种，颜色从红、橙、黄以至紫色都有。一些类胡萝卜素如β-胡萝卜素在体内可转化为维生素A，有些则是有效的抗衰老剂，如α-胡萝卜素。

其主要生理功能有抗氧化作用，增强免疫功能，预防肿瘤、眼病、心血管疾病。

七、生物碱

已经从自然界分离出 10000 多种生物碱。食物中的生物碱有咖啡因、茶碱、嘌呤碱、茄碱、葫芦巴碱、肉毒碱等。

咖啡、茶叶和可可中有咖啡因。在正常饮用剂量下对运动和神经功能有好处，并具有如下功能特性：是中枢神经系统的兴奋剂，有利尿作用，可使平滑肌松弛促进血液循环，可刺激胃酸的分泌，还能提高血浆中的游离脂肪酸和葡萄糖水平以及氧的消耗量。

茶碱早在 1937 年就开始用于临床治疗心力衰竭，认为该药有极强的舒张支气管平滑肌的作用，可用于支气管喘息的治疗。茶碱具有松弛平滑肌和横纹肌、抑制肾小管吸收、增加胃肠分泌的作用。

香菇、黑木耳、灵芝等真菌中含有腺嘌呤、腺嘌呤核苷，是重要的抗血小板凝固因子，能降低血清胆固醇、降低血压、增加血管通透性。

茄子中的葫芦巴碱、腺嘌呤和茄碱，百合科的秋水仙碱，甜菜中的甜菜碱等都具有抗肿瘤活性。

L- 肉碱是动物组织中的一种必需辅酶，在线粒体脂肪酸的 β- 氧化及 TCA 循环中起重要作用，在机体中具有促进三大能量营养素氧化的功能；能提高疾病患者在练习中的耐受力，如练习时间、最大氧吸收和乳酸阈值等指标在机体补充 L- 肉碱后，都会有不同程度的提高；还是精子成熟的一种能量物质，具有提高精子数目与活力的功能；还有缓解动物败血症休克的作用。酵母、乳、肝及肉等动物食品中含 L- 肉碱丰富。

八、其他活性成分

（一）番茄中的番茄红素

番茄红素属于烃类胡萝卜素，不具备 β- 芷香环结构，是一种不表现维生素 A 原生理活性的类胡萝卜素。它是番茄中的主要活性成分，其化学性质稳定。能预防肿瘤，预防心血管疾病。

（二）有机酸类化合物

无花果、荠菜、灵芝、甘蔗中的延胡索酸、琥珀酸、顺乌头酸等都具有抗肿瘤活性。

葵花子、金银花、茶叶等中含有的绿原酸具有广泛的生理活性，有抗菌、抗病毒、止血、增高白细胞、降压、促进胃液分泌、利胆等作用。

各种水果中的果酸具有润滑皮肤、增加皮肤弹性、改善皮肤质地的功能，常作为皮肤护理用化妆品的基料。

（三）酚类、醌类活性成分

姜的辣味成分与活性成分主要是姜酚和姜烯酚，有降血糖和降低血清胆固醇的作用。姜黄植物中主要含精油（4.2% ～ 14%）、脂肪油（4.4% ～ 12.7%）等挥发油及姜黄素成分，此外还有树脂类、糖类、甾醇类、脂肪酸、多肽类、生物碱和微量元素等。姜黄的黄色物质为略带酸性的酚性物质。现已鉴定出20余个姜黄素类化合物，其中姜黄素、去甲氧基姜黄素、双去甲氧基姜黄素最为常见。姜黄素能预防肿瘤、预防心血管疾病。

鞣质是多元酚，茶叶、涩柿中都含有。它是生物碱和重金属的解毒剂，能降血压、预防动脉硬化等。胡桃叶和未熟果中含有胡桃醌，有抗出血活性，有广谱抗菌作用。

芦荟的有效成分芦荟苷，能抑制真菌，对皮肤有调理和愈伤功能。

辅酶Q（泛醌，CoQ）是呼吸链中的一个重要的参与物质，是产能营养素释放能量所必需的。CoQ有减轻维生素E缺乏症的某些症状的作用，而维生素E和硒能使机体组织中保持高浓度的CoQ。其中CoQ10（$n=10$）还能抑制血脂过氧化反应，保护细胞免受自由基的破坏，在临床上用于治疗心脏病、高血压及癌症等。CoQ类化合物广泛存在于微生物、高等植物和动物中，其中以大豆、植物油及许多动物组织的含量较高。

（四）肌醇

肌醇是广泛存在于食物中的一种物质。在动物细胞中，主要以磷脂的形式出现，有时称为肌醇磷脂。在谷物中常与磷酸结合形成六磷酸酯即植酸，而植酸能与钙、铁、锌结合成不溶性化合物，干扰人体对这些化合物的吸收。但大豆中的肌醇则为游离状态。

肌醇的作用主要在于其亲脂性，可促进脂肪代谢，降低血胆固醇；可与胆碱结合，预防动脉硬化及保护心脏；还可促进机体产生卵磷脂，而卵磷脂则有助于将肝脏脂肪转移到细胞，可使实验动物避免脂肪肝的发生。此外肌醇在细胞膜的通透性、线粒体的收缩、精子的活动、离子的运载及神经介质的传递等方面也有作用。

食物中广泛存在肌醇，人体细胞能够合成，未发现人类有肌醇缺乏症。但对一些不以牛乳作为蛋白质来源的配方食品及以治疗为目的而设计的配方食品，在肌醇很低或没有肌醇时可能对健康有影响，其缺乏的主要症状为生长缓慢与脱毛。肌醇的丰富来源为动物的肾、脑、肝、心、酵母及麦芽，还有柑橘类水果。其良好来源为瘦肉、水果、全谷、坚果、豆类、牛奶及蔬菜。

（五）核酸

核酸是维持正常细胞免疫的必需营养物质，可提高机体免疫力特别是细胞免疫功能；可作为内源性自由基清除剂和抗氧化剂；可提高单不饱和脂肪酸含量和血清高密度脂蛋白水平，降低胆固醇水平，影响脂类代谢；可促进细胞再生与修复，抗放射性与化疗损伤；可维持肠道正常菌群，促进双歧杆菌的生长；对三大营养物质的吸收利用起调节作用，保证人体的能量供应；还能提高机体对环境变化的耐受力，有抗疲劳、促进氧气利用等功能。

核酸需在体内代谢降解为核苷酸、核苷和碱基，才能被小肠上皮细胞吸收。过量服用核酸会分解形成较多的嘌呤类核苷酸，有可能促进尿酸过量生成，引起痛风。因此，痛风症患者或有痛风病家族史的人不宜外源性补充核酸产品及富含核酸的食物。细胞多的食品核酸就多。含核酸最丰富的食物是沙丁鱼。鱼虾、螃蟹、牡蛎、动物肝脏、蘑菇、木耳、花粉及酵母等也含丰富的核酸。黄豆、扁豆、绿豆、蚕豆、洋葱、菠菜、鲜笋、萝卜、韭菜及西蓝花等蔬菜中也含有许多核酸和制造核酸的物质。

（六）二十八烷醇

二十八烷醇是一元直链的天然存在的高级脂肪醇，主要存在于糠蜡、小麦胚芽、蜂蜡及虫蜡等天然产物中。主要生理功能包括：提高肌力，降低肌肉摩擦，消除肌肉疼痛；增强耐力、精力和体力；能降低缺氧的发生率，帮助身体使其在压力状态时更有效率地运用氧气，增强对高山反应的抵抗力；还有降低收缩期血压、缩短反应时间、刺激性激素及强化心脏机能的作用。

（七）褪黑素

1959年，科学家Lerner首次在松果体中分离出一种激素——褪黑素（Melatonin）。褪黑素能安神、助眠和调整时差，是调整生物钟的活性物质；能延缓衰老，增强免疫功能，抗肿瘤，加强性功能等。此外，褪黑素有提高内啡呔的作用，有解除疼痛紧张，防治眼部疾病如白内障、青光眼和视网膜黄斑退化的功能。

（八）含硫化合物

大蒜和大蒜油中抑制肿瘤作用的主要成分是其中的含硫化合物（大蒜辣素、蒜氨和大蒜新素），能在胃里增强巨噬细胞的功能，抑制硝酸盐还原菌的生长，防止胃癌和肠癌的发生，而且能竞争性地结合亚硝酸盐，阻断亚硝胺在人体内的化学合成，从而预防和控制肿瘤发生。

硫辛酸在体内作为一种辅酶，与焦磷酸硫胺素一起，共同将糖类代谢中的丙酮酸转化为乙酰CoA，此反应在体内能量产生过程中极为重要。此外，硫辛酸对人的肝脏疾病如肝性昏迷有一定疗效。许多食物都含有硫辛酸，其丰富来源是肝脏和酵母。机体也能合成自身所需要的硫辛酸。

（九）乳酸菌类

益生菌，具有各种各样的酶类，参与机体物质代谢和能量交换甚至传递遗传信息等生命活动，对人体营养水平、组织器官生理功能、免疫调节、细菌感染、肿瘤发生、药物反应、衰老过程等都起着重要作用。近年来开发的这类生物工程产品活菌制剂已被人们用于防病、保健、治疾。乳酸链球菌、双歧杆菌、乳酸杆菌等都是有益活菌，基本上在肠道中栖息，均匀分布于胃肠道，盲肠和结肠粒膜、十二指肠以上部位，其功能是阻止致病菌对肠道菌的入侵及生长繁殖，抑制致病菌和抗感染作用，增强人体的免疫功能和抗病能力，维持肠道微生物菌群的生态平衡，消化食物和制造营养物质如氨基酸、维生素等，预防和抑制肿瘤的发生，降低胆固醇，抑制内毒素的产生，延缓衰老，抗辐射和减轻放化疗毒副反应等。

人体的自由基是生命活动中各种生化反应的中间产物。自由基过多，会对细胞组织中物质如核酸造成损伤。目前研究认为维生素类（如维生素E、维生素C、胡萝卜素等）物质和多酚类物质（如茶多酚、迷迭香、鼠尾草油、芝麻酚等）能够在体内捕集自由基，有很好的抗氧化活性。

第三节　营养强化食品

　　营养强化食品，是向食品中添加一种或多种营养素，或某些天然食物成分，使之适合人类营养需要的一种食品深加工称为食品强化。经过强化处理的食品称为营养强化食品。所添加的营养素（包括天然的和合成的）称为食品强化剂。《中华人民共和国食品卫生法》明确规定：食品强化剂是指为增强营养成分而加入食品中的天然的或者人工合成的属于营养素范围的食品添加剂。

一、营养强化的意义

　　为改善中国居民营养状况，提高居民健康水平，我国正在积极采取措施，倡导居民食用添加有微量营养素的食品（营养强化食品），以改善国民的营养和健康状况。在1994年制定了有关营养强化剂使用的国家标准（GB 14880），在促进和规范食品营养强化方面取得了明显的成效。各地也不断生产出一些维生素、矿物质和氨基酸强化食品，如核黄素面包、高钙饼干和强化配方奶粉等。营养强化的目的如下所述。

1.弥补天然食物的营养缺陷

　　除母乳以外，自然界中没有一种天然食品能满足人体对各种营养素的需要。例如，以米、面为主食的地区，除了可能发生维生素缺乏外，赖氨酸等必需氨基酸的含量偏低可能影响食物的营养价值。新鲜果蔬含有丰富的维生素C，但蛋白质欠缺。那些含有丰富优质蛋白质的乳、肉、禽、蛋等食物，其维生素含量则不能满足人类的需要，尤其缺乏维生素C。对于居住地区不同的人，食物中可能缺碘或缺硒。在这类加工食品中强化天然缺乏的营养。

2.弥补食品在加工、储存及运输过程中营养素的损失

　　在食品的储存、运输、加工等一系列过程中，机械的、化学的、生物的因素均会使食品损失部分营养素，有时甚至造成某种或某些营养素的大量损失。例如在碾米和小麦磨粉时有多种维生素的损失，而且加工精度愈高，损失愈大，在水果、蔬菜的加工过程中，很多水溶性和热敏性维生素均损失50%以上；果汁饮料若存放在冰箱中，7天后维生素C将减少10% ~ 20%，能渗透氧的容器还可促进饮料中维生素C的降解，如果橘汁饮料装在纸质容器中，那么2个月后维生素几乎消失殆尽，在水果蔬菜储存、运输过程中会造成果蔬中的维生素C不同程度的破坏。

3.方便食用

　　由于天然的单一食物不可能含有人体所需全部营养素，人们为了获得全面的营养就

必须同时进食多种食物。例如，婴儿的膳食处理很繁杂。即使母乳喂养的婴儿，在6个月以后，也必须按不同月龄增加辅助食品，如肝泥、蛋黄、肉末、米粥或面片和菜泥、菜汤和果泥等，用于补充其维生素、矿物质等的不足。原料的购买及制作均较麻烦且易忽视，从而影响婴儿的生长、发育和身体健康。如在乳制品中强化多种维生素和矿物等供给婴儿食用，可以很方便地满足婴儿的营养需要。

4.适应不同人群的营养需要

对于不同年龄、性别、工作性质，以及处于不同生理、病理状况的人来说，他们所需营养是不同的，对食品进行不同的营养强化可分别满足不同人群的需要。例如，婴儿期是人一生中生长发育最快的时期，需要有充足的营养素供给。一旦母乳喂养有问题，婴儿则需要有适当的"代乳食品"。人乳化配方奶粉中强化铁、钙、维生素D、牛磺酸等，使其组成成分在数量上和质量上都接近母乳，更适合婴儿的喂养。至于孕妇、乳母，由于其特殊的营养需要，尚需在奶粉中强化钙和铁等营养素。

5.预防营养不良

营养强化是营养干预的主要措施之一，在改善人群的营养状况中发挥着巨大的作用。食品营养强化对预防和减少营养缺乏病，特别是某些地方性营养缺乏病具有重要的意义。例如对缺碘地区的人采取食盐加碘可大大降低甲状腺肿的发病率，用维生素B_1防治食米地区的维生素B_1缺乏病等与营养补充剂或保健食品比较，营养强化食品对于改善维生素B_1缺乏不仅效果良好，而且价格低廉，适于大面积推广。

在各种食品中加入适宜种类和剂量的营养素，不仅能弥补天然食品的缺陷，而且还可合理地改变营养成分及其比例，以满足不同人群对营养的需要。营养强化食品对人体有保健作用，如下所述。

（1）促进成长发育。小麦粉以L-赖氨酸强化后，营养价值提高128%；稻米用L-赖氨酸强化后，营养值提高44%。日本必需氨基酸协会从1984年开始在日本许多地区的小学午餐中，供给L-赖氨酸强化面包，一年后检查他们的身高、体重，结果显示，食用L-赖氨酸强化组的孩子相较于其他的同龄孩子，身高、体重均有显著增加。

（2）预防和减少营养缺乏病。加碘盐的强制推广，已经使我国的甲状腺肿大患者每年减少数百万人。我国在克山病区、大骨节病区的食盐中强化硒后，预防克山病、大骨节病效果显著，发病率明显降低。北京市近年来儿童佝偻病发生率较以前显著降低，这与近年来在北京大力推广AD钙奶有关。用维生素B_1防治食米地区的脚气病，用维生素C防治坏血病等，是为人熟知的营养强化保健措施。

（3）抗氧化、抑制致癌物生成。维生素C和维生素E在食品中还具有良好的抗氧化性能，在食品加工中添加在肉制品中和亚硝酸盐并用时，能够阻止亚硝胺的生成，降低癌症的发生率。

（4）满足特殊人群的需要，如军人、飞行员、运动员、高温作业人员等需要特别补充营养，孕妇和乳母作为特殊人群要供应一些强化食品。

（5）食品经强化处理后，食用较少种类的食品即可获得全面的营养，从而简化膳食。如在乳制品中强化维生素A、维生素B_1、维生素B_2、维生素B_6、维生素B_{12}和尼克酸等，制成调制乳粉，供给婴幼儿食用，可大大简化食谱。现代人工作繁忙也需要简化膳食。

二、对食品营养强化的基本要求

在对食品进行强化时，不能随心所欲，一定要遵循原则。具体要求如下所述。

1.有明确的针对性

进行食品营养强化前必须对本国、本地区的食物种类及人们的营养状况做全面细致的调查研究，从中分析缺少哪种营养成分，然后根据本国、本地区人们摄食的食物种类和数量，选择需要进行强化的食物载体以及强化剂的种类和用量。

2.符合营养学原理，注意各种营养素之间的平衡

人体所需各种营养素在数量之间有一定的比例关系，应注意保持各营养素之间的平衡。这些平衡关系主要有，必需氨基酸之间的平衡，脂肪酸之间的平衡，产能营养素之间的平衡，维生素B_1、维生素B_2、烟酸与能量之间的平衡以及钙、磷平衡等。对于强化的营养素还需要考虑其生物利用率，尽量选用易于被人体吸收和利用的强化剂，避免使用难溶的、难以吸收或影响食物吸收率的强化剂。

3.符合国家的卫生标准

食品营养强化剂的卫生和质量应符合国家标准，如GB 14880《食品安全国家标准—食品营养强化剂使用卫生标准》，同时还应严格加强卫生管理，切忌滥用。特别是对于那些人工合成的营养素衍生物更应通过一定的卫生评价方可使用。营养素的强化剂量，各国多根据本国人民摄食情况以及每日膳食中营养素推荐摄入量确定。

4.尽量减少食品营养强化剂的损失

许多食品营养强化剂遇光、热和氧等会引起分解、转化而遭到破坏，进行营养强化食品生产时，需适当提高营养素的添加量，通过改善强化工艺水平和储藏条件等措施，减少营养强化剂在加工及储存等过程中的损失。

5.保持食品原有的色、香、味等感官性状

食品大多有其特有的颜色、气味和口味等感官性状。而食品营养强化剂也多具有本身特有的色、香、味。食品强化的过程，不应损害食品的原有感官性状而影响消费者的接受性。当用大豆粉强化食品时易产生豆腥味，故多采用大豆浓缩蛋白或分离蛋白。

6.经济合理、有利于推广

通常食品的营养强化需要增加一定的成本，但应注意营养强化食品的销售价格不能过高，否则不易向公众推广普及。要使营养强化食品经济上合理和便于推广，科学地选择载体食品是关键。食品营养强化时，应当选择广大居民普遍食用、经济上能够承受的

食品作为载体。

三、常用的食品营养强化剂

1.蛋白质

从经济上考虑，用天然蛋白质或稍加提取加工的蛋白质来补充谷类的蛋白质和氨基酸的缺乏，明显优于完全人工生产的纯氨基酸。大豆蛋白质是优质蛋白质，是理想的蛋白质强化物。目前常用于食品强化的蛋白质有大豆蛋白、乳清蛋白、脱脂乳粉、酵母粉、鱼粉等。

2.氨基酸

赖氨酸在大多数植物性蛋白质中含量都较低，是限制其生物利用率的"第一限制性氨基酸"，谷类食品中，按人体氨基酸模式添加可成倍提高蛋白质生物价值。常用的赖氨酸强化剂有L-盐酸赖氨酸、L-赖氨酸、L-天冬氨酸盐、L-赖氨酸-L-谷氨酸盐等。另外，牛磺酸也是常用的一种氨基酸强化剂。

3.维生素

（1）维生素A　常用于食品强化的维生素A有粉末和油剂两类，一般以视黄醇、棕榈酸视黄醇的形式添加。B-胡萝卜素是在许多植物性食品中均含有的色素物质，具有维生素A的功效，又可作为食用天然色素使用，是一种比较理想的食品添加剂。

（2）B族维生素　通常用于强化的B族维生素包括维生素B_1、维生素B_2、烟酸、叶酸等。

① 硫胺素盐酸盐：通常多用于强化面粉（面包、饼干等制品）及牛乳和豆腐等，本品添加后稳定性较差，损失较大，储藏应置于遮光容器中，密封保存。

② 硝酸硫胺素：稳定性比盐酸硫胺素高，添加于面包等食品中效果较好。

③ 维生素B_2：目前多用亲油性的核黄素四丁酸酯，其用量1.75g相当于1g 维生素B_2。液体食品强化剂型为核黄素磷酸钠，其用量1.37g相当于1g 维生素B_2。本品对碱、光不稳定，使用时应予注意。

④ 烟酸：可用于面包。饼干、糕点及乳制品等的强化。

（3）维生素C　维生素C是常用的强化剂。L-抗坏血酸除用于多种食品的维生素C强化外，还广泛用于防止氧化、保持鲜度及作为肉的发色助剂等使用。主要用于强化果汁、面包、饼干、糖果等。在橘汁中添加0.2 ～ 0.6g/kg，还具有提高制品风味的作用。

4.矿物质强化剂

（1）钙　用葡萄糖酸钙、乳酸钙、碳酸钙、磷酸氢钙等。

（2）碘　在碘盐中经常以碘酸钾的形式来强化。

（3）铁　根据铁来源的不同可分为血红素铁与非血红素铁两类。目前，在食物中应用的铁强化剂主要有元素铁、硫酸亚铁、柠檬酸铁、焦磷酸钠钠铁、血红素铁和EDTA

钠铁。

（4）锌 常用的锌强化剂有硫酸锌、乳酸锌和葡萄糖酸锌等可溶解的锌化合物。

四、营养强化食品

根据目的的不同，食品营养强化大体可分如下4类。一是营养素的强化，即向食品中添加原来含量不足的营养素，如向谷类食品中添加赖氨酸；二是营养素的复原，即补充食品加工中损失的营养素，如向出粉率低的面粉中添加维生素等；三是营养素的标准化，使一种食品尽可能满足食用者全面的营养需要而按一定的标准加入各种营养素，如人乳化配方奶粉、宇航食品等，使营养素达到某一标准；四是维生素强化，向原来不含某种维生素的食品中添加该种维生素。此外，根据营养素强化种类的多少分类，可以分为单一强化食品和复合强化食品。单一强化食品是指仅强化一种营养素的食品（如高钙饼干），是指在食物载体中强化铁、碘或维生素A等营养素中的任何一种。常用的对单一营养素可选择的强化载体名单和评价，如牛奶、面粉、大米、食用油、果汁等。复合强化食品是指强化了两种或两种以上营养素的食品，如AD钙奶、多维谷物早餐等。此外，膳食补充剂或称为营养制剂，是含有一定剂量的营养素或者功能因子的胶囊、粉剂、片剂等，它与强化食品的主要区别是无食物作为载体。复合强化是在食物载体中加入两种或两种以上的微量营养素，如碘、铁、维生素A等。小麦、面粉、大米、谷氨酸钠、食糖、食盐（强化碘+维生素）、鱼子酱（强化碘+铁）和婴儿食品（强化碘+铁+维生素），都是微量营养素复合强化的一些可能载体。

我国目前主要的营养强化食品有如下几种。

1.加碘盐

我国是世界上碘缺乏病流行最严重的国家之一，人吃了含碘低的食物，会造成碘摄入量不足。日常生活中最普遍、最有效的补碘方法就是食用碘盐，价格便宜，容易实施，每天食用5～6 g盐中所含的碘就可以满足人们日常的生理需要。

2.主食营养强化

在面粉等粮食中添加维生素A、维生素B_1、维生素B_2、铁、锌等人体所需的营养素。大米是人类的主食之一，提供人类27%的热能、20%的蛋白质和3%的脂肪。大米也是维生素B_1、维生素B_2、烟酸、锌等微量元素的重要食物来源。但是，大米中的营养素在加工过程中各个环节均有一定的损失，越是加工精白的大米，其营养素的损失越多，一般损失量在50%以上。加上烹饪过程中的损失，使维生素B_1、维生素B_2、锌等各营养素的含量甚微。目前，国际上采用假米粒法的"营养粒"，即以淀粉类物质，特别是以大米粉为基础粉，与营养素混合均匀后制成面团，通过干燥制成营养米粒。营养米粒与成品米粒按一定比例混合生产即成为营养强化大米，通过一日三餐，达到促进人们身体健康的目的。

3.铁强化酱油

由于我国膳食中植物性食物占主要部分，铁的吸收率极低，缺铁性贫血普遍存在。

针对目前我国大约有 3 亿人口存在缺铁性贫血和铁营养不良的现状，国家开始推广"酱油补铁"。有关部门在贵州地区进行了大规模的试验以后发现，当地缺铁性贫血的儿童比例由之前的42%减少到了7%。

4.强化食用油

维生素A缺乏在我国中度缺乏者较多，植物油作为食物营养强化的载体之一，非常适合进行维生素A等脂溶性维生素的强化。

5.强化辅助食品

普通奶粉一般是鲜牛奶经过干燥工艺制成的粉末状乳制品，配方奶粉是根据不同人群的营养需求，通过调整普通奶粉营养成分的比例，强化所需的钙、铁、锌、硒等矿物质，维生素A、维生素D、维生素E、维生素C、B族维生素，以及牛磺酸、低聚果糖等营养强化剂及功能因子等，满足不同人群的需要。

6.添加益生元

益生元就是双歧因子，是从植物中提取的一种功能性低聚糖，是最具代表性的有益菌，因具有防止便秘、抑制腹泻、优于食物纤维素等功能，被科学家们称为"第五代保健品"。目前益生元主要是添加在保健品、乳制品和饮料中，未来会逐渐在烘焙食品、糖果和休闲食品中添加。

目前，市面上营养强化食品很多，选购营养强化食品时，要注意一定的原则。一是要针对需要的营养选择，如非母乳的婴儿，理想的食物是牛奶，但牛奶中维生素D不足，可以选用强化维生素A、维生素D的牛奶，可以有效地增强宝宝的抗病能力，并且还能预防佝偻病的发生。二是要考虑营养的平衡性，不能偏补或过补。三是要考虑食品的安全性，要选购质量合格、符合卫生标准的强化食品。四是正确使用强化食品，同时还应注意强化食品必须与正常食物搭配。

食品营养强化是全球食品营养发展的趋势。随着我国食品法规体系的不断健全完善，食品科学技术的不断创新，食品营养强化技术必将快速发展，并对人们的身体健康起到越来越重要的作用。

Chapter 07

第七章

均衡营养与合理膳食

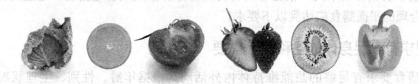

第一节　合理膳食的设计基础

合理膳食是指多种食物构成的膳食，这种膳食不但要提供给用餐者足够的热量和所需的各种营养，以满足人体正常的生理需要，还要保持各种营养素之间的比例均衡和多样化的食物来源，以提高各种营养素的吸收和利用，达到均衡营养的目的。供给不足或供给过量，对身体都是有害的，所以要提倡合理的平衡膳食。

一、合理膳食的设计原则

人体所需的能量和各种营养素必须通过每日膳食来提供，各种食物中所含的营养素种类、数量和质量有所不同。根据各类食物的营养价值组成合理膳食，是达到良好营养的关键。合理的平衡膳食应达到以下要求。

1.要求有满足身体的各种营养需要

合理膳食要求有足够的热能维持体内外活动。根据年龄、性别、生理状况来决定热能的需要量。有适当量的蛋白质供生长发育、机体组织的修补更新、维持正常的生理功能。蛋白质的供给量如按热能计算，儿童、青少年的蛋白质供给量占总热能的12%～14%，而成年人的蛋白质供给量占总热能的10%～12%。要有充足的无机盐参与构成身体组织和调节生理功能，如正常的渗透压和酸碱平衡。有丰富的维生素保证身体健康、维持身体的正常生长发育，增强身体的抵抗力。适量的膳食纤维以助肠道蠕动和正常排泄，减少有害物质在肠内的积留，从而预防肠癌和某些肠道疾病。食物纤维还有利于防治其他疾病，如糖尿病、冠心病等。还要求有充足的水分以维持人体各种生理程序的正常进行。

2.要求有科学的膳食制度

合理的膳食制度即合理地安排一日的餐次、两餐间隔、每餐的数量和质量。我国人民的生活习惯是一日三餐，两餐间隔4～6h。各餐数量的分配根据劳动的需要、生活习惯和生理状况安排，一般早餐占总热能的30%，午餐占全天总热能的45%～50%，晚餐占20%～25%。

3.要求对人体无毒无害

合理的膳食结构应以食物的无毒、无害为基础，避免一切可能存在的毒害。日常饮食中有诸多不利于人体健康的有毒或有害因素存在，食物应保证清洁卫生，防止化学试剂、农药、生物性污染等潜在的不安全因素，并减少营养素的丢失。接触过洗涤剂、农药的食物应充分冲洗，发霉的粮食应弃之不用，选购食品时注意保质期等。对单一营养素不过量摄入，以避免蓄积中毒。

4.要求食物易于吸收

食物种类繁多，其搭配合理、就餐习惯、就餐环境、烹饪方法均会对营养素的吸收产生一定的影响。要有良好的饮食习惯和生活卫生习惯。在编制食谱和烹调制备时要考虑食品的色、香、味、形和多样化，通过视觉、嗅觉、味觉来促进消化液分泌，引起强烈食欲，这样才有利于食物的消化吸收。

总之，合理膳食可以总结为"有粗有细，不甜不咸，三四五顿，七八分饱"（见图7-1）。

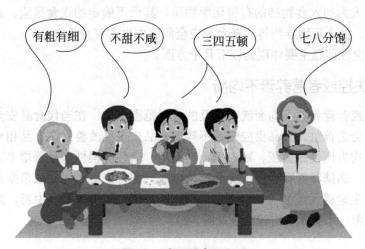

图7-1　合理膳食四句话

二、合理膳食的组成

根据食物性质及在膳食中的应用，食品可分为两大类。第一类是保护性食品：富含无机盐、维生素、优良蛋白质的食品，包括瘦肉、鸡蛋、牛奶、大豆及豆制品、蔬菜、水果等。第二类是热能食品，是供给热能的主要来源，如各种粮食、油、食糖等。

各种食物所含的营养成分不完全相同，因此，一个营养均衡的膳食必须由多种食物组成。合理膳食的组成，是每天摄入下列各种食物。

粮食类：是热能供给的主要来源。每天摄入的粮食类食品应适应热能的需要，这与劳动强度、副食供给量有关。由于各种粮食成分不同，建议粗粮、细粮搭配，多样粮食混合食用。

蛋白质食品：包括各种家禽（鸡、鸭、鹅等）肉和家畜（猪、牛、羊等）肉及其内脏，鱼、虾、蟹，蛋类、乳类、大豆及豆制品等。一天所进食的蛋白质中，动物性蛋白的数量最好能达到全部蛋白质的1/3，如不能满足此量，可用适量豆制品代替一部分动物性蛋白。例如，100g豆腐的蛋白质含量，大致相当于50g瘦肉或一个鸡蛋所含的蛋白质数量。

蔬菜类：是合理膳食中必不可少的食物，否则将导致维生素、食物纤维和无机盐的不足。成人最好每天能吃到400～500g蔬菜。不同品种的蔬菜所含营养素又有差异，因此膳食中可多采用几种蔬菜，多食绿色蔬菜，黄色或橙红色蔬菜。有条件者可多食用水果。

烹调油类：脂肪可供给一部分热能和必需脂肪酸，并促进脂溶性维生素的吸收。膳食中的脂肪，一部分来自食物本身所含的脂肪，如动物性食品；另一部分则来自烹调油。烹调油不光有上述作用，还能增加烹调菜肴的香味、增进食欲。但为了防止肥胖和预防高脂血症，进食饱和脂肪应有所控制，主张用植物油代替部分动物脂肪，同时膳食中的脂肪总量也不宜过多。

现代饮食水平与健康水平普遍提高，反映了食品的安全性状况有较大的甚至是质的改善；但同时，人类食物链环节增多和食物结构复杂化，又增添了新的饮食风险和不确定因素。现代食品的安全性可归纳为六大类问题，即营养失控、微生物致病、自然毒素、环境污染物、人为加入食物链的有害化学物质、其他不确定的饮食风险。此外，假冒伪劣食品（劣质、掺杂毒物异物等）在食品安全问题中也占有重要地位。

膳食的安全性问题主要体现为以下几个方面。

1.营养失控或者营养素不均衡

营养失控或者营养素不均衡就其涉及的人群范围来说，在当代食品安全性问题中已居于较发达社会之首位。食品供应充足不等于食品安全性改善。在食品相对丰裕的条件下，因饮食结构失调使高血压、冠心病、糖尿病、癌症等慢性病显著增多。高能量、高脂肪、高蛋白、高糖和低膳食纤维等食物的摄入，都可能给人的健康带来慢性损害。有些矿物质和维生素摄入过多（如硒、维生素A等）也可能引起蓄积中毒，或者更严重的后果。营养均衡，才有真正的健康（见图7-2）。

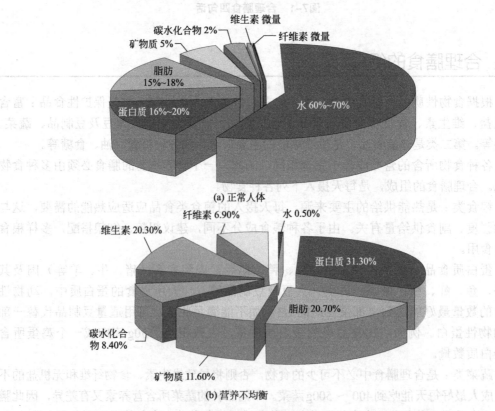

(a) 正常人体

(b) 营养不均衡

图7-2　正常人体七大营养素的比例与营养不均衡的七大营养素的比例

2.微生物污染致病

微生物污染致病始终是行政和社会控制的首要重点。微生物繁殖导致食品腐败变质，产生微生物毒素或导致传染病流行。

3.自然毒素

自然产生的食品毒素是指食物本身成分中含有天然的有毒有害物质。

（1）含天然有毒物质的植物性食物　有豆类、木薯、发芽马铃薯、荞麦花和某些蔬菜、水果等。未熟透的菜豆中含有皂素，对消化道黏膜有强烈刺激作用，还含有凝血作用的凝血素，其亚硝酸盐和胰蛋白酶抑制剂均能产生一系列胃肠刺激症状。蚕豆含有巢菜碱苷，可引起急性溶血性贫血（蚕豆病）。木薯含有有毒物质亚麻仁苦苷和氰苷，马铃薯的致毒成分为茄碱，荞麦花中含有两种多酚的致光敏有毒色素，即荞麦素和原荞麦素，二者均以糖苷的形式存在。青菜（特别是小白菜、菠菜等叶菜类蔬菜）和一些野菜（如荠菜等）都含有一定量的硝酸盐，鲜黄花菜中含有秋水仙碱，水果中苦杏仁苷等都可能导致中毒。

（2）含天然有毒物质的动物性食物　有鱼类、贝类、海参类、蟾蜍等。河豚鱼的毒素、青皮红肉鱼类的组胺、鳝鱼血中的鱼血毒素、蛤类和鲍类中的神经毒素、藻类植物的多肽类毒素、蟾蜍毒素、家畜的某些内分泌腺，摄入过量可能引起中毒。

4.环境污染

无机环境污染在一定程度上受食品产地的地质地理条件所左右，但更为普遍的污染源主要是工业、采矿、能源、交通、城市排污及农业生产等带来的，通过环境和食物链危及人类饮食健康。无机污染物中的汞、镉、铅等重金属及一些放射性物质，有机污染物中的苯、邻苯二甲酸酯、磷酸烷基酯等工业化合物和多氯氧芴等工业副产物，都具有在环境和食物链中富集、难分解、毒性强等特点，对食品安全威胁很大。人类环境持续恶化，食品成分中的环境污染物可能有增无减，所以必须采取更有效的对策加强治理。

5.人为加入食物链的化学物质

食物加工过程中加入的多种化合物，既有人工合成的，也有自然生成的。农药、兽药、饲料添加剂及食品添加剂、食用色素等，近年成为食品安全性方面关心的焦点。现在，有些国家已经认识到这些化合物的不安全性，如美国为加强对致癌化合物的控制，一批农药可能被禁用。在科技和社会进步过程中，人为加入食物链的化学物质被加强管理，以减少饮食风险。

第二节　不同人群的营养需要与合理膳食

一、孕妇的营养与合理膳食

在妊娠和哺乳期，母体自身组织和代谢发生相应的改变，同时又要供给胎儿和婴儿生长发育足够的营养，母亲的营养需要量则相应增加。母亲的代谢受激素调节，营养素会优先供给那些与生殖高度有关的某些母体组织（如胎盘和乳腺），并把营养素输送给胎儿或婴儿。人类脑细胞发育最旺盛时期为胎儿期最后三个月至出生后一年左右。不少学者认为，儿童智力低下或大脑发育不全与母亲孕期及产后营养有一定关系，所以孕妇和乳母的合理营养有利于其本人健康和胎儿的生长发育。

妇女自卵子受精在体内发育为成熟胎儿的整个妊娠期，是一个极为复杂的生理调整过程，既要维持母体自身营养素均衡，又要满足胎儿生长发育的需要，吸收母体营养和排泄废物。调查研究表明，孕妇营养不足不仅影响自身健康，引起相关疾病，还可使新生儿体重下降，早产儿与新生儿死亡率增加。

孕妇的生理上发生一些变化。

① 激素分泌改变。受孕前8～10周，孕酮和雌激素在母亲黄体内合成，受孕8～10周后，它们分泌的主要场所在胎盘，其产量在妊娠期间持续增加。在妊娠期间，皮质醇也会增加，拮抗胰岛素并刺激氨基酸合成葡萄糖。

② 代谢改变。孕期母体的合成代谢增加、基础代谢率增高，孕后半期每日约增加0.63MJ热量，对糖类、脂肪和蛋白质的利用都有所改变。

③ 消化系统改变。胃肠蠕动减慢，消化液分泌减少，孕早期可有恶心、呕吐等妊娠反应；常出现胃肠胀气和便秘。

④ 肾功能改变，肾脏负担加重。

⑤ 体重增长。

⑥ 血容量增加。孕妇在孕期中，合成代谢和分解代谢活动明显增加，尤其合成代谢增强大于分解代谢，全身各系统均发生功能性变化。为适应孕妇体内一系列变化，妊娠期对热量和大多数营养素的需要均高于非孕妇。

1.孕妇的营养需要

（1）热量：从理论上推算，整个妊娠期热量需要增加约334.3MJ（80000kcal），尤其以孕中、晚期需要更多。我国营养学会建议孕妇于妊娠4个月后平均每日应增加0.83MJ（200 kcal）。热量主要来源于膳食的蛋白质（应占12%～14%）、脂肪（占20%～25%）、糖类（占60%～70%）。热量摄入不足或过多均无益处。

（2）蛋白质：妊娠期需要额外约1kg蛋白质以补充在胎儿、胎盘和母亲组织中的蛋白质。极轻体力劳动的孕妇，妊娠4个月后，每日蛋白质供给量为80g，妊娠7个月后为90g。不仅要保证数量充足，还要保证1/3以上为动物性和大豆类等优质蛋白质，以保证氨基酸摄入量均衡。

（3）糖类是热量的主要来源。目前我国尚未制定孕妇供给量的标准。为避免酮症酸中毒，即使妊娠反应严重，每日摄入糖类也不应低于150～200g。

（4）孕妇对矿物质的需要增多，钙的供给量要增加：孕中期为每天1000mg，孕晚期为每天1500mg。牛奶、豆制品、硬果类、小虾皮都是钙的良好来源。铁的供给量为28 mg/d。为满足铁的需求，应多供给诸如动物肝脏、瘦肉、鱼、贝类等含铁丰富而吸收率高的食物，以及富含VC的食物和水果（山楂、大枣、芹菜、橘子、橙等）。锌的每日供给量标准为20mg，碘的每日供给量为175μg。

（5）由于代谢的变化，孕妇对维生素的需要量相应增加，若供给缺乏，则会引起相应的疾患，甚至导致胎儿畸形及出生缺陷。我国营养学会推荐孕妇每日膳食中脂溶性维生素的供给量为：VA 1000μg，视黄醇当量（相当于3300IU），VD 10μg（相当于400IU），VE 12mg，VB_1 1.8mg，VB_2 1.8mg，尼克酸18mg，VB_6 2.5mg，VB_{12} 3μg。

2.当前我国孕妇营养存在的问题

（1）热量和营养素不足。有些孕妇妊娠反应较重，不能坚持按需要进食，特别是饮食单调、偏食、择食，致使孕期热量和营养素供给不足，发生缺铁性贫血、精神不振、皮肤干燥、抵抗力减弱等。

（2）食物过于精细。以致造成一些营养素的不足甚至缺乏，出现某些无机盐、微量元素或维生素缺乏症。膳食要多样化，尤其要粗细搭配，可使多种食物营养成分起互补作用。

（3）过量进食。在妊娠期热量、脂肪等摄入过多，易发生妊娠高血压综合征；因饮食失调造成的肥胖症，不仅影响体型，而且易发展为糖尿病、高血压、高血脂及动脉粥样硬化等慢性疾病；还可使胎儿生长过速，造成分娩困难。又如过量摄入VD，则可引起婴儿高钙血症和VD中毒，甚至造成死亡。

3.孕妇的合理膳食

孕妇处于特定的生理条件下，膳食供给有特殊要求。总的来说应以平衡膳食为基本原则：①保证足够的热量和营养素；②选择食物要多样化，应包括粮谷、动物性食品、蔬菜水果、鲜奶或奶制品；③要有合理的膳食制度，定质、定量、定时用餐；④膳食烹调应色、香、味俱全，以刺激食欲，促进消化吸收。根据妊娠早、中、晚期孕妇身体变化的需要，拟定每日膳食的合理构成和安排。

（1）妊娠早期的合理膳食 妊娠早期胚胎发育比较缓慢，且孕妇常伴有轻度恶心、呕吐、厌食、厌油、偏食、嗜酸等妊娠反应，因此应在膳食总量不变的基础上少食多餐，以清淡少油腻为主。每日应包括：主粮200～300g，新鲜蔬菜300～400g，大豆及豆制品50～100g，水果50～100g，蛋类50g，植物油20g，鲜奶200～250mL，动物性食品100～150g。

（2）妊娠中、晚期的合理膳食 妊娠中、晚期胎儿体重增长加快，母体也开始储存蛋白质、脂肪、钙、铁等重要营养素。膳食品种应多样化。多食富含蛋白质的食物，多食新鲜蔬菜与水果，并适当食用海产品以补充碘。

鲜牛奶含有优质蛋白及多种无机盐（每100g牛奶中含钙约100mg），也是VA、VD及VB_6、VB_2的食品来源，每日应供应250～500mg。蛋类是提供优质蛋白的最佳天然食品，也是铁、脂溶性维生素及孕妇特别需要的叶酸、VB_{12}、VB_6、VB_2的丰富来源，应尽可能每日摄食1～3个。鱼、禽、畜瘦肉及动物血液都是蛋白质、无机盐及各种维生素的良好来源，应每日供给50～150g。各种动物肝脏是孕妇必需的VA、VD、VB_{11}、VB_{12}、VB_6、VB_2、尼克酸和铁的优良来源，应每周至少食用1～2次，每次100g左右。大豆及其制品富含植物蛋白质、无机盐、B族维生素及无机盐，豆芽富含VC。农村或肉、奶缺乏供应地区，每日摄入豆类及其制品50～100g以满足母子需要。新鲜的有色蔬菜也是妊娠期每日必需的营养食品。每日应摄食新鲜菜蔬0.4～0.8kg，其中有色蔬菜应占一半以上。每日供给新鲜水果150～200g对孕妇很有利。为保证碘的摄入，应经常食用加碘食盐、海带、紫菜、海鱼、虾等海产品。每日应摄食主食400～500g，全日炒菜用植物油40～50g。对患有贫血、妊娠高血压综合征、糖尿病的孕妇，应分别进行相应调整，给予合理膳食，以保障孕产妇及胎婴儿的安全与健康。

（3）分娩期的合理膳食　分娩期成熟胎儿从母体娩出体外的过程称分娩期。为保证孕妇有足够的力量完成分娩过程，在第一产程（子宫收缩至子宫口完全开放）时应鼓励孕妇进食，食品应清淡易于消化，胃储留时间短，以淀粉类食品为主，结合产妇喜好，给予半流质或软食，并少量多餐。接近第二产程（从宫口开全至胎儿娩出）时，可供给果汁、蛋花汤等流质食品。不愿摄食的话，则不必勉强，以免引起呕吐。

（4）产褥期的合理膳食　产褥期的营养供给对于产妇的身体康复及母乳质和量关系极大，必须合理配膳。正常分娩后稍休息，即可进食易消化的半流质食物，以后可根据具体情况进食软食或普通饮食。行剖宫手术者，术后24h先采用流质一天，情况好转后改用半流质1～2天，之后再转为普通饮食。

产褥期一日膳食内容有：主粮500g，动物类食品（鱼、禽、肉、内脏）400g，鸡蛋4～6个，牛奶250～500mL，豆制品50～100g，有色菜蔬250～300g，其他菜蔬250～300g，水果100g，烹调用植物油25g左右，食糖20g。

二、乳母的营养需要与合理膳食

哺乳期的营养需要远大于妊娠期的需要。乳母由于分泌乳汁哺育婴儿，消耗的热量和各种营养素较多。乳汁中全部营养成分均来自母体，乳母膳食必须含有充足营养方能满足婴儿生长发育的需要。如果乳母膳食中营养素供应不足，则母体的储备营养素将被动用来维持乳汁的质量稳定，此时乳母体重减轻，甚至出现营养缺乏症状。

乳母长期营养不良，不仅消耗其本身营养，还影响乳汁的分泌量和成分。因此，乳母的营养状况除直接影响自身健康外，还影响婴儿的生长发育。

1.乳母的营养需要

乳母对营养的要求是：为泌乳提供物质基础和正常泌乳条件；保证母体健康。

（1）热能：我国营养学会推荐乳母每日供给热量应在原有基础上增加3.3MJ。

（2）蛋白质：若膳食中的蛋白质含量不足或者质量不好，乳汁分泌量少。我国营养学会推荐乳母膳食蛋白质供给量应在原有基础上增加25mg，其中一部分应为优质蛋白，如鱼、肉、蛋等。

（3）脂类：脂类与婴儿神经系统，尤其是脑发育有关。我国营养学会建议乳母每日脂肪供给量应以其能量占总热能的20%～25%为宜。

（4）矿物质：我国营养学会推荐乳母每日摄入量为钙1500mg，铁28mg，碘200μg。

（5）维生素：VA需要增加，我国营养学会建议乳母每日视黄醇当量的供给量为1200μg，较一般妇女增加了400μg。VD几乎不能通过乳腺进入乳汁，乳中VD含量低，因此婴儿应多晒日光并适当补充VD制剂。水溶性维生素中多数水溶性维生素均可自由通过乳腺进入乳汁，乳中的水溶性维生素可迅速随乳母膳食中的该维生素含量变化而变化。我国营养学会建议乳母每日VC的供给量为100mg，较一般妇女增加40mg；乳母每日叶酸的安全摄入量约为270μg，较一般妇女增加约100μg。

2.乳母的合理膳食

合理调配膳食，可以保证乳母和婴儿获得足够的营养。乳母对各种营养素的需要量都有所增加，这就要求食物种类丰富，膳食平衡。除尽量提供一些含优质蛋白质的动物性食品（如肉、鱼、蛋）外，有条件者应选用牛乳或其他乳制品。大豆与豆制品也可提供植物性蛋白和钙，为保证维生素与矿物质的供给，新鲜蔬菜与水果极为重要，每日应保证500g绿色蔬菜或橙黄色蔬菜。乳汁分泌量与水分摄入有关。乳母应多吃流质食物、多喝各种汤类，其中鸡汤、蹄爪汤、鲫鱼汤均适合乳母饮用。

乳母食物并非越多越好。对于营养良好的乳母，即使过量食用富含蛋白质等食物，并未见到乳汁分泌增多的趋势，但产后一两个月后食物就减少，也不注意膳食调配的安排也不利于坚持母乳喂养，对于孕期体重增加少的乳母尤其注意。

三、婴幼儿的营养需要与合理膳食

1.婴幼儿的生理特点

婴幼儿的生理特点是生长发育旺盛，唾液腺分化逐渐完善。婴幼儿生长发育是否正常，判断指标如下。

（1）体重与身长。婴儿体重可按以下公式粗略计算：半岁前体重（kg）＝出生时体重（kg）＋月龄×0.6；半岁后体重（kg）＝出生时体重（kg）＋月龄×0.5；1岁以后体重（kg）＝年龄×2+8。

（2）头围与胸围。头围反映脑及颅骨发育状态，胸围与胸部骨骼、肌肉及肺的发育有关。

（3）牙齿。乳牙共20个，六个月左右开始出牙，最晚至2 ～ 2.5岁出齐。

（4）正常小儿腹壁皮下脂肪厚度应在0.8cm以上。

（5）神经系统不断发育逐渐成熟，表现为与年龄相应的运动能力及精神活动的发展。

（6）消化系统特点：口腔唾液腺分化不全，婴儿胃呈水平位，在吸饱奶后略受震动或吞咽过多空气，都容易吐奶。胃液分泌机能不全，适合于消化人奶，婴儿肠管总长度约为身长的6倍（成人为4.5倍），有利于食物的消化和吸收。肠消化液内有胰蛋白酶、胰脂肪酶和淀粉酶。

2.婴幼儿营养的需要

（1）热能。小儿热能的需要有五个方面：基础代谢、食物的特别动力作用、活动的需要、生长的需要和未能吸收的热能需要。长期热能摄入不足，则生长发育迟缓或停止；热能摄入过多超过其生长发育的需要，则会导致肥胖。

（2）蛋白质对处于快速生长期的婴幼儿尤为重要。供给不足，影响其生长发育，严重者可影响智力发育，且对婴幼儿应强调优质蛋白的供给。婴儿蛋白质需要量按每日每千克体重计算：母乳喂养时的蛋白质约需2.5g；牛奶喂养为主时需要3.5g蛋白质；如用植物性食品（豆浆、米粉等）为主喂养，则每千克体重需供给4g蛋白质。如果蛋白质营养价值低，则需增加供给量，才能满足机体需要。

（3）脂肪提供热能和必需脂肪酸，促进脂溶性维生素的吸收。脂肪摄入过多可引起食欲不振和消化不良。婴幼儿期脂肪占总摄入热能的30%～35%为宜，每日每千克体重需脂肪4～6g。1～6岁幼儿每千克体重约需3g。

（4）糖类为人体热能的主要来源，婴儿出生后四个月左右才能消化淀粉类食物。新生儿乳糖酶活性高，对乳中所含乳糖吸收较好，但蔗糖不宜摄入太多，婴儿没有乳糖不耐症。婴儿每日每千克体重需糖类10～12g，2岁以上约需10g。

（5）矿物质。对婴幼儿极为重要，容易缺乏的矿物质有钙（婴幼儿每日约需钙600mg，学龄前儿童约需800mg）；对于断乳后的婴幼儿，乳类是良好的钙来源。其次，豆类、蔬菜等植物性食物也可提供部分钙，但吸收率低。正常婴儿最好从3个月开始补充含铁量较高的食品，如蛋黄、婴儿强化食品，以后增加菜泥、肝泥等。另外，婴儿每日需碘40～50μg，幼儿每日需碘约为70μg，4～6岁小儿每日需碘为80～90μg，7～10岁每日需碘约为120μg，11岁以上每日需碘约为150μg。建议婴儿每日每千克应供给铜80μg，儿童为40μg。小儿缺锌容易引起食欲不振、创伤愈合不良、生长停滞等。婴儿每日需锌3～5mg，1～10岁10mg，11岁以上与成人相同，需要15mg。

（6）维生素。乳汁是婴儿VA的主要来源。婴儿断乳后应多吃蛋黄、绿色蔬菜等富含VA或胡萝卜素的食物，必要时补充VA制剂，但不能补充太多，以免发生中毒症。1岁以内婴儿每日需VA 200μg（660U）；1～3岁幼儿每日需VA300～400μg（1000～1300U）；4～6岁每日需500～1000μg（1600～3300U）。1岁以内婴儿每日需VB_1 0.4mg，VB_2 0.4mg，尼克酸4mg；1～3岁幼儿每日需VB_1 0.7mg，VB_2 0.7mg，尼克酸7mg；4～6岁小儿每日需VB_1 1mg，VB_2 1mg，尼克酸10mg。婴幼儿每日需VC 20～45mg。婴幼儿每日VD需要量为10μg（400U）。婴儿每日需α-生育醇3～4mg，1～3岁需5mg，4～6岁需6mg，7～10岁需7mg，11～18岁需8～10mg。

（7）水的需要量取决于热能的需要，还与饮食的质、量、肾脏浓缩功能有关。婴幼儿代谢旺盛，需要水量比成年人多，一般应每日每千克体重供给120mL。以牛乳喂养的婴儿水分需要增多，每日每千克体重供给150mL。1～3岁每日需120mL/kg，4～6岁每日需100 mL/kg。

3. 婴儿的喂养

婴儿胃肠功能尚未完善，必须保证营养需要的同时结合婴儿的生理特点，给予合理喂养。如喂养不当，容易发生腹泻和营养不良。婴儿喂养方法分为母乳喂养、人工喂养以及混合喂养。

（1）母乳喂养　健康母亲的乳汁是婴儿最佳食品。正常新生儿在胎儿期有足够的营养素储备，出生后4～5个月内如能经常接受阳光照射，可以靠母乳获得所需营养。人乳的营养成分（见表7-1）最适合婴儿需要。初乳中含蛋白质量较高，脂肪与糖较少，热能低，容易消化。且人乳可随婴儿成长改变营养含量和泌乳量。如婴儿出生后第2天乳汁分泌量为100mL，第2周增加到500mL左右，1个月时约为600mL，3个月时约为800mL，4～6个月时为800～1000mL。

　　人乳易消化、吸收。人乳蛋白质组成中以乳白蛋白、乳球蛋白为主，在胃中形成的凝乳块小而且柔软，已被消化酶消化；脂肪颗粒小，含有较多量的不饱和脂肪酸，相当于脂肪总量的47%，脂肪酶较多；人乳中的乳糖完全溶解；钙、磷比例（2∶1）适宜。这些因素均有利于被消化吸收。

表7-1　初乳、过渡乳与成熟乳的营养含量　　　　　单位：g/100mL乳汁

乳汁时期	蛋白质/g	脂肪/g	乳糖/g	热能/kcal（MJ）
初乳（1～12天）	2.7	2.9	5.3	58（0.242）
过渡乳（13～30天）	1.6	3.6	6.6	65（0.271）
成熟乳（2～9月）	1.2	3.8	7.0	67（0.280）

　　人乳能增强婴儿免疫力和抗病力。人乳的乳糖含量高于牛乳，乳糖有利于钙的吸收，促进肠道内生成乳酸杆菌，减少婴儿发生腹泻的机会。人乳中矿物质含量低于牛乳，初乳中含有大量分泌型免疫球蛋白A抗体，可抵御感染与过敏原的侵入；成熟乳中含有特异性抗体，也具有抗胃肠道感染和抗病毒活性的作用；还含有抗感染的溶菌酶和吞噬细胞。因此，母乳喂养的婴儿不易发生肠道疾病。

　　人乳有助于婴儿的生长发育。人乳中的铁、锌等吸收率均高于牛乳，人乳中含丰富牛磺酸，可供婴儿维持脑和视网膜的正常发育和生长。人乳喂养方便、卫生、经济，还促进母婴间的交流，有利于婴儿智力发育。

　　（2）混合喂养和人工喂养　母乳不足，或乳母患病，不能用母乳喂养，改用牛奶、羊奶或植物性代乳品喂养婴儿的，称为人工喂养。同时用母乳与代乳食品的，称为混合喂养。代乳品的必需营养与热能尽可能与母乳相似，保证婴儿正常生长发育。虽然牛乳的热能和蛋白质供给量与人乳大致相同，但是对婴儿来讲，其营养价值仍不如人乳。母乳与牛奶营养成分比较见表7-2。

表7-2　母乳与牛奶营养成分比较（每100mL乳汁中平均含量）

营养成分	母乳	鲜牛奶
热能/kcal（MJ）	66（0.28）	66（0.28）
蛋白质/g	1.2	3.5
乳白蛋白/g	0.7	0.5
酪蛋白/g	0.5	3.0
脂肪/g	3.5	3.5
乳糖/g	7.5	4.8
钙/mg	34	120
磷/mg	15	90
铁/mg	0.1	0.1
铜/mg	40	30
钠/mg	15	58

营养成分	母乳	鲜牛奶
钾/mg	55	138
镁/mg	4.0	12
锌/mg	0.3～0.5	0.3～0.5
碘/μg	3.0	4.7
维生素A/μg	53	34
维生素D/μg	0.01	0.06
维生素E/mg	0.18	0.04
维生素K/μg	1.5	6.0
维生素C/mg	4.30	1.80
维生素B_1/mg	0.16	0.42
维生素B_2/mg	0.43	1.57
尼克酸/mg	1.72	0.85
维生素B_6/mg	0.11	0.48
叶酸/μg	0.18	0.23
维生素B_{12}/mg	0.18	0.56

（3）添加辅食　随着婴儿月龄的增长，单纯的乳类将不能满足婴儿生长发育的需要。应逐渐补充富含VC与含铁丰富的食品，添加富含VD的鱼肝油，每日摄入10mg（400U）为宜。婴儿5～6周应添加富含VC的果汁、菜汁。3～4个月的婴儿应添加含铁丰富、易被消化吸收的蛋黄。开始可用煮熟的蛋黄压碎后调入乳汁或开水中喂食，半岁后可煮蛋花或蒸蛋羹喂给。4～5个月婴儿，应添加含淀粉丰富的米、面等，满足婴儿热能需要。婴儿5个月后可加食菜泥、果泥、鱼泥等。6个月后的婴儿喂食烤馒头片、烤面包片或饼干，有利于其出牙。8个月后的婴儿，可开始加喂肝泥、嫩肉末等。

4.幼儿的膳食要求

断乳后的婴儿必须依靠自身尚未发育完全的消化系统来获取各种营养素。对幼儿保持膳食平衡，注意保护性食品和产能食品之间的合理搭配；食物新鲜清洁，制作细软，便于咀嚼等。

（1）1～3岁幼儿膳食　1～3岁幼儿一般以每日三餐为主，上、下午各增加一次点心。早餐保证质量，午餐供给营养素最多，晚餐应清淡些。对断乳后幼儿，牛奶仍是首要食品，有条件者应保证每日250～500g，瘦肉类（各种禽、畜、鱼肉）25～50g，鸡蛋一个，动物肝脏或血液每周1～3次；多吃豆类和豆制品，使动物蛋白质占总蛋白质量的1/3以上，或动物蛋白质及豆类蛋白质占蛋白质总量1/2以上。多食新鲜蔬菜和新鲜水果，以保证维生素和无机盐的摄入。

幼儿的食物要注意营养全面，容易消化，要制作花样多、有情趣的食品，提高幼儿对多种食物的兴趣和接受能力，纠正偏食、挑食习惯。进餐环境清洁卫生；幼儿进餐前做好餐前准备（洗手、饭前不吃零食等）；用餐定时定量，使幼儿建立良好的卫生习惯。

（2）4～6岁儿童膳食 此期儿童膳食可逐渐从软食过渡到普食，饮食品种和烹调方法不必限制太严。每日三餐外，可给一次加餐。牛奶仍然不可少，每日至少250g，鸡蛋0.5～1个，瘦肉类50～75g，动物肝脏或血液100～125g，豆类或豆制品50～75g，以保证蛋白质的需要。菜蔬每日供给250g左右。

四、中老年人的营养需要与合理膳食

衰老分为生理性老化和病理性老化。生理性老化取决于遗传基因。病理性老化受环境因素影响，如社会因素、疾病因素、体力活动、营养因素及其他地理、气候、心情因素等。营养是其中一个重要方面。营养状况与人的健康、疾病和衰老进程密切相关。

1.中老年人的生理特点

人到中年以后，生理机能随年龄增长而逐渐减退。脂肪代谢、糖代谢发生改变，脂肪酶活力降低，脂肪组织逐渐增加，肌肉和活动组织相对减少，造成血清中血脂、胆固醇水平升高，糖耐量降低，胰岛素分泌功能减弱。各组织器官功能均有不同程度的衰退。由于体力活动的逐渐减少和基础代谢的降低，对热能的需要量也相应减少。

老年期的特点是机体结构和功能的衰老变化。主要表现为实质细胞数量减少，脂肪组织增加，脏器萎缩、功能下降，结缔组织老化，免疫力降低。基础代谢降低主要表现在组织蛋白质以分解代谢占优势，易出现负氮平衡；血糖升高，重要矿物质和维生素在体内含量减少。老年人胃肠道消化功能的衰退、消化酶活力降低、味觉与嗅觉减退、牙齿松动脱落等，均直接影响食物的选择。

2.中、老年人的营养需要

人体要满足正常生理功能运行、劳动和工作的需要，必须从体外不断摄入各种营养素和热能。随着年龄增长，中、老年人对营养素和热能的需要有所改变。

（1）热能需要量减少。

（2）中老年人对食物蛋白质的利用率下降。每天每千克体重需摄入1～1.5g蛋白质，其中优质蛋白应占总蛋白量的1/2。牛奶、禽蛋、兽类、瘦肉、鱼类、家禽都富含优质蛋白质。中老年人的消化、吸收功能减弱，应注意食用易于消化的蛋白质食品。由于老年人消化功能下降，肝肾功能减退，对蛋白质也不宜摄取太多。

（3）脂类不宜过多摄入，中老年人膳食油脂的摄入量应比正常成人低，包括食品所含油脂与烹调用油，每日不超过60g，保证膳食脂肪占总热能的20%左右较为适宜。一般每天摄入胆固醇含量应低于300mg。

（4）40岁以后，基础代谢相对降低，活动量减少，糖代谢能力降低，易发生糖尿病，要控制过多热能摄入，减少主食摄入量，使糖类提供的热量占总热能的60%～65%。可增加水果、蔬菜的摄入量。

（5）矿物质方面，老年人肠道对钙的吸收率降低，易发生骨质疏松症。我国老年人钙的推荐供给量为每天800mg。建议食盐摄入量以5～6g为宜。老年人总摄食量减少，多吃富含铁且吸收率高的食物，以满足铁的需要。我国营养学会推荐中老年人每日铁的供应量为12mg。

（6）维生素要适量增加。老年人每日维生素供给量见表7-3。

（7）老年人每天摄入水分2000mL以上，以便于代谢废物的排出。

表7-3　老年人每日维生素供给量

维生素	供给量	维生素	供给量
维生素 A/U	2000	维生素 E/mg	30
维生素 D/μg	10	维生素 C/mg	70
B 族维生素			
维生素 B_1/mg	1.2	维生素 B_{12}/μg	2
维生素 B_2/mg	1.2	叶酸 /μg	400
维生素 B_6/mg	3	尼克酸 /mg	12

3.中老年人的平衡膳食

中、老年人应根据机体形态与功能上出现的一系列变化，供给合宜的平衡膳食，使营养在延年益寿上发挥其积极作用。老年人除热能需要因代谢、活动的减少而减少外，其他营养素的需要并不会相应减少。膳食调配应尽可能达到平衡膳食的要求，尤其是蛋白质、钙、铁和维生素。蛋白质来源注意高质量，以植物性蛋白（豆制品）为好，适当摄入动物蛋白；多吃蔬菜、水果，以摄入足够维生素、无机盐和食物纤维；限制热能高而重要营养素含量较低的食品，如糖、酒、动物脂肪等。

老年人的膳食除应保证营养素的充分供应外，还需要注意食物品种多样化，多样化食品可有效防止营养素的缺乏；应注意食物选择和烹调方法，避免食物过硬，少吃油炸或过于油腻的食物，要低盐，每日食盐量不超过10g；避免暴饮暴食，注意少量多餐，饮食有规律。

第三节　不同职业和特殊环境下人群的营养需要与合理膳食

特殊环境作业人群营养学是研究各种特殊环境，如高温、低温、辐射等对人体的生理、生化、代谢等方面的影响，并研究适宜的营养需要量和有效的营养保障措施对改善机体的生理和营养状况的作用，以达到增强人体对特殊环境的适应能力和提高劳动效率的目的。

一、高温环境下人群的营养需要与合理膳食

高温环境一般指32℃以上的工作环境和35℃以上的生活环境。在这种高温条件下，人体代谢和生理状态均发生一系列变化，对于营养也有特殊要求。

1.高温环境对人体的影响

人体在高温环境下主要通过出汗和汗液蒸发来调节、维持正常体温。高温环境中大量出汗对人体的水盐代谢产生显著的影响，同时微量元素和维生素也有一定丢失，人体的生理状态也发生改变，表现为消化液分泌减少、胃酸降低，消化功能随之降低；高温和大量出汗刺激中枢神经系统，抑制摄食中枢，产生食欲减退。

2.高温环境下的营养需要

（1）水和无机盐：适当补充水分可补偿出汗丢失的水分，但过多饮水会增加心、肾的负担。补充水分时宜少量多饮，既可防止影响食欲，又可减少水分蒸发量和排尿量。同时需适当补充无机盐，每日出汗量少于3L者约需食盐15g，每日出汗量超过5L者，每天约需食盐20～25g。

（2）热能与蛋白质：机体通过大量出汗、心率加快来进行体温调节，在这个生理过程中热能消耗量增加，蛋白质的分解代谢增加，须适当增加热能的供给量和蛋白质的摄入量。

（3）维生素：VB_1和VB_2与能量代谢有关。由于出汗、热能代谢加强和增强高温作业者劳动能力的需要，消耗量增加，相应地其需要量也应增加。在高温环境中VC消耗增加，所以要增加VC、VB_1、VB_2，如VC每人每日供给150～200mg，VB_1 2.5～3.0mg，$VB_2$3～5mg，VA5000国际单位（1500μg视黄醇当量）。

3.高温作业的合理膳食

高温作业下食盐的供给量要增加，每人每日15～25g。高温下因出汗致使钾丢失较多，所以应注意不能单纯补水，平时膳食中应增加含钾丰富的食物，如豆类及其制品，各种新鲜蔬菜瓜果及鱼类，必要时可直接口服氯化钾；必须注意水的补充，以少量多次为宜。此外，膳食中还应补充富含钙、铁的食品，可以用混合盐片以补充丢失的多种离子、保持体内电解质平衡。

由于大量出汗口渴引起饮水中枢兴奋而抑制饮食中枢，有人认为进餐前适当喝些汤水或饮料有利于减低中枢的兴奋性从而增进食欲。高温环境使消化液分泌减少，胃酸降低，故膳食应注意色、香、味的调配，变换花样并适当添加刺激胃液分泌的调味品。

二、低温环境下人群的营养需要与合理膳食

1.低温环境下人群的生理特点

低温环境一般指气温在10℃以下的外界环境，此时人体代谢及对营养的需要也发生改变。低温环境下寒冷使基础代谢增高，人体热能消耗量增加；且低温下的寒战、笨

重防寒服增加身体负担并使活动受限，亦使能量消耗增加。此外低温下体内一些酶的活力增加，使机体的氧化产能能力增强，热能的需要量也随之增加，总热能消耗增加5%～25%。因此，膳食热能的供给量应较常温下增加10%～15%，具体热能供给量应参照个体生理状况及劳动强度而定，一般每日热能供给量为3000～4000kcal／人。随着在低温环境下作业时间的延长，体内热能代谢的方式也逐步发生改变，即原先以糖类为主的热能来源已不能满足机体的需要，因而转变为以脂肪供给能量为主。

2.低温环境下人群的营养需要

（1）热量：膳食中增加脂肪热能来源，占总热能的35%～40%，糖类占总热能的50%左右，蛋白质占总热能的13%～15%，其中动物蛋白最好能占总蛋白含量50%～65%，以保证充分氨基酸的供应来抗寒。

（2）矿物质：寒冷地区易缺乏钙和钠。寒冷地区日照时间短、蔬菜和水果较少，应多食富含钙和VD的食品。

（3）维生素：低温环境下人体对维生素的需要显著增加。寒区人群的VC、VA、硫胺素、核黄素、尼克酸和VA的供给量应充足，每天应摄入泛酸10～15mg、VB_2 3mg、叶酸1～2mg、生物素200～300μg、胆碱0.5～1.0g、VE 15～20mg、VK 200～300μg、不饱和脂肪酸5～6g等。

3.低温环境下人群的合理膳食

寒冷地区食品生产供给、饮食和营养有较大改变，这些对机体生理状态都发生影响。为适应寒带地区人员所出现的特殊生理变化，应对其营养和膳食进行合理调整。寒冷地区膳食中可食用脂肪含量略高的食物，同时注意糖类含量。机体对寒冷适应后利用酮体作为热来源。不论饮食蛋白含量高低，突然接触低温时，蛋白质分解加速，极易出现负氮平衡。故寒冷地区蛋白质供给量应充裕，多食用富含优质蛋白的动物蛋白和植物性蛋白质的食物，保持合理的必需氨基酸构成比例，因必需氨基酸可提高机体耐寒能力。尽量多食用新鲜蔬菜和含无机盐的食品，可在某些食品中加VC或直接服用维生素片。膳食中可适量加入食盐以补充钠的需要量。

三、放射线环境下人群的营养需要与合理膳食

1.放射线环境下人群的生理特点

从事放射线作业工作的人，由于工作中经常接触放射线照射，可使机体发生辐射损伤，造成一系列生理和病理的改变；而体内某些功能的紊乱，又可使多种营养素受到破坏和消耗，甚至发生营养不良。由于消化功能受到影响，食欲下降，体重持续减轻，出现能量、蛋白质、维生素等营养不均衡，这样又会增加机体对辐射的敏感性。即使放射线作业人员在公休期间，虽然已经脱离辐射环境，但所受的放射线损伤后白细胞与血小板减少以及营养缺乏症，仍然不同程度地存在。因此，配合药物和各种保健措施的作用，提供较为完善合理的营养，对于防治辐射损伤，改善代谢功能，促进康复，增强抵抗力，

降低对放射线的敏感性，具有重要意义。

用放射线治疗各种肿瘤的病人，在接受治疗时，机体也会引起不同程度的破坏损伤，如白细胞减少等血象的改变及恶心、呕吐、食欲不振等反应，造成代谢紊乱、营养素损失、体重下降。因此，正在接受或已接受放疗的患者的营养要求，均可参照放射线作业人员的营养需要。

2.放射性作业的营养需要

机体受到辐射损伤后引起热能代谢的紊乱，体重减轻。放射线作业人员经常受到小剂量照射，如热能供给不足，可增加机体对辐射损伤的敏感性。因此，接触放射线作业人员无论在接触或者休假期，均应适当增加热能供给量，每人每日可根据情况，提供2600～3000kcal（10.88～12.55MJ）热能为宜。其中糖类占热量的60%～70%；脂肪占20%、25%；蛋白质每日70～90g。

蛋白质：在辐射现场作业，射线照射使机体食欲下降，食物摄入减少，尤其是蛋白质不足，加之体内分解代谢增加，可引起负氮平衡。暴露期间应提供生物价较高的蛋白质，对增加白细胞和血小板，改善放射病的症状有一定作用。

脂肪：每日脂肪的供给量不宜过高，约占总热量的20%。提供足够比例的植物油，因植物油含不饱和脂肪酸较高，能促进血液成分的形成，加速网状内皮系统功能的恢复和防止放射线照射引起的损伤。

维生素：各类维生素需要增加。每日推荐的供给量为：VD 325～50μg；VE 5～10mg；VK 120～150μg；VB$_1$ 2.0；VB$_2$ 2.0～2.2mg；VC 100～120mg；VB$_6$ 3.0mg；尼克酸20mg；叶酸1000μg；VB$_{12}$5μg，VA每天供给1000μg视黄醇当量，其中50%应来自动物性食物和油脂。

矿物质每日推荐的供给量为：钙800～1000mg；铁15～18mg；锌15mg；碘130～140μg。

正常放射线作业人员的饮食营养应提供含B族维生素和VC丰富的食物，如乳类、豆类、花生、瘦肉、酵母、绿色蔬菜、动物内脏和新鲜水果等。营养素供给不足或缺乏可提高人体对辐射的敏感性，影响对放射损伤的防治效果。为使放射线工作人员得到适宜的营养保障，供给从事放射性工作人员的食物，除主食外，可多选用蛋、乳类、肝、瘦肉、大豆及制品、卷心菜、胡萝卜、海带、紫菜、柑橘、花菜、茄子、扁豆、黄瓜、番茄、香蕉、苹果、酵母等食物。适量饮茶，有助于抗辐射。

现有为从事放射线工作人员食用的保护性膳食，在早餐或午餐供给，一种保护性膳食由主食、肉、鱼、肝、蛋、牛奶、酸奶、卷心菜、土豆、西红柿、新鲜水果以及动、植物油组成。

四、接触化学毒物作业人员的营养需要与合理膳食

在人们的生活和生产环境中，常存在一定量的化学物质，其中有许多是有害有毒的化学物质，如农药、粉尘、铅、汞、苯、一氧化碳、二氧化硫等。这些化学物质长期、少量进入机体，可形成自由基和脂质过氧化，引起生物膜脂质过氧化，破坏细胞结构，

使之失去功能、引起各种毒性反应，出现神经系统、血液系统、消化系统等多种症状，甚至发生癌变。机体的营养状况与化学毒物的作用及其结果具有密切的联系，多种营养素具有一定的解毒、清除自由基和抑制脂质过氧化的作用，改变机体对有毒物质的易感性，提高机体抵抗力。

合理的营养措施，能提高机体各系统的抵抗力，增强对有毒化学物质的代谢解毒能力，减少毒物吸收并使其转化为无毒物质排出体外，有利于康复和减轻中毒症状。而且，即使从业人员已与有毒化学物质脱离接触，但以前进入机体的化学物质如硅尘、铅等，或蓄积在体内继续发生毒性作用，或身体各系统器官由于受到毒物的损害而尚未恢复正常生理功能的，仍然需要提供合理营养，针对毒物的化学性质、配合药物和保健措施，采取饮食营养手段进行排毒。

1.铅作业人员的营养与膳食

铅及其化合物主要存在于冶金、蓄电池、印刷、陶瓷、玻璃、涂料、染料等行业。铅作业的危害主要是通过消化道和呼吸道进入人体，蓄积在体内，以不溶性正磷酸盐沉积在骨骼系统中，引起慢性或急性中毒，主要引起神经系统和造血系统的损害。

维生素：铅作业者每日VC的供给量应为150mg。VB_1、VB_2、VB_6、VB_{12}、VA对预防铅中毒、保护神经系统亦有一定作用，应增加这些维生素的供给。

蛋白质和热能：蛋白质不足可以降低机体的排铅能力，富含硫氨基酸如蛋氨酸、胱氨酸等的优质蛋白质，对降低体内的铅浓度有利，可减轻中毒症状。蛋白质的供给量应占总热能的14%～15%，并需要增加优质蛋白质的供给。

脂肪：应适当限制膳食脂肪摄入量，以免脂肪促进铅在小肠中的吸收。

接触铅的人员还应当多摄入水果、蔬菜，其所含的果胶、膳食纤维等促进胃肠道蠕动，降低肠道中铅的吸收。

2.苯作业人员的营养与膳食

苯是芳香族碳氢化合物，主要用于有机溶剂、稀薄剂和化工原料，主要以蒸气形式经呼吸道吸入体内，是一种神经细胞毒物，可损害骨髓，破坏造血功能，毒性很大。

蛋白质：苯作业人员在膳食上应首先保证合理的平衡膳食，在此基础上增加优质蛋白质的摄入。苯的解毒过程主要在肝脏进行，一部分直接与还原型谷胱甘肽结合而解毒，而膳食蛋白质中含硫氨基酸是体内谷胱甘肽的来源，因此富含优质蛋白质的膳食对预防苯中毒有一定作用。

脂肪：苯作业人员膳食中脂肪含量不宜过高，因为苯属于脂溶性有机溶剂，摄入脂肪过多可促进苯的吸收，增加苯在体内的蓄积，并使机体对苯的敏感性增加。

糖类：糖类可以提高机体对苯的耐受性，因为糖类代谢过程中可以提供重要的解毒剂葡萄糖醛酸。在肝、肾等组织内苯与葡萄糖醛酸结合，易于随胆汁排出。

维生素和铁：VC的需要量增加（150mg）。为预防苯中毒所致的贫血，还应适当增加铁的供给量，并补充一定量的VB_6、VB_{12}、VB_{11}。

3.汞作业人员的营养与膳食

汞及其化合物可通过呼吸道、消化道或皮肤进入人体。职业中毒主要是通过呼吸道吸入汞蒸气或化合物气溶胶。进食汞污染的食物或饮水也可引起中毒。

蛋白质：金属汞易溶于类脂质，汞蒸气容易透过细胞膜进入血液，并很快进入组织中。汞进入血液后，与血清蛋白及血红蛋白结合，蓄积在肾、肝、心、脑中，引起这些脏器的病变，引起生理功能紊乱。由于慢性汞中毒可引起蛋白尿，使机体不断丧失蛋白质。另外肝脏、肾脏受到的损害也需要充足的优质蛋白质提供修补、再生。因此膳食中应有足够的动物性食品和豆制品，这些食物含有较高的甲硫氨酸，其中的巯基可与汞结合，从而保护含有巯基的酶的活性，减轻中毒症状。

微量元素硒与VE对于汞中毒均有明显的防护作用。硒可维持肝、肾细胞内谷胱甘肽过氧化酶的活性，减轻中毒症状。硒还能束缚汞与蛋白质的巯基结合，使汞不能到达靶细胞而产生毒性作用。VE除了能防止汞对神经系统的损害外，还能提高硒的营养效应。供给汞作业人员高蛋白、低脂肪膳食，能明显修补肝细胞损伤，防止脂肪肝，改善肝功能。

含果胶较多的胡萝卜，也能使汞加速排出，减轻中毒症状。在调配日常膳食时，应选择含硒较高的海产品、肉类、肝脏等，含VE较多的绿色蔬菜、奶、蛋、鱼、花生与芝麻等。

五、农药作业人员的营养需要与合理膳食

常用的农药为有机磷和有机氯。农药可通过呼吸道、消化道和皮肤侵入体内，在体内蓄积引起一系列急、慢性中毒症状，损害神经系统和肝、肾等实质性脏器，出现倦怠、食欲不振、头痛及震颤等全身症状。

蛋白质对农药毒性有明显的作用，蛋白质供给不足，可加重农药的毒性。膳食中蛋白质充足时可提高肝微粒体酶的活性，加快对农药的分解代谢。

糖类对农药的作用是间接的，它通过改变蛋白质的利用率和避免蛋白质作为能量而分解，而起到一定的解毒作用。

体内的脂肪组织可蓄积一定量的农药，缓解中毒症状的出现，但并不能降低农药对机体的损伤作用。

维生素与农药毒性有关。VC能提高肝脏的解毒能力，此外VB$_1$、VB$_2$、尼克酸、蛋氨酸和叶酸对预防或减轻农药的毒性也有一定作用。

所以，接触农药的人员应注意膳食合理，保证膳食中蛋白质含量充足，尤其是优质蛋白的供给；保证足量的糖类供给以避免蛋白质的分解；不应过分低脂饮食，保证一定量的脂肪供应来缓解中毒症状；多食新鲜蔬菜等含维生素丰富的食品。

第四节　不同疾病患者的合理膳食

营养素均衡是健康的保障，营养缺乏、营养过剩，都会导致相应的疾病（见图7-3）。不同的疾病需要不同的营养膳食。

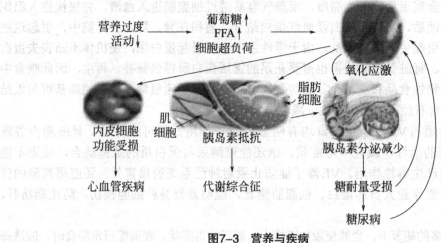

图7-3　营养与疾病

一、胃肠道疾病的合理膳食

1.消化性溃疡的膳食

胃或十二指肠溃疡的发生、发展以及症状、轻重与膳食都有密切联系。在溃疡病的治疗中，膳食营养较药物治疗更重要。其膳食原则如下所述。

（1）营养全面合理，要求质高、量少、均衡。保证有足够的热能供给，蛋白质、脂肪、糖类适量和充分的维生素。

（2）定时定量，少量多餐。可根据病情每日进食5～7次，使胃中经常保持适量食物来中和胃酸，减少胃酸对病灶的刺激，有利于溃疡面的愈合。但病情严重者如急性大穿孔或大出血病人，应立即禁食，由流质过渡到少渣半流到胃病五次饭。

（3）保护胃黏膜，避免一切对溃疡病灶机械性、化学性的刺激。忌用强刺激胃酸分泌的食品和调味品，含粗纤维多的食品不宜食用。禁用生葱、生蒜、生萝卜等产生气体的食物。溃疡急性发作初期或出血停止后的病人，以富含易于消化的蛋白质和糖类的流质为主；情况好转后，可用少渣半流质食物，内容可适当放宽，热能及营养素随之增加；病情趋于稳定，进入恢复期的病人，可采用胃病五次饭，食物应细软、清淡、少油腻肥厚，弱刺激，营养全面，易于消化，还可增加一些含纤维少的瓜菜、水果。病情好转后，可逐渐恢复一般饮食。

（4）适当控制一般调味品的使用。食物不宜过咸、过酸、过甜；控制盐和酱油。

（5）细嚼慢咽，可减少食物的消化性刺激，并增加唾液分泌。避免精神紧张。

（6）用刺激性弱的食品，如牛奶、豆浆、鸡蛋、面粉、藕粉、瘦肉、鱼等。烹调方法以蒸、煮、炖、烩等为主。各种食品切细、煮软。

2.慢性胃炎病人的膳食

饮食疗法为慢性胃炎的主要措施。如长期注意饮食，会使慢性浅表性胃炎逐渐痊愈。可参考溃疡病人的膳食。

（1）消除致病因素，如：彻底治疗急性胃炎，防止复发；戒烟酒，避免有刺激性的食物和药物；治疗口腔慢性感染。

（2）尽量减少对胃黏膜的刺激：选择易于消化的食物，少渣软饭；免用生冷、酸辣、硬质食品。少量多餐，粗粮细做。饮食基本与胃病五次饭相同。

（3）胃酸过多者，禁用浓缩肉汤及酸性食品，以免刺激胃酸分泌；味道要清淡少盐。胃酸过少者，可给浓肉汤、肉汁，以刺激胃酸分泌，帮助消化。

（4）营养不良或贫血者，应多给蛋类、有色新鲜蔬菜和动物内脏等。

3.腹泻病人的膳食

腹泻病人不仅有水和电解质的紊乱，更重要的是营养障碍。急性水泻期禁食；如脱水过多则输液以补充水分和电解质。1～2天后用清流质；待大便次数减少后给予全流质或少渣半流质饮食。少用糖类、脂肪及强调味品；恢复期可用少渣软饭，以低纤维、细软、少油为主。慢性腹泻者膳食原则是少渣、低脂、高热量软饭。热能多来自易消化谷类；采用优质蛋白质；少食多餐等。可给慢性腹泻病人口服专用营养液、去油加盐肉汤，并加盐和果汁。急性发作重症有恶心呕吐患者，需短期禁食，用静脉补液以维持电解质平衡。病情缓解后再恢复流质少渣饮食。此外，应注意食品卫生，以防复发和迁延不愈。

4.痢疾病人的膳食

饮食原则与腹泻相同。首先禁食，清理肠胃，后从流质饮食开始。每2h一次，进而用全流。病情好转改用低脂肪少渣半流饮食，之后用刺激性小、营养较全面的低脂肪少渣软饭。每日可给2～3次大蒜汁杀菌，也可供3～4次浓茶水，因茶叶中含有的单宁鞣酸可起抑菌收敛作用。中毒型痢疾患者则需静脉补液，以纠正电解质和水的不平衡。

5.伤寒病人的膳食

（1）多摄入水。因长期高烧，基础代谢率升高很多，严重时可增加40%～50%。每日需多饮水或进流质饮食和饮料，保证每日摄入水分2000～3000mL，以利于散发体温，排出毒素。

（2）采用高热能、高蛋白、高糖类饮食。长期慢性高烧，不光消耗水分，其他营养素的代谢也升高。每日需供应热能2500～3500kcal（10.5～14.7MJ）。即使食欲欠佳，也要设法保持在2000～2400kcal（8.20～10.08MJ）为宜。蛋白质每日保持在75g以上，最好采用优质蛋白，如动物性蛋白等。适当食用豆制品。糖类是热能的主要来源，约占总热能的60%以上。减少肌肉和体脂的消耗，维持氮平衡，防止酸中毒。

（3）适量摄入脂肪。在不影响病人食欲和消化供应的前提下，适当摄入易于消化的脂肪，如奶油、蛋黄等。每日约60g。烹调用油尽量用植物油。

（4）食用高维生素食品，特别是B族维生素和VC，以维持正常代谢、促进伤面愈合。多食粗粮米汤、菜水、果汁、肉糖等。必要时口服VB和VC制剂，以补充膳食的不足。

（5）食物应无刺激而且切细煮软。禁用一切生菜、水果，选用粗纤维含量低的食品。为减轻肠胃负担又保证营养，应坚持少食多餐，每日5～6次。

（6）注意分期营养配合。应细心观察病情变化，积极配合食疗。急性期可用清淡流质食物，少用牛奶、蔗糖、豆浆。腹泻者减少脂肪的摄入。如有肠出血或穿孔并发症，应立即禁食。病情允许时喂给温开水，每日总量不超过200 ~ 300 mL，再逐渐给予淡果汁。出血停止、病情好转时，可给予去油肉汤、鲜果汁、牛奶等。病情进一步好转时可用全流质食品，如蛋汤、蒸鸡蛋等。一周后可改用少渣半流或软食。

6.克隆氏病的膳食

该病又称末端回肠炎、局限性肠炎、结节性肠炎或肉芽肿小肠结肠炎，起病缓慢，以腹痛、腹泻，发烧、盗汗，瘘管形成等为主要症状，伴随有急性肠梗阻、穿孔、黑便、低蛋白血症、恶心、呕吐等并发症。该病的膳食原则与调配如下所述。

（1）采用高热量、高蛋白、低脂、少渣饮食。该病基础代谢高、热能及营养物质消耗明显。需保证每日摄入热能2600kcal以上，蛋白质100g左右，其中一半为优质动物性蛋白。限制脂肪摄入，保证在每日40g以下。因小肠末端梗阻，粗纤维不易通过，加之病损部位广泛，应尽量避免机械性刺激，采用少渣饮食。保证充足的维生素供应，以促进各种营养素的代谢。少食多餐，每日进餐4 ~ 6次，既减轻肠胃负担又保证营养供应。

（2）采用高维生素饮食，注意纠正电解质紊乱。充分利用菜汁、果汁、去油肉汤、枣汤、肝汤等提供的VB_1、VC及无机盐等。

（3）以精制米面为主食，如富强粉、上等大米等；禁用粗制粮食和粗粮，如玉米、小米和全麦粉制成的食品；以瘦肉、鱼、鸡、肝、蛋类等蛋白质作副食，补充豆腐及豆制品。限用牛奶。禁用浓烈调味品，如辣椒、酒类等，避免对肠黏膜的刺激。

（4）烹调的食品要求易于消化，禁用油炸食品。各种食品切细煮软，水果切成小块或煮成羹状食用。为保证营养供应又缩减食物体积，可用饮料代替饮水，或两种以上原料合制成一份饮食，如肉汤煮面，果汁冲藕粉等。

7.吸收不良综合征的膳食

该病临床表现为：腹泻、腹痛，消瘦、体重减轻，电解质和维生素缺乏，水肿发热等。采用高热量、高蛋白、低脂、少渣、无刺激性饮食，注意补充电解质和维生素，少食多餐。对乳糜泻患者用无麦胶饮食，禁用小麦、大麦、黑麦、燕麦、全麦食品为主食。但可适当食用提炼出麦胶后的麦淀粉。

8.便秘者的膳食

（1）神经性、痉挛性或阻塞形便秘 采用无粗纤维的无渣半流质食品，之后改为少渣软饭。禁用任何强刺激性食品。多喝开水，使肠道中水分充足，大便易于排出。还可服用琼脂（洋粉）制品。

（2）膳食性便秘

① 增加纤维素含量，采用多渣饮食。如富含纤维的蔬菜、水果、粗粮等，促进胃肠蠕动，利于排便。必要时使用琼脂。

② 增加VB_1摄取量，多用粗粮、豆类及其制品，必要时服用VB_1制剂，保证每日15mg的摄入量；多用产气食品。以增加肠的蠕动利于排便。多摄入水分。

③ 适当进食蜂蜜、脂肪（豆油、花生油等），作为肠润滑剂。

④ 有条件者每日一杯酸奶或活性菌，可增强消化机能、整肠通便。

二、肝、胆、胰疾病的合理膳食

1.常见肝脏疾病的膳食

　　肝脏疾病有肝炎、肝硬化、肝昏迷和脂肪肝。肝炎病人一般出现高烧或低烧，消化力减弱等胃肠道症状，植物神经系统功能失调或代谢紊乱，或伴有肝脏肿大、肝包膜粘连，或并发胆道感染。肝脏长期损害、慢性病变导致肝硬化，在肝炎的基础上，还有肝功能减退，黄疸、出血，门脉高压症（脾大、腹水、上消化道出血），内分泌紊乱，神经精神症状（易于激动、烦躁等）。晚期出现肝昏迷。

　　营养治疗的目的是减轻肝脏负担和伤害，促进肝脏组织再生和功能恢复，解除某些症状，保证营养供应。根据不同情况，选用不同饮食。

　　（1）热能　对肝炎患者来说，适当热能既可节省蛋白质的消耗，以保证修复损坏的肝组织细胞，又保证肝脏活动有足够的热能。而如果供给热量过高，则有可能向脂肪肝发展，所以需要控制热能，不宜使用过高的高热能饮食。成人每天以2000～2500kcal（8.36～10.45MJ）热能为宜。应根据体重、有无发烧、病情轻重作适当调整。肝硬化患者应予高热能饮食，一般每日2500～2800kcal（10.50～11.76MJ）。肝昏迷病人每天应保持1600kcal（6.72MJ）热能。对于脂肪肝者，过高热能会使体重过分增加。因此脂肪肝患者应给予适当热能饮食，体重正常的病人，轻度活动情况下每千克体重供给热能30kcal（0.126MJ）；超重者每日每千克体重供给热能20～25kcal（0.084～0.105MJ），使体重逐渐下降，有利于肝功能恢复。

　　（2）蛋白质　肝炎病人蛋白质的供给量应相对高于健康人，蛋白质应占总热能15%。治疗肝硬化也需有充足的蛋白质来保护肝细胞，使肝细胞恢复和再生。当血浆蛋白过低时，更应给予高蛋白饮食。每日供给蛋白质100～120g，如果饮食中高生物价蛋白质较多时，则供给量可适当减少，每日每千克体重不低于1g。血氨偏高时蛋白质量应减少，甚至暂时禁用。对脂肪肝病人来说，蛋白质是主要营养素。因此，供给患者蛋白质每千克体重1.5～2g，可以防止患者在低糖、低脂肪的情况下发生热能不足。

　　（3）脂肪　肝炎病人需要脂肪，特别是脂肪中的必需脂肪酸。必需脂肪酸参与磷脂合成，能使脂肪顺利从肝脏运出，对预防脂肪肝有利。脂肪的供给量可根据具体情况作适当调整，基本占总热能的20%～25%。肝硬化和肝昏迷患者肝脏功能衰退，胆汁合成和分泌减少，脂肪消化吸收受到影响。过多供给脂肪会增加肝脏负担，因此需给予低脂肪、低胆固醇饮食。脂肪肝患者不必过分限制脂肪，但是食用过多脂肪还是不利的，也应以低脂肪为宜。

　　（4）糖类　糖类可以节省蛋白质，而且，肝脏有充分糖原可防止毒素对肝细胞的破坏。肝炎病人糖类应适量，一般占总热能的60%～70%。肝硬化患者每日供给糖类350～450g。肝昏迷的热能来源主要依靠糖类，对能进食的患者必须给予高糖类饮食。脂肪肝患者则应适当控制热量，给予低糖类饮食，特别是进食蔗糖、糖果等。

　　（5）对维生素、水、盐的要求　各种肝病需要补充维生素。肝炎影响了多种维生素的吸收和代谢，所以膳食中应供给丰富的维生素，必要时额外补充，如VB$_1$、VB$_2$、VC和VA等。肝硬化患者也一样，特别对患有干眼病、夜盲症时等要补充VA；对凝血时间延长及出血者要补充VK。有腹水时采用少盐或无盐饮食，控制液体摄入，注意补锌。肝昏迷者也应给予正常需要量，但由于低蛋白饮食，常常会导致钙、磷、VB_2和VK缺乏，还应在饮食之外补给；也视水肿和腹水情况给予限盐限水饮食。

总的来说，肝炎病人给予高蛋白、适量糖类和脂肪、足够热能的饮食；肝硬化患者饮食则需用高糖类、高蛋白、高维生素和适量脂肪；肝昏迷者需选用低蛋白质、一定量的热能、高糖类、充足维生素饮食；脂肪肝者需要采用高蛋白质、适当热能、低糖类、低脂肪、充足维生素饮食。除脂肪肝患者外，都需少食多餐，加工烹调，供给易于消化吸收的食物。

2.胆囊疾病的合理膳食

胆囊炎、胆囊结石或两病并存时，胆汁流动障碍，胆囊部位感到剧痛或不适，脂肪消化和吸收受阻。胆囊疾病急性发作期，应禁食，通过静脉补充营养；当能进食时，应禁食脂肪和刺激性食物，可短期食用高糖类的流质饮食。病情逐渐缓解后，可给以低脂肪半流质或低脂肪少渣软饭。每日应少食多餐，限制肥肉和含脂肪多的食物。慢性胆囊炎或静止期，应给予充足热量的高蛋白质、高糖类和适量脂肪、丰富维生素的饮食。忌用刺激性食物和酒类。

（1）对热能的要求　需要足够热能，限制脂肪。一般每日供给总热能1800～2000kcal（7.52～8.36MJ），体重过重者适当减量。

（2）糖类　应保证糖类供给，尤其是发作期。做到每日300～350g。静脉供给或食用糖类的流质饮食时，主要的营养物质是糖。

（3）蛋白质　慢性胆囊炎患者应尽可能提高饮食中蛋白质比例，以利于胆囊排空，胆囊收缩。每日每千克体重蛋白质供给量为1～1.2g为宜。注意避免摄入过高胆固醇。

（4）脂肪　发作期应严格控制。每日脂肪供给量应低于40g或禁食。病情好转或静止期时，为调节饮食促进食欲，可适当进食少量脂肪以促进胆囊排空，此时每日脂肪供给量40～50g。

（5）维生素　采用维生素丰富的饮食，特别是保证VB_1、VC、VK的补充。

3.胰腺病人的合理膳食

膳食调养需注意减轻胰脏负担、恢复胰脏功能，缓解疼痛。在急性发作期，应停止一切饮食，给予肠道外营养。

（1）热能　急性发作期消耗很多热能，所以，保证足够热能对疾病治疗和恢复有积极意义。

（2）蛋白质　蛋白质对胰腺的修复是必需物质。但供给需适量。发作期应限制蛋白质摄入以减轻胰腺负担。

（3）脂肪　需严格控制脂肪，以缓解疼痛及促进胰腺恢复。急性发作期和发作后短期内需给予完全无脂肪的流质饮食。病愈后仍需长时间避免进食富含脂肪或刺激性食物，限制在30g左右，以后可增至40～50g。禁食肉汤、奶类、豆浆等含脂肪的食物，可用含脂肪少的食品，如鱼、虾、肾、鸡肉等。

（4）糖类　应给予高糖类流质饮食，以满足患者对热能的需求。慢性患者在病情缓解期，可用对胃肠没有机械和化学刺激的食物，一般采用高糖类的半流质饮食。

（5）维生素、无机盐　给予丰富维生素食品，尤其是VC和脂溶性维生素的摄入。

注意无机盐的摄入，保证电解质平衡。

　　另外，可采用少食多餐制，使胆汁分布均匀，每日以5～6次为宜。注意烹调技术，使食物味美，引起食欲、促进消化。绝对禁止饮酒。慢性胰腺炎患者可能会发生糖尿病，须采用糖尿病饮食，但必须将食物中脂肪量和纤维素量减少，以免加重病情。

三、心血管疾病的合理膳食

1.高血压病患者的合理膳食

　　高血压病与饮食有直接关系，所以饮食要合理。与高血压脑髓中有关的饮食因素有：总热能、脂肪、蛋白质、食盐、钾等。其平衡饮食即合理膳食如下所述。

　　（1）控制热能摄入，保持理想体重。体重超标者必须节制饮食。每日热能供应应比理想体重者减少20%～30%。多食糖类含量较少的蔬菜和水果，少吃或不吃糖果和脂肪含量高的食品。

　　（2）限制摄入脂肪总量。少用油炸烹调方法，少用脂肪和胆固醇含量高的食品。脂肪量占总热能的25%或更低，其中动物脂肪应占总热能的不到1/3。

　　（3）膳食中蛋白质摄入量应占总热能的15%或更多。多食优质蛋白质。

　　（4）限制食盐摄入量，每日食盐摄入量为5～6g。所以，注意不食用咸菜及含盐量高的食品，烹调时少放酱油和食盐，以防钠离子摄入过多、造成水钠潴留。

　　另外，多食富含维生素、无机盐和食物纤维的蔬菜、水果。饮食定时定量，晚餐饮食一定要清淡易于消化。总之，高血压病人应采用低盐、低热能、低脂肪、低胆固醇、维生素丰富的饮食，还应戒烟戒酒。

2.冠心病的膳食

　　冠心病是冠状动脉粥样硬化心脏病的简称。临床表现主要为心绞痛、心肌梗死，死亡率很高，但通过饮食控制、体育锻炼、戒酒等措施使死亡率下降。

　　（1）热能摄入的控制　热能摄入应维持正常体重，防止肥胖。体重过高，易产生高血脂，更易引起高血压和糖尿病。五十岁以上老人的正常热能供给量比成年人低10%。

　　（2）脂肪与胆固醇　长期食用大量脂肪是引起动脉粥样硬化的主要因素，膳食脂肪应控制在占总热能的20%～25%以下或更低些，限制膳食中胆固醇摄入。正常人每日摄入胆固醇也不要过高。

　　（3）蛋白质　一般认为在冠心病的膳食中必需含适量的蛋白质。蛋白质供给的热能应占总热能的12%左右。多选用豆类及豆类制品。

　　（4）糖类和食物纤维　糖类所供给的热能应占总热能的60%～65%较好，给予适量食物纤维，但是食物纤维含量过高时可影响无机盐、微量元素和维生素的吸收和利用，所以也不宜过高。

　　（5）无机盐和微量元素　碘可抑制胆固醇在肠道的吸收，并能减少胆固醇和钙盐在血管壁的沉着或沉积。铬、锰、锌有利于脂质代谢，降低血清胆固醇。钙、镁、钠参与心肌的酶代谢。少食食盐，以每日膳食中含食盐量不超过3g为宜。

Chapter 7

（6）维生素　冠心病患者应摄入富含VC、VE和B族维生素的食物，少摄入VD。大量VC可改善冠状动脉循环，保护血管壁，对防治冠心病有利。高于需要量200倍的大量尼克酸能扩张末梢血管，防止血栓形成。VD有升高血清胆固醇的作用，摄入VD应适量。VE对改善心肌功能有好处，可预防血栓形成，还可阻止不饱和脂肪酸的氧化，改善心肌缺氧。

3.高脂血症的膳食

高脂血症包括胆固醇和甘油三酯增高。高胆固醇血症患者除按冠心病营养原则外，需严格控制体重，防止肥胖；控制胆固醇含量，多选用植物油、鱼类、粗粮、蔬菜、水果等；严格控制热能摄入，注意糖类的质和量，并适当控制。少吃蔗糖、甜食、含糖多的水果和其他食物。

4.心力衰竭者的膳食

心力衰竭患者的饮食应减少心脏负荷，少量多餐、易于消化；限制钠盐，每日约3g以内为宜，以防止水肿保护心脏。当衰竭症状明显时，每日可给蛋白质25～30g，热能600kcal，2～3日后可加至蛋白质40～50g、热能1000～1500kcal。病情好转后再适量增加蛋白质和热能。减轻活动或体重过重者应降低热能。心力衰竭患者还应给予充足的维生素和适量的钙、钾。因为VB_1和VC可以保护心脏，适量的钙用以维持正常的心肌活动；钾不足会引起心律失常。成人每日需钙600～800mg，每日需钾3～4g。如果药物中使用了利尿药，则除补钾外，还应注意镁、锌的供给量。

四、肾脏病的合理膳食

1.肾炎的膳食

饮食采用低盐低蛋白软饭。

（1）总热能　急性肾炎患者必须卧床休息，每日供给的热能需1600～2000kcal（6.70～8.37MJ）即可。慢性肾炎热能供给成人为每天2000～2200kcal（8.40～9.24MJ）。热能的主要来源以糖类和脂肪为主，两者大约占该患者总热能的90%以上。采用富含不饱和脂肪酸的植物性脂肪。

（2）蛋白质　肾炎患者要限制蛋白质摄入量，选用优质蛋白质食品。急性肾炎时，尿中仅有少量蛋白质和红细胞的轻症患者，蛋白质供给量每日每千克体重0.8g，每人每天摄入40～50g；如有氮质留滞，患者（成人）一般要低于每日每千克体重0.5g，即每人每天摄入20～40g。当病情好转、尿量增多（达到每日尿量1000mL）时，可以逐渐增加饮食中蛋白质量，至病情稳定2～3个月后，才能恢复正常摄入量。慢性肾炎患者如果肾功能损害尚不严重，饮食内容可暂时不作严格控制，以免使身体抵抗力下降或体力减弱，蛋白质摄入量一般不超过每天每千克体重1g。

（3）钠盐　慢性患者根据有无浮肿、高血压来决定钠盐摄入量。偶有浮肿或高血压的轻症患者，只需控制钠盐摄入量在4g以内。浮肿、高血压时，要限制食盐量，采用低盐或无盐、低钠饮食。低盐饮食是指全日烹调用食盐量不超过 2～3g，或酱油 10～15mL。含钠盐丰富的咸菜、咸肉、泡菜、咸面包等食品均应禁食。无盐饮食指烹调全日不加盐及酱油。低钠饮食指除不加食盐和酱油外，还应避免含钠高的食品，如加碱挂面、馒头、饼干、每100g含钠量在200mg以上的蔬菜等。血压下降、浮肿消退后，可逐渐增加饮食中含盐量。如浮肿还合并了钾潴留或少尿时，应注意限制含钾丰富的蔬菜和水果。当慢性肾炎患者出现大量蛋白尿时，则应按肾病饮食处理；出现少尿、高血压、浮肿症状时，则按肾衰饮食处理。

（4）维生素 饮食中应富含维生素。VC在抗过敏性炎症方面有良好作用，应多食用 VC丰富的新鲜蔬菜和水果，每日摄入量最好在300mg以上。

（5）水分 按每日排尿量多少而定，一般控制方法是补足前一日排出的尿量外再摄入500～1000mL/日。轻症者可适当减少摄入的水分，严重者每日入液量限制在1000mL以内。出现尿闭则按急性肾衰处理。

2.肾病患者的膳食

患者肾脏基底膜增厚时，出现大量蛋白尿，每日尿中蛋白总量3～3.5g以上。饮食采用低盐高蛋白软饭。

（1）热能 需卧床休息，每日热能摄入在2000～2200kcal（8.40～9.24MJ）。

（2）高蛋白 高蛋白膳食可以弥补尿蛋白的丢失。一般摄入量为每日每千克体重 1.5～2g，并选用优质蛋白。

（3）脂肪 患者虽有血脂过高症状，但多由于代谢障碍引起，是否会引起动脉粥样硬化尚未证实。所以有人认为不必严格限制饮食中的脂肪含量。

（4）钠盐 大多数患者有浮肿、高血压，应限制每日钠盐摄入量不超过2g。

（5）其他 多食用富含铁、钙及VA、VB₂、VC的食物。

3.急性肾功能衰竭患者的膳食

（1）蛋白质和热能 发病初期（少尿期或无尿期）应严格限制蛋白质的摄入量，此阶段难以满足患者对热能和营养的需要。鼓励患者食用含高糖的食品，或给其口服300g葡萄糖；如不能口服，则每日至少静注100g葡萄糖。有人认为此期应不给或少给蛋白质食物。对于多尿期患者，则每日饮食蛋白质限制在每天每千克体重0.5～0.8g。恢复期患者排尿量渐趋正常、病情稳定一段时间后，可恢复正常饮食，供给蛋白质约每日每千克体重1g，一日热能每千克体重30～35kcal（0.125～0.146MJ）。

（2）无机盐 初期一般以低钠饮食为宜，每日限钠量约500mg。随时注意血钠、尿钠化验指标，出现失钠现象则酌情补给，但摄入量宁少勿多。高血钾时应严格控制钾盐入量，一般每日限量1.76g。此时应注意选用含钾低的蔬菜，如南瓜、冬瓜、丝瓜、茄子、大白菜、芹菜等。忌食水果和果汁。多尿期由于尿量多，排出钾、钠也多，所以此期与初期相反，饮食中应增加食盐量以补充尿中的丢失量，每排出1000mL尿给氯化钠约3g；选食含钾丰富的瓜果类和蔬菜类，必要时每日口服氯化钾2～3g。大多数体内缺钙，应注意补充钙盐。

（3）维生素 除饮食中选用维生素丰富的食物外，还应考虑是否适当补充维生素片剂。

（4）水分　初期和多尿期都应严格控制入液量。初期一般限制在每日500mL，如有失水症状时应及时静脉补液；多尿期根据前一日排尿量来决定入液量；病情缓解后入液量可增至每日1200mL。

4.慢性肾功能衰竭患者的膳食

主要是采用低钠低蛋白麦淀粉软饭。

（1）蛋白质和必需氨基酸的供给　膳食蛋白质供给量取决于患者症状及肾功能损害程度。慢性肾衰患者必需氨基酸的需要量至今还未统一，一般是在蛋白质限量范围内尽量选用含必需氨基酸丰富的优质蛋白质食品。膳食中优质蛋白质占总蛋白质量的50%～70%最为相宜。忌食豆类和豆类制品，因为其中含非必需氨基酸量较高。其次，肾衰患者体内组氨酸和酪氨酸合成受到控制，故除8种必需氨基酸外，组氨酸和酪氨酸也是必须从膳食中获得的。

（2）热能摄入　热能摄入应充足，最好每日摄入热量达到2000～3000kcal，热能来源以糖类为主。进食量不能满足需要时，可从静脉补充。

（3）无机盐和维生素　肾衰患者出现电解质不平衡，主要为钾、钠、镁代谢紊乱。一天尿量在1000mL以上、血钾不高者，不必控制食物中含钾量；若尿量在1500mL以上、血钾偏低时，应酌情补钾；尿量在1000mL以下、血钾升高时，应适量限制钾量在每天1.76g。钠的摄入量根据病情适当掌握。出现浮肿和高血压时必须限制食盐，一般应采用低盐饮食（每日920～2070mg）；严重浮肿、高血压时钠盐限制在每日460mg；血压正常、浮肿消失时，饮食中含钠量可高于每日2.07g。当患者自尿中丢失较多钠盐、血钠下降时，则需要补充。一般食物中镁含量较少，因此镁的紊乱不是通过饮食调整。

（4）水分　除伴随有心力衰竭外，不必限制入液量。

5.尿毒症患者的膳食

尿毒症病情严重时一般采用透析疗法，用以排出体内过量毒素和酸性代谢产物。透析时的膳食如下。

（1）热能摄入　热能摄入必须充足，有人主张每日每千克体重至少摄入40kcal热量。

（2）蛋白质　应适当补充蛋白质摄入量。定期透析病人饮食中应按每日每千克体重补充1.0～1.2g蛋白质，其中优质蛋白要占50%以上。

（3）水、维生素和无机盐　限制入液量，根据每日排尿量、透析次数及透析时间决定每日水分摄入量。采用低盐低钾饮食。一般规定无尿患者每日入液量1000mL，食盐2～3g；钾盐限制在每天1.3g以下，少吃蔬菜和水果。给予制剂补充维生素的不足。

6.泌尿系统结石病患者的膳食

结石多为混合型，故控制饮食较为困难。但当明确结石性质时，可以选用合理膳食进行饮食治疗。

（1）自发性高钙尿　限制牛奶、干酪及其他含钙高的食品。可多食酸性食品，如鱼、肉、蛋类等动物性食品。

（2）草酸盐结石和草酸尿　禁食VC及含草酸量高的菠菜、番茄、苹果等食品。给患者口服叶酸每日5mg，VB_6每日10mg，防止甘氨酸转变为草酸盐。大量饮水利尿。

（3）尿酸及尿酸盐结石 禁食含嘌呤丰富的食物，多食碱性食物，多饮水。

（4）胱氨酸结石和胱氨酸尿 限制蛋氨酸及酸性食物，多食碱性食物，如植物类食品。同时大量饮水。

（5）磷酸盐尿 多食酸性食物，同时还应限制含钙丰富的食品，以避免形成磷酸钙结石。

五、糖尿病的合理膳食

糖尿病患者应采用少食多餐制。

1.总热能

体重正常者应根据职业性质计算热能；肥胖病人（超标准体重20%以上）必须控制总热能，特别是来自糖类和脂肪的热能。体重较轻或体质虚弱的病人则应提供足够的热能。

2.糖类

尤其需要控制糖类的摄入，以减轻胰脏负担。糖类占总热能的百分数，至今还未统一。单糖和双糖易于水解、吸收，所以要严格限制单糖及双糖的使用量，最好选用多糖类，如米、面、玉米面等。同时，糖类摄入量不宜过高或过低，过低可引起脂肪代谢过度，导致酮症酸中毒。一般中等体力活动者每日糖类摄入量介于200～300g为宜，相当于粮食250～400g。

3.蛋白质

糖尿病人蛋白质消耗大，因此膳食中供给量应占总热能的15%～20%。

4.脂肪

膳食脂肪热能占总热能20%～25%，糖尿病人膳食中每日脂肪摄入量以不超过60g为宜，胆固醇摄入量最好控制在300mg以下。

5.矿物质、维生素

糖尿病人应增加维生素需要量，膳食中应供给充足的复合B族维生素、水分、钠、钾、氯等维生素和无机盐，同时还应供给充足的钙、磷、铜、碘、锌、铬等元素。

6.食物纤维素

食物纤维具有降低血糖的功效。

如果糖尿病人并发心血管疾病，应控制热能，采用低脂肪、低胆固醇饮食；合并妊娠时，不能过分限制热能，一般以每日1800～2200kcal为宜，增加蛋白质的摄入，达到每日每千克体重1.5～2g。合并低血糖时，可给予温糖水饮用或进食淀粉类食物；合并肾病时，每日膳食中应提高达100～120g，出现水肿则限制钠盐在2g以下，可适量放宽糖类摄入量，以满足热能的需要，每日热能不低于2000kcal。

六、代谢疾病

（一）先天性代谢缺陷病的合理膳食

先天性代谢缺陷病往往是由于体内缺乏某些酶。若缺少的酶与氨基酸代谢直接有关，则称氨基酸代谢缺陷；与糖代谢直接有关，即为糖代谢缺陷。苯丙酮尿症是儿科常见的一种先天性代谢缺陷病。由于患儿体内缺乏苯丙氨酸羟化酶引起的代谢缺陷病。采用低苯丙氨酸的饮食方法，患儿从出生6个月内开始治疗，至7～8岁神经发育健全时即可停止这种饮食疗法。如三岁才开始治疗，则治疗价值不高，甚至无效。

苯丙酮尿症的膳食如下所述。

1.限制膳食中的苯丙氨酸含量

任何食物蛋白质都含有一定量（4%～6%）的苯丙氨酸，所以一切富含蛋白质的事物都必须忌用或偶用。儿童生长发育所需的蛋白质可用"低苯丙氨酸水解蛋白"来补充，最好在喂食时服用。

2.蛋白质

患儿蛋白质供给量，1岁以内按每日每千克体重3.5～4g计算，1～2岁为每日30～40g，3～4岁为每日40～50g。除去膳食中的蛋白质，缺少的需要量由"低苯丙氨酸水解蛋白"供给。

3.热能

热能充足可以提高蛋白质的利用率，热能供给量，1岁以内和1～3岁每日每千克体重100kcal，4～6岁为90kcal。热能供给的主要来源是脂肪和糖类食品。但糖类也富含苯丙氨酸，所以可用不含或少含蛋白质的纯淀粉类代替米、面，如麦淀粉、藕粉、粉皮、凉粉等。适当时可多吃油脂食品以及糖果、甜食等。

4.维生素和无机盐

膳食调配应注意这两类营养素供给丰富。要做到食品多样化，多吃新鲜蔬菜和水果，可以甜薯、胡萝卜、山药、南瓜代替主食。必要时补充维生素制剂和鱼肝油、钙片等。

其他氨基酸代谢紊乱的遗传病，总的饮食原则是：哪种氨基酸或糖代谢紊乱，就限制这种氨基酸或糖的摄入，其他的必需氨基酸可采用合成药剂的方法供给。

（二）痛风病人的膳食

1.限制嘌呤摄入量，禁用使神经系统兴奋的食物

限制嘌呤摄入量，禁用使神经系统兴奋的食物。正常人可食入嘌呤600～1000mg，痛风者则每日控制在150mg以下。根据情况少食或禁食嘌呤高的食品，如动物内脏、海鲜和含腺体的肉类等。植物食品中含有少量嘌呤的也应略加控制，如全麦、带皮谷物、干豆、龙须菜、菠菜等。禁食酒、浓茶、咖啡及一切辛辣刺激食物。

2.限制总热能，控制体重

一般痛风者都很肥胖，应逐步减少热能。每日总热能应较正常降低10%～15%。

3.脂肪

脂肪会阻碍肾脏排泄尿酸，因此应限制其摄入。

4.蛋白质

应以植物蛋白为主，其次，鸡蛋和牛奶不是嘌呤的来源，也可随意食用。摄入量不宜过高，以每日每千克体重1g为宜；病情严重时则降为0.8g。

5.维生素

大量的B族维生素、VC可促使组织内淤积的尿酸盐溶解，应增加膳食中VC、B族维生素摄入。应多食用碱性食物，如蔬菜、水果等，并可多饮用矿泉水、碳酸钠液体。

七、外科病人的合理膳食

1.总热能

手术和创伤对机体是一种消耗，因此应保证热能供应充足。在禁食时，要给患者输葡萄糖液。要注意补充脂肪，可根据情况在高热量饮食中适量给予。

2.蛋白质

蛋白质按每日每千克体重1.2～1.5g供给。蛋白质缺乏者摄入量应更高，宜每天供给150～200g。注意增加生理价值高的蛋白质，同时，须根据患者的消化能力采取循序渐进的方式供给。

3.维生素

外科病人应增加维生素的摄入量。VC、B族维生素是糖类和蛋白质代谢、伤口愈合必备的材料。长期服用磺胺药或抗生素者，有肝、胆疾患者，还要注意补充有凝血作用的VK。美国国立营养研究所建议，大手术、外伤、烧伤病人，在最初几天内应给予的维生素是正常需要量的5～10倍，以后逐渐减至2～3倍，直至完全康复。

4.无机盐

由于出血、渗出物多，外科病人易出现钾、钠、镁、铁及微量元素的缺乏和电解质失衡，应随时根据检查指标及时予以补充。

八、烧伤病人的合理膳食

烧伤会引起酸碱平衡失调，神经内分泌的变化，以及对肝、肾、胃肠功能的影响等。

烧伤后机体在蛋白质、脂肪、糖类代谢方面出现一系列复杂的变化，因此对烧伤病人的营养问题非常重要。

1.总热能

热能的需要量大大增加。严重烧伤病人热能供给应为正常需要量加上发热、感染的需要量。成人为每日每千克体重50～60kcal，儿童约为每日每千克体重150kcal。

2.糖类

糖类是热能供应的主要来源，还可以保护心、肝、肾，防止酸中毒、减缓脱水症状。每日糖类供应400～600g为宜，糖类供给不足时会大量消耗脂肪、产生代谢性酸中毒，或消耗蛋白质使组织修复困难。葡萄糖太多会产生高渗压导致上腹不适、胃排空延迟；食入糖过多还会腹胀、消化不良，因此，给予烧伤病人葡萄糖要适量，可多给病人淀粉类食物。静脉补给葡萄糖时，应与氯化钾、胰岛素同时输入，这样可保证使葡萄糖充分转变为糖原，还可增加体液中钾含量，纠正电解质平衡。

3.蛋白质

烧伤后常产生负氮平衡、低蛋白血症及各种消耗增加，这些都有赖于膳食中足够的蛋白质供给。成人每日蛋白质摄入量最好维持在120～200g，保证优质蛋白占总蛋白的70%左右。对严重烧伤病人，每千克体重供给蛋白质2～3g，儿童每日每千克体重供给蛋白质6～8g为宜。康复期的烧伤病人蛋白质的合成代谢非常活跃，需要许多非必需氨基酸作为氮源，而直接从膳食中获得这些氨基酸比病人自身合成更经济、更迅速。

4.脂肪

病人一日膳食中的脂肪量以不超过总热能的30%为宜。选择脂肪时，应注意脂肪的消化率，并注意供给人体。选用含必需脂肪酸高脂肪、含磷脂高的蛋黄、大豆及豆制品等食物。

5.维生素

烧伤后的胃肠功能紊乱，维生素吸收随之发生障碍，故应大剂量补充各种维生素。VA能促进表皮生长及烧伤创面愈合，每日可给烧伤病人VA 25000国际单位，VD每日400国际单位。VE有抗氧化作用，可减少或防止瘢痕形成，有人建议给予烧伤病人每日200mg。VK可合成多种凝血因子，每日可给予1mg。VB$_1$能促进糖类完成正常代谢，严重烧伤病人每日应供给60～90mg。VB$_2$参与各种生理氧化过程，并可加速烧伤创面愈合，每日应供给100mg。尼克酸可减轻伤后血容量的减少和水肿，病人每日应供给100mg。VB$_6$对氨基酸代谢有重要作用，是抗体合成所必需，每日应供给10mg。VB$_{12}$可促进红细胞生成，与氨基酸代谢亦有密切关系，病人每日应供给400μg。叶酸可刺激红细胞、白细胞及血小板的生成，有明显的生血作用，烧伤病人每日可给1.5mg。VC能促进烧伤创面愈合，加速药物代谢，减少药物毒性，增加机体抵抗力，烧伤病人每日应供给600～1000mg。

6.无机盐和微量元素

烧伤后第一天会出现低钠血症，出现钠的负平衡；随着严重渗出，导致高渗性脱水，则发生高钠血症。因此，如果病人无水肿和肾功能障碍，可不限制钠盐摄入。渗出同时会丢失钾，病人应及时补钾，多食含钾丰富的食物。烧伤后分解代谢增加，磷、镁的需要量也增加，需多摄入含磷、镁丰富的食品。锌可促进创面愈合，铁、铜可以治疗烧伤后贫血，碘可促进机体新陈代谢、蛋白质合成，要供应充足。

7.水分

烧伤初期会有缺水表现，应补充水分。当输液量减少后，从食物中摄取的水分和饮水量总和每日不少于5000mL，并保证尿量充足。

Chapter 08

第八章

时尚营养

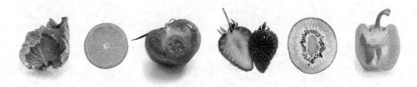

第一节　营养早餐

一、什么是营养早餐

人们常说"早吃好，午吃饱，晚吃少"，这一养生经验是有道理的。早餐不但要注意数量，而且还要讲究质量，从而使人精神振奋，能精力充沛地工作学习。午餐应适当多吃一些，而且质量要高。主食如米饭、馒头、玉米面发糕、豆包等，副食要增加些富含蛋白质和脂肪的食物，如鱼类、肉类、蛋类、豆制品等，以及新鲜蔬菜，使体内血糖继续维持在高水平，以保证下午的工作和学习。晚餐要吃得少，以清淡、容易消化为原则，至少要在就寝两个小时前进餐。如果晚餐吃得过多，并且吃进大量含蛋白质和脂肪的食物，不容易消化也影响睡眠。另外，人在夜间不活动，吃多了易营养过剩，也会导致肥胖，还可能使脂肪沉积到动脉血管壁上，导致心血管疾病，故应合理安排一日三餐。

"一日之计在于晨"，早餐是一天中最重要的一餐。什么是营养早餐，通俗的来讲就是有养分的早饭。吸收养分滋补身体，具有生物从外界摄取养料以维持其生命的作用。

科学的早餐应是低热能、营养均衡，蛋白质、脂肪、糖类、维生素、矿物质和水一样都不能少，特别是要富含膳食纤维。科学的早餐应包括四种类别的食物（见图8-1）：分别是以提供能量为主的，主要是糖类含量丰富的粮谷类食物，如粥、面包、馒头等；要适当地增加一些含蛋白质丰富的食物，如牛奶、豆浆、肉类、禽蛋类食物，使体内的血糖迅速升高到正常或超过正常标准，从而使人精神振奋，能精力充沛地工作学习；另外还要供应无机盐和维生素，主要指新鲜蔬菜和水果；奶类与奶制品、豆制品以提供钙为主，并富含多种营养成分。

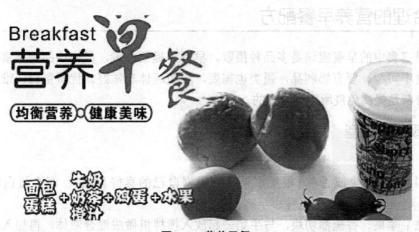

图8-1　营养早餐

　　早餐摄食的能量占人体一天所需能量的30%，而早餐营养的摄入不足很难在午餐和晚餐中补充回来。均衡的饮食，健康的生活习惯，每天晨起的营养早餐习惯是每个人每天"必须"的功课！人体经过一夜的酣睡，机体储存的营养和能量消耗殆尽，激素分泌已经进入了一个低谷，大脑和身体的各器官难为无米之炊，记忆机能处于迟钝状态。

　　一顿营养的早餐，犹如雪中送炭，能使激素分泌很快进入正常值并达高潮，给嗷嗷待哺的脑细胞提供饥渴的能量，给亏缺待摄取的身体补以必需的营养，一下子带给我们身体精力、活力和健康，让我们幸福精彩的一天在身体具有最足的活力、最佳的状态和最好的营养水平上开始。

　　早餐可以说是一日三餐中最重要的一餐，很多人都会不吃早餐，原因大多数是减肥、没时间。不吃早餐，会导致没有精神、头晕等症状，而且大脑和肌肉还是处在非健康状态，这样的状态完全不能满足整个上午的工作、学习强度，如果长期不吃早餐就会对身体带来很大的伤害。此外，想要减肥的人们就更应该要吃早餐了，不吃早餐，人所摄入的食物就更容易吸收了，这时候吃下的食物最容易转化成皮下脂肪储存起来。所以，早餐必须要吃好。

二、营养搭配

　　（1）营养早餐的四大要素　蛋白营养，谷类能量，碱性豆奶，果蔬精华。
　　（2）营养早餐的最佳内容
　　① 多吃：全麦面包、馒头、粥类、杂粮、豆浆、脱脂牛奶、鸡蛋、苹果、梨等很容易买到的水果和蔬菜；
　　② 少吃：油条、汉堡、蛋糕、饼干、薯条、火腿、方便面、碳酸饮料、汽水等；
　　③ 健康选择：选择富含优质蛋白的食物；选择富含水分、矿物质、纤维素高的谷类食物；选择水果、蔬菜和豆浆、脱脂牛奶等流体营养食品；远离高油、高糖、高盐、高脂肪、高添加剂食物。

三、合理的营养早餐配方

　　一日三餐中的早餐应该是多品种摄取。早餐不提倡大量，但应该品种丰富。多种少量，主食不可少，要有奶制品，蛋类也需要，果蔬流体非常好。优质蛋白、维生素及充足的水分都是提高免疫所不可缺少的。

1.现代简约型

　　（1）配餐1
　　材料：苹果1个或香蕉1根（水果可以根据自己的喜好替换），混合蛋白粉或牛奶100mL，鸡蛋1个，即食燕麦片小半碗。
　　做法：苹果、香蕉都切块，与牛奶一起放入搅拌机做成混合液体，再加入混合蛋白粉、加入即食燕麦片小半碗，再另配一只熟鸡蛋，继续搅拌，混合，即可食用。

（2）配餐2

材料：奶酪1盒，香蕉1根，草莓10颗，酸奶一盒，即食燕麦片小半碗。

做法：把燕麦铺在碗底，香蕉、草莓均切块，一半铺放在燕麦之上，另一半跟酸奶一起放入搅拌机做成奶昔，淋在铺放好的水果上面，即可食用。

（3）配餐3

材料：即食麦片半杯，冷酸奶一杯，奇异果一个（可根据个人喜好选择其他水果）。

做法：奇异果切块，与即食麦片、冷酸奶混合搅拌均匀即可食用。

（4）配餐4

材料：白米、糙米、糯米、冰糖、芒果、猕猴桃、提子。

做法：水果都切成布丁块。然后把白米、糙米、一小把糯米放在一起煮成粥，在米都煮烂时加入冰糖调味。降温后放进冰箱里冷藏。吃之前放水果丁进去，搅拌均匀即可食用。

2.传统膳食型

（1）配餐1

材料：中筋面粉120g，鸡蛋1个，牛奶一瓶，小白菜2棵（可以用其他蔬菜），葱、姜、胡椒粉、盐少许。

做法：先来做蛋糊，将面粉、鸡蛋、清水（牛奶）混合搅拌均匀，搅拌15min左右。蛋糊做好后可以再调浓稠度，可根据情况加冷水调节；小白菜洗净，切末；葱姜也切末；锅内加入少许油，加入葱姜末炒香，再加入小白菜继续炒香，然后把炒好的菜倒入面糊中，加盐和胡椒粉调味，搅拌均匀成最后的蔬菜蛋糊；平底锅刷一层薄薄的油，倒入蛋糊，摊成饼，煎至两面金黄即可。

（2）配餐2

材料：紫菜一张，鸡蛋4个，青葱一根，青瓜一根（可以随个人喜好选择蔬菜），面包片。

做法：鸡蛋加盐搅拌成蛋浆，紫菜剪成碎片与鸡蛋拌匀备用。青瓜切粒炒熟后，再倒入蛋液，小火煎至两面金黄即可，配面包片一起食用。

（3）配餐3

材料：牛奶、芝士、玉米粒、白粥、苹果

做法：把玉米粒用开水煮熟后，用勺子捞起沥干水，向煮好的白粥加入芝士和小半杯牛奶、玉米，放入微波炉内加热3min即可食用。

（4）配餐4

材料：韭菜、鸡蛋、虾米、玉米粉、糯米粉

做法：将虾米、鸡蛋和韭菜碎一起搅拌均匀，加入玉米粉和糯米粉，比例6∶1，即玉米粉6勺的话，糯米粉就来一勺，如果没有糯米粉可以换成淀粉或者面粉，糯米粉黏度大，会增加饼的松软度，能卷起来的诀窍也在于此。所有配料搅拌均匀后，成面糊。锅中放少许底油，烧热后用炒勺舀一勺面糊倒入锅中，最好用平底锅，这样能让饼薄而且匀，烙好一面后翻另一面烙，中火烙即可，烙好后可以卷起来切成段，吃起来更方便。

（5）配餐5

材料：面包丁、鹌鹑蛋、圣女果、黄瓜、生菜、沙拉酱。

做法：方包可以按着边角切成等腰小三角形，鹌鹑蛋煮熟对半切，圣女果也是对半切，黄瓜切小块，生菜切碎，全部放入大碗内加入沙拉酱搅拌均匀即可食用。

第二节　营养与美容

爱美之心，人皆有之，现在不但女人们爱美，男人也开始注意自己的容貌。有句话说得好，美丽女人吃出来，说明饮食对我们的皮肤有重要的影响。要想保持和恢复肌肤永恒的美丽，饮食调养应是最佳选择。人们每天的生活需要从食物中获取各种营养素，与美容有关的营养素主要是蛋白质、脂肪、糖类、水、维生素和无机盐。

一、蛋白质与美容

机体的细胞是由蛋白质构成的，皮肤及其附属器的主要成分也是蛋白质。食物中的蛋白质是由氨基酸组成，氨基酸的种类很多，由于它们的成分不同，营养价值也不一样。不同蛋白质生物效价的高低取决于所含氨基酸的种类和比例，氨基酸的种类、比例与人体蛋白质越接近，利用率和营养价值就越高。所以从营养学观点分析，日常生活中应将含不同蛋白质的食物科学地配置，才会有利于提高蛋白质的生物效价，这就是蛋白质的"互补"作用。蛋白质是促进人体生长发育的重要物质，同时能够修复组织，补充热能，维持皮肤正常的新陈代谢，使皮肤白皙滑嫩，富有光泽和弹性，头发乌黑发亮，指甲透明光滑。其中胶原蛋白是一种高分子蛋白质，它存在于人体皮肤、骨骼、牙齿、肌腱等部位，主要生理机能是做结缔组织的黏合物质，能使皮肤保持结实和弹性，能使细胞变得丰满，从而使肌肤充盈，光滑。

但如果人们摄入了过多的蛋白质，在代谢过程中会产生磷酸根、硫酸根等酸性物质，这些酸性物质会刺激皮肤，摄取皮肤中的水分，从而导致皮肤早衰。缺少蛋白质，机体就会变得消瘦无华，皮肤弹性降低，皱纹丛生，头发枯槁脱落等。随着年龄增长，人体内的胶原蛋白含量会逐渐流失，网状支撑体亦会渐渐变硬，失去弹性，当真皮层的弹性与保水度降低，皮肤便会失去弹性出现变薄或老化。所以要多吃富含胶原蛋白和弹性蛋白的食物，如牛蹄筋、猪蹄、鸡翅、鸡皮、鱼皮及软骨等，其中鱼类的蛋白质组成与人体最接近，是最易被身体组织辨识和吸收的胶原蛋白。

二、脂肪与美容

脂肪是人类必需的营养素之一，脂肪是吸收脂溶性维生素不可缺少的物质。人体皮肤中脂肪应占体重总量的35%～6%。脂肪在皮下适量的储存，有利于保持皮肤中的水分，利于消除和推迟皮肤皱纹的出现。对于保持皮肤的弹性和润滑，延缓皮肤的衰老有很大作用。由膳食摄入适量的脂肪可保持适度的皮下脂肪，使皮肤丰润、富有弹性和光泽，增添容貌的光彩和身体的曲线美。古希腊人和文艺复兴时代就崇尚女性丰满之美，并且体现在许多美术作品中。从人体美容的需要分析，滑腻的颜面、白皙的皮肤、挺拔的胸脯、丰满的肢体等都需要脂肪的充填。必需脂肪酸是皮肤水分锁住的保证，水分是皮肤美丽的标准。若人体因脂肪摄入不足而缺乏不饱和脂肪酸，皮肤就会变得粗糙干枯，失去弹性，生长迟缓；脂肪过度堆积，又可加速皮肤老化。植物脂肪（如各种植物油）中含有较多不饱和脂肪酸，是皮肤滋润、充盈不可缺少的营养物质。如果饱和脂肪酸过多，则会引起血管壁的粥样硬化，影响皮肤营养的供给，从而促使皮肤老化，或者皮脂外溢引起脂溢性脱发，当然有损于美容。脂肪的美容保健作用还体现在必需脂肪酸的特殊作用上，缺乏则出现的鳞屑样皮炎、湿疹与皮肤细胞膜对水通透性增加，与脂质代谢关系密切。因此从美容的需要分析，脂肪对于人体不能过少，但也不可过多，而且摄入脂肪时，以植物脂肪为主。专家认为：人体一般每天摄入的必需脂肪酸，应占全天总热量的2%。总而言之，对于食物中的脂肪，不能简单地为了减肥或担心引起高脂血症而远离，应该一分为二地看待，科学合理地食用。脂肪来源最好是植物性食物或奶类，减少动物性脂肪的摄取。而食用油应采用品质好的植物油，如橄榄油、大豆油、麻油、红花油、蔬菜油、葵花油、玉米胚芽油等。要尽量避免高温油炸食物和油脂酸败，尽量避免猪油、牛油、羊油、经氢化处理的植物油、饱和度高的椰子油和棕榈油等，若过量摄取对健康和美容不利，应减少摄入。

三、糖类与美容

糖类，是人体热能的主要来源，占食物产热量的50%～70%。人体热能主要依赖糖、脂肪和蛋白质，而糖又是热能的主要源泉，能促进蛋白质合成和利用，它可以帮助蛋白质构成人体组织，也能维持脂肪的正常代谢和保护肝脏，并抑制酮体的产生，还有护肝及解毒功能，从而间接地起到美容润肤的作用。正因为糖是能量的"仓库"，所以人体如果糖原不足时，就会将体内的蛋白质或脂肪转化利用，因而影响美容；同样也可能因糖类摄入过多，超过机体的需要，多余的就会在肝脏中转化为中性脂肪进入血液循环，血液中的中性脂肪大部分又转变为皮下脂肪，储存在体内，使体重增加，导致肥胖的发生而影响体型。所以糖的摄食要根据身体对能量的需要而定，并要因人、因时而异，关键是"收支"必须平衡。

四、维生素与美容

维生素在现代人的皮肤健康保健中，仍然占有相当重要的地位。其中VA、VC及VE最具有美丽肌肤的功效。常吃富含维生素的食物对于防止皮肤衰老和保持皮肤细腻滋润起着重要作用。VC、VE、VA的抗氧化效果多用于各种高档护肤品。尤其VC是美白、淡斑、减少皮肤暗沉的最佳营养素，还可以合成胶原蛋白。一个紧致的肌肤离不开胶原蛋白的作用。

VA是维持皮肤组织正常机能的基本物质，可以调节皮肤的角化过程，特别是对维持皮脂腺和汗腺的分泌功能有重要作用。它参与结缔组织中的硫酸软骨素的合成，另外，VA还是丘脑、脑垂体等重要内分泌腺体活动所需要的重要营养成分。一旦缺乏，会使面部皮肤灰暗无光泽，皮肤，毛囊中形成角质栓，皮肤容易长粉刺，皱纹明显，有鱼鳞。VA食物来源中，动物性食品以动物肝脏最高，如黄油、奶油、蛋黄、乳类、海鲜等也有较为丰富的VA。植物性食物主要有黄色食物、绿色蔬菜和水果，如胡萝卜、番茄、青椒、菠菜、南瓜、芒果、柿子等。

B族维生素可以帮助蛋白质、脂肪、糖类的代谢。VB_2参与脂肪代谢，缺乏时可出现脂溢性皮炎。当我们的皮肤很油时，就会出现豆豆、毛孔粗大、毛孔堵塞等，B族维生素可以帮助我们减少皮肤的油性。所以调理脸上的豆豆，B族维生素是必不可少的。瘦肉、谷类、蛋类、鱼类及蒜苗、紫菜、黑木耳中富含的VB_1具有展平皱纹的功能。

VC对于皮肤的保养主要表现在三个方面：其一，美白、除皱和抗老化，它可抑制黑色素产生，还原黑色素，参与原蛋白的生成，增强皮肤对紫外线的耐受性，中和皮肤中的自由基，保护胶原蛋白。其二，可用于治疗黄褐斑、炎症后色素沉着斑。其三，运用于抗老化、修补日晒伤害。VC主要食物来源为新鲜蔬菜与水果，蔬菜中VC的含量以柿子椒为最，其次在胡萝卜、萝卜、苦瓜、土豆、番茄等中含量也比较多，在水果里，柑橘、红果、樱桃、柚子、猕猴桃、酸枣等VC含量亦丰富。

VE是脂溶性维生素，对皮肤中的胶原纤维和弹力纤维有"滋润"作用，从而可改善和维护皮肤的弹性，促进皮肤内的血液循环，使皮肤的柔嫩与光泽，还可治疗老年斑、黄褐斑，减少面部皱纹及洁白皮肤和防治痤疮等。VE主要存在于各种油料种子及植物油中，如食用植物油、小麦胚芽以及海产鱼的肝脏。谷类、坚果类和绿叶菜中也有一定含量。VE可减少VA及多元不饱和脂肪酸的氧化，控制细胞氧化、促进伤口愈合、抑制皮肤晒伤反应及癌症的产生。三种维生素有类似的功用，且彼此间有相辅相成的作用，因三者皆是良好的抗氧化剂，能清除皮肤不当日晒后所形成的有害自由基。

五、矿物质与美容

矿物质含量较多的食物，也是日常保养肌肤必需的。矿物质是合成蛋白质的酶基，皮肤的新陈代谢离不开酶的参与。300多种酶合成需要镁，200多种酶合成需要锌，锌还是蛋白质合成必需的。

锌作为人体必需的微量元素之一，具有促进生长发育、促进VA代谢、维持皮肤抵抗力的作用，可紧缩皮肤，维持皮肤的弹性和韧性，减少皱褶能促进伤口愈合，刺激生长新生细胞，还可以防治青春痘及痤疮，更能稳定血液状态，维持体内酸碱平衡，改善胰岛功能，减少胆固醇的积蓄，对于延缓容颜及皮肤衰老亦有积极作用。含锌的食品很多，有牛奶、鱼、肉和糙米等，植物食品中豆类含锌量高，此外，菌类食物中锌含量特别丰富。

铁作为人体必需的另一微量元素，具有构成血液中的血红素，供给充足的血液，使皮肤光泽红润，铁缺乏就会出现缺铁性贫血，会造成雀斑等，故应多食富含铁质的食物。动物食品中以肝脏、瘦肉、蛋黄、鱼类及其他水产品中铁含量较多，植物食品以豆类、硬果类、叶菜和山楂、草莓等水果中含铁量较多。可见锌和铁最具有美丽肌肤的功效。

六、纤维素与美容

膳食纤维也是我们离不开的美容营养素，对于排毒可能众多的美女们都不陌生，因为大便如果在身体中24h不能排出，毒素就会产生，就好比夏天的食物在37℃没有放进冰箱，很快就会变馊，而我们的肠道温度是38℃左右。毒素不只是危害肠道，进入血液首先损坏肝脏，其次是皮肤等。我们皮肤的色斑很多都是便秘惹的祸。这些毒素消耗了我们身体中很多VC等抗氧化物质，让我们皮肤不饱和脂肪酸氧化，造成色斑。中老年人的老年斑也是如此产生。老年斑不只是不好看，还是我们肌体退化的表现，是癌症将要产生的标志。便秘是万病之源，清肠道远不只是为了美容这么简单。

七、水与美容

人体70%是由水组成的，每天补充足够量的水分，不仅可调节皮肤的pH值，还能有效地改善机体的新陈代谢和血液循环，促进体内的新陈代谢，使肌肤组织的细胞水分充足更富有弹性，让皮肤细嫩，滋润，并减少皱纹。健康水保留了人体必需的钾、钙、钠、铁等适量矿物质及微量元素，具有丰富的活性氧，可以用作皮肤补水、美容，是保护皮肤清洁、细嫩的特效美容剂。水分在皮肤内的滋润作用决不亚于油脂对皮肤的保护作用，体内保持充足的水分，才能使皮肤柔软、丰腴、润滑，富有光泽和弹性。多喝水可以使皮肤滋润、水灵，体态丰满、变得好看。有助于减退色素斑，增强皮肤抵抗力、抗衰老、去老年斑及提高免疫功能。人一到中、老年期，细胞内的水分会比青年期减少三至四成之多，因而皮肤容易出现皱纹，还将影响正常的排尿。因此，为了美容和健康，提倡经常喝水，建议每天至少饮8杯水，不要等口渴了才去喝水。

第三节　抗衰老营养调理

一、什么是衰老

人的一生可分为生长、成熟与衰退三个过程，最后的衰退过程为老化。人体的衰老与遗传、环境、生活方式等诸多因素都有关系，营养也与衰老有着密切的关系。一般来说，人到25岁后就开始衰老。各种生物体的遗传因素起着主导决定性的作用，不同生物体的遗传基因、遗传因素各异，各种生物体的寿命也有所不同。由遗传基因决定的随年龄增长而衰老的过程称为自然衰老或生理性衰老，也叫内在性衰老。如疾病、营养不良、日光过度照射、身心过度疲劳、心理因素等均可促进衰老过程加速，使生理（形态、结构、功能等）、心理因素与同龄正常人发生不相称的变化，称为早衰或病理性衰老。

古往今来，不少营养学家和医学家用各种方法研究饮食营养与衰老、疾病的关系，早已证明，合理营养是养生、抗衰和祛病延年的必要因素。各种人群所需要的营养素随性别、年龄、职业而异。老年人所需的营养必须适合老年人的生理特点，才能收到应有的效果。人的生命过程，40 岁是分界线。40 岁以前身体和精力都很旺盛；40 ～ 50 岁之间，身体的形态和功能逐渐出现衰老现象；在 60 岁以后，衰老速度显著加快，组织、器官和精神面貌都急剧改变，相伴而来的就是一系列的老年性疾病，特别是心血管病、支气管炎、高血压等。衰老是生物随着时间的推移，自发的必然过程，它是复杂的自然现象，表现为结构的退行性改变和机能的衰退，适应性和抵抗力减退。衰老是自然界的规律，我们不能更改的，但是我们可以延缓，只要找到了衰老的原因，就可以减慢衰老的速度。导致人体衰老的直接因素：遗传因素、环境因素、生活方式与疾病。遗传因素和环境因素都是我们不可以控制的，但是生活方式与疾病却是我们可以调整的。

二、衰老与营养素

营养素是生命的物质基础，代表生命的代谢作用都是以营养素为底物的。营养素既是组成细胞的物质，又是生命活动所需能量的源泉，与机体的发育和衰老密切相关。没有营养素就没有物质代谢，也就没有生命。营养不仅是维持人们生命活动和生产、生活活动的必需物质，而且与人的衰老有着十分密切的关系。过量摄入某些营养素可能会加速衰老的进程，而多补充另一些营养素却会延缓衰老的进程。随着年龄增长，人体对必需氨基酸的需要量明显增多。只有提高必需氨基酸与非必需氨基酸的比值才能维持血浆蛋白的正常水平，满足人体的生理功能的需要。由此可见，必需氨基酸含量高的蛋白质对衰老有着延缓的作用。

当人从壮年步入老年后，基础代谢能降低，体力活动减少，代谢强度下降，每天消耗的热量也相应地减少。因此，如果这个阶段的人从食物中摄取过多的热量，如糖分摄入过多，很容易转变为脂肪储存于体内，使身体发胖。而身体发胖后又容易诱发动脉粥样硬化、高血压、冠心病和糖尿病等疾病，从而损害人体健康，加速衰老的过程。

脂类包括脂肪类和类脂两种基本形式。脂肪组织主要成分是甘油三酯，多堆积在皮下组织及腹部，且脂肪比率会随年龄增加、饮食过量及运动量下降而增长，因此脂肪摄入过多，也会加速机体的衰老速度。另外研究表明为了预防某些疾病和延缓衰老还需要补充一定的脂类食物，摄入一定量的优质脂肪不仅不会加速衰老的进程，还可以延缓衰老。

在科学界一直认为"自由基"是导致人体衰老的重要原因之一，而不良的生活方式和疾病会产生大量的自由基，导致人体衰老。自由基中的氧很不稳定，随时可能氧化它周围的细胞，引起细胞损伤，从而导致癌症、发炎、动脉损伤以及衰老。自由基在所有氧化过程中都会产生，如吸烟、汽车废气、辐射、煎炸和烧烤食物以及正常的生理过程中。如果自由基得不到控制，它们将破坏人体正常的细胞结构和功能，从根本上破坏人体的免疫力，使人容易患各种疾病（见图8-2）。能够与自由基结合，并消除自由基活性的物质称"抗氧化剂"，这其中包括一些人体必需的营养物质，如 VA、VC 及 VE 等，另外一些不是人体必备的物质，如生物类黄酮和花色素等。如果有微量元素硒、锌、铁、

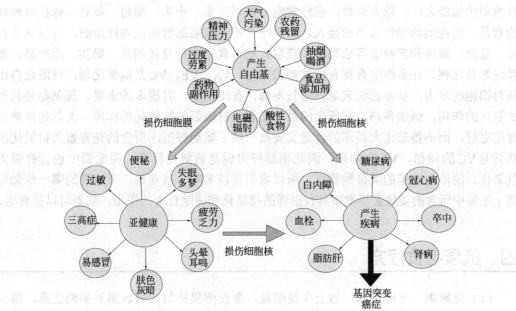

图8-2　自由基与疾病

铜及锰的渗入，抗氧化剂的工作效率会得到提高。

　　VB_6、VC也与人体衰老密切相关。VB_6缺乏可影响细胞免疫功能，使血液中细胞减少，免疫功能下降也可直接加速衰老的进程。VA和VE具有抗衰老的作用。VA缺乏可加速皮肤老化，而VE是人体中的主要脂溶性并定位于膜的抗氧化剂。

　　矿物质虽然不是供能的材料，但在正常生命活动中却具有重要的意义。在人体的新陈代谢过程中，每天都有一定数量的矿物质通过粪便、尿液、汗液、头发等途径排出体外。因此，矿物质与人体健康和老化进程也有着密切关系。钙是维护心血管功能、防止骨质疏松症和抗衰老的重要元素。它能激活淋巴液中的免疫细胞，促进血液中的免疫球蛋白合成，增强人体免疫力。除钙以外，锌、铜、锰、硒、铁等元素及其所组成的酶，在DNA、RNA修复、转录、聚合以及抗氧化、消除自由基等方面也发挥着重要作用。

　　纤维素虽然不能被人体消化、吸收和利用，却具有降低血浆胆固醇、改善血糖生成反应、改善大肠功能等作用，从而控制肥胖、防止便秘、预防癌症、预防冠心病，对人体的健康和延缓衰老有着多方面的积极作用。水在机体组织器官之间起着运输营养和废物的作用，因此也是抗衰老的一种重要营养素。

三、延缓衰老的营养措施

　　营养对机体衰老的影响是多方面的。不同的营养素与衰老的关系也有所不同，为了延缓衰老，必须注意维持热量平衡，控制糖类、脂肪的摄入，补充优质蛋白质、维生素和纤维素，注意无机盐的摄入和控制等。

　　由于摄入过多热量会加速衰老进程，所以限制热量、维持热量平衡是延缓衰老的最有希望的措施之一。除大米外，应经常吃一些以玉米、小米、面粉、黄豆、赤豆等制成的食品。要控制动物性脂肪的摄入，要多吃含不饱和脂肪酸的植物性脂肪，可以从菜籽油、豆油、麻油和芝麻油等植物油中获取。通过食用大豆及其制品、奶类、海产品、脆骨汤等补充钙。许多维生素都有抗衰老的作用。VA、VE、VC是抗氧化剂，可阻止自由基对细胞的攻击，从而延缓衰老，延长寿命。在生活中，有很多的水果、蔬菜都是具有抗氧化的作用，例如番茄，它所含的番茄红素具有很好的抗氧化的作用，尤其是炒熟后食用更好，而小番茄比大番茄的含量又要高一些；葡萄籽里面所含的花青素其抗氧化的功效是VC的18倍，VE的50倍，因此葡萄籽可说是抗氧化巨星，而葡萄中也含有强力抗氧化、清除自由基的类黄酮物质，所以我们可以多吃一些葡萄，或适量的喝一些葡萄酒；生姜中所含的姜辣素等物质具有很强的抗氧化和清除自由的作用，吃姜可以抗衰老。

四、抗衰老食疗方

（1）芝麻粥　芝麻炒熟，加上少量细盐，撒在粥里拌匀，每碗粥放半两芝麻，每天喝两碗。

（2）大枣粥　取大枣10枚，与50g粳米同煮成粥，卧前食用。

（3）百合粥　取鲜百合30g（干者15g），粳米50g，冰糖适量。先将粳米煮粥，在粥八成熟时加入百合，再煮至熟即可，每晚食时加冰糖少许即可。

（4）猪肉粥　取瘦猪肉60g，切成碎块，以麻油稍炒一下，与粳米90g同煮熬粥，粥将熟时加入食盐、生姜、香油少许，复煮片刻即可。

（5）苡仁蜂蜜汤　苡仁米250g，蜂蜜适量。先将苡米研细末，装瓶备用。每次饭前0.5～1h内，取10g苡米粉煎成共饮，加蜂蜜适量服用。

（6）松子抗衰膏

原料：松子仁200g，黑芝麻100g，核桃仁100g，蜂蜜200g，黄酒500mL。

制作：将松子仁、黑芝麻、核桃仁一同捣成膏状，入砂锅中，加入黄酒，文火煮沸约10min，倒入蜂蜜，搅拌均匀，继续熬煮收膏，冷却装瓶备用。

功效：滋润五脏，益气养血。适用于治疗肺肾亏虚、久咳不止、腰膝酸软、头晕目眩等症。中老年人经常服用，可滋补强壮、健脑益智、延缓衰老。脑力劳动者经常服用能使思维敏捷、记忆力增强，是抗老防衰的有效食品。

（7）黑芝麻山药羹

材料：黑芝麻50g、山药50g、白糖15g。

做法：取将黑芝麻拣去杂质，洗净，炒香，研成细粉；山药洗净，切片，烘干，打成细粉，再将黑芝麻、山药粉混合均匀。在锅内加水300mL，置于武火烧沸，将黑芝麻、山药粉徐徐放入锅内同时加入白糖，不断搅匀，煮3～5min即成。每天适量，当点心食用。

（8）苹果提子茶

材料：红富士苹果1个，黑提子干30g，水2碗。

做法：用水打湿苹果，用少许盐仔细擦洗表面，切半，去核，再切薄片；黑提子干放入煲内，加水2碗，大火烧开后用中火煮10min；放入苹果片，接着滚3min即成。

第四节 营养与减肥

一、肥胖的定义与判断

随着社会不断发展，人们的生活水平也不断提高，生活节奏加快，人们从原来上班的步行变为乘坐公交车，条件好的有自己的私家车代步。出门上车到单位之后工作方式也在变化，从活动量大的工作到桌面的电脑工作，整天面对电脑，其他的业务也都基本局限在室内工作，工作环境的变化使进餐方式及时间也发生改变。不合理的膳食营养及没有规律的饮食，造成了现代很多男女体重过重，体型不美，导致肥胖有上升的趋势，有更胖的甚至引发多种疾病。肥胖是一种由多种因素引起的慢性代谢性疾病，以体内脂肪细胞的体积和细胞数增加致体脂占体重的百分比异常增高，并在局部沉积过多脂肪为特点。

肥胖计算公式：

正常体重（kg）＝身高（cm）－107

肥胖度＝（实测体重－标准体重）/标准体重×100%

轻度肥胖为20%～30%，中度肥胖为30%～50%，重度肥胖为>50%。

目前临床用体重指数（Body Mass Index，BMI）来评价是否肥胖，BMI的计算公式：

体重指数BMI＝体重/身高的平方（kg/m）

理想体重（kg）＝（18.5～23.9）×身高的平方（m）

根据世界卫生组织定下的标准，亚洲人的BMI若高于22.9便属于过重。亚洲人和欧美人属于不同人种，WHO的标准不适合中国人的情况，为此制定了中国参考标准（见表8-1）。

表8-1 BMI指数的参考标准

BMI 分类	WHO 标准	亚洲标准	中国参考标准	相关疾病发病的危险性
偏瘦	<18.5	<18.5	<18.5	低（但其他疾病危险性增加）
正常	18.5～24.9	18.5～22.9	18.5～23.9	平均水平
超重	＝25	＝23	＝24	
偏胖	25.0～29.9	23～24.9	24.1～26.9	增加
肥胖	30.0～34.9	25～29.9	27～29.9	中度增加
重度肥胖	35.0～39.9	＝30	＝30	严重增加
极重度肥胖	＝40.0			非常严重增加

从体质指数来看，最标准的身材BMI值在20～22之间，BMI是医生用来评判身体肥胖标准的一个指数。

chapter 8

$$体重指数（BMI）=体重（kg）/身高的平方（m^2）$$

正常体重：18.5～23.9；超重：24；偏胖（一级肥胖）：24.1～26.9；肥胖（二级肥胖）：27～29.9；重度肥胖（三级肥胖）≥30。

但应该注意有些BMI增高的患者不是脂肪增多，而是肌肉或者其他组织增多。

二、肥胖的原因

肥胖一般分为两大类，一类是因病而引起的肥胖，它是因为需服用激素的慢性疾病或因生病服用激素而引起内分泌紊乱造成的肥胖，这种肥胖称为症状性肥胖。这类肥胖病人占整个肥胖人数的5%左右。另一类肥胖则是由于在饮食过程中所摄入的热量，大大超过其本身所消耗的热量，而使多余的脂肪及其他养料在体内积蓄起来形成脂肪细胞，而导致肥胖，属这类肥胖的人称单纯性肥胖，这类肥胖人数占肥胖人总数的90%以上。引起肥胖的因素有哪些呢？一般来说，遗传因素、膳食因素、运动因素及社会因素都与肥胖密切相关。今天我们主要谈及的是膳食因素，随着生活水平的提高，现代人饮食常大鱼大肉，平时也因工作忙碌而没时间运动，肥胖常因此会找上门。

（1）遗传因素造成的肥胖　父母的体质遗传给子女时，并不是由一个遗传因子，而是由多种遗传因子来决定子女的体质，所以称为多因子遗传，例如非胰岛素依赖型糖尿病、肥胖，就属于这类遗传。父母中有一人肥胖，则子女有40%肥胖的概率，如果父母双方皆肥胖，子女可能肥胖的概率升高至70%～80%。这类肥胖人，很难采取其他人为措施如运动、节食等方法消除肥胖，只能在减肥后与自己减肥前相比，相对来说体重轻一些。

（2）饮食结构不合理造成的肥胖　偏食或饮食结构中所安排的脂肪、谷类及其他糖类含量不合理，城市居民畜肉类及油脂摄取过多，"洋快餐"的摄入，引起热量超标，缺乏维生素或微量元素，导致人体内脂肪沉淀、脂肪细胞增多引起肥胖。近年来酒成了应酬时必不可少的饮品，但作为纯热量物质，其热量仅次于脂肪。有些人特别爱吃甜食，如糖果、巧克力、糕点、冰淇淋、甜年糕等。如果糖类摄入过多，超过机体的需要，就易转变脂肪。在过去，我们主要以谷物为主食，其特点为脂肪含量低、能量密度低、糖类含量高、纤维含量高，但是在最近20年，这些习惯在逐渐消失。很多微量元素和维生素都是人体所必需的，但是往往被忽视，城市居民蔬菜的摄入量明显减少。如缺镁就可导致肥胖。

（3）运动过少也是导致肥胖的原因之一　现代城市人习惯优裕舒适的生活环境，缺乏运动、锻炼的意识和行为。特别要指出的是很多人晚饭后，长时间地坐在电视机前看电视，一坐就是几个小时，很少走动；洗衣服扔给了洗衣机，家庭大清洁扔给了钟点工，家有私家小汽车、摩托车的，几乎是去哪都要用，就连去走路不用5min的超市，依然带上他的小坐骑。就不用说天天不跑步不锻炼了，连这些平常可以拥有的少量的运动都给省了，长此下去，易导致肥胖。肥胖导致日常的活动越趋缓慢、慵懒，更再次降低热量的消耗，导致恶性循环，助长肥胖的发生。

（4）心理的因素　为了解除心情上的烦恼、情绪上的不稳定，不少人也是用吃来作为发泄，这都是引起饮食过量而导致肥胖的原因。压力过大往往是"过劳肥"的一大主因。不管是上班一族，还是自由创业者，在激烈的社会竞争中，人们极易变得格外焦虑、敏感、脾气暴躁，压力过大是现代人的通病。殊不知压力过大，容易导致人体的荷尔蒙紊乱，尤其是女性。此外，在压力的作用下，人们常常会增加进食来减压，摄入的热量普遍大于日常所需而引起肥胖。缺少睡眠不止会降低你的工作效率，还会拖慢人体的新陈代谢过程，造成身体耗能处于低下状态，极其容易发胖。

三、肥胖者常见并发症

肥胖问题已经成为全社会都非常关心的问题了，因为肥胖引发的疾病非常多。

（1）肥胖是健康长寿的大敌　据统计，肥胖者并发脑血栓与心脏衰竭的发病率比正常体重者高一倍，患冠心病比正常体重者多两倍，高血压发病率比正常体重者多2～6倍，合并糖尿病者较正常人约增高4倍，合并胆石症者较正常人高4～6倍，更为严重的是肥胖者的寿命将明显缩短。据报道，超重10%的45岁男性，其寿命比正常体重者要缩短4年。

（2）易患冠心病及高血压　肥胖最常见的合并症是高血压。超过标准体重15千克的人有30%患有高血压。轻度高血压会随着体重下降和减少食盐的摄入而恢复正常，可以不用降压药物治疗。近年高血压的诊断标准已经由160/95mmHg降低至大于140/90mmHg。高血压是心脑血管疾病的重要危险因素，如不及时治疗将导致严重的后果。肥胖者脂肪组织增多，耗氧量加大，心脏做功量大，使心肌肥厚，尤其左心室负担加重，久之易诱发高血压。脂质沉积在动脉壁内，致使管腔狭窄，硬化，易发生冠心病、心绞痛、卒风和猝死。

（3）高脂血症及脂肪肝　大部分肥胖病人脂肪代谢紊乱，出现高胆固醇血症、高甘油三酯血症等。高脂血症随时会引发冠心病、心肌梗死、脑血栓等心脑血管病，被称为"无声杀手"。由于肥胖会导致脂肪肝，而脂肪肝会导致肝硬化、肝癌，并引发高血压、冠心病等疾病。

（4）糖尿病　当人胖到一定程度时，肌肉和脂肪会对胰岛素不敏感，即胰岛素抵抗现象。这时，胰岛细胞就会分泌更多的胰岛素来对抗这种现象。大约数年至数十年后，过度工作的胰岛细胞就会出现衰竭，发展为糖尿病。

（5）睡眠呼吸暂停综合征　大量脂肪堆积易引起白天嗜睡，夜间睡眠差，并出现打鼾、水肿甚至呼吸困难等症状，严重者还会导致"睡眠呼吸暂停综合征"，会出现衰竭。

（6）可引起关节病变　体重的增加可使许多关节如脊椎、肩、肘、髋、足关节等磨损或撕裂而致疼痛，引起腰腿肩背酸痛，甚至造成关节变形，严重影响肢体活动。

（7）痛风　由于肥胖导致的蛋白代谢紊乱、身体蛋白代谢异常、造成身体尿酸过高、嘌呤高，形成脚趾、腿关节疼痛。

（8）影响肺功能　肺功能的作用是向全身供应氧及排出二氧化碳。肥胖者因体重增加需要更多的氧气，但肺不能随之而增加功能，同时肥胖者腹部脂肪堆积又限制了肺的呼吸运动，故可造成缺氧和呼吸困难，最终导致心肺功能衰竭。

（9）肥胖对身心健康危害极大　美国心理学家研究指出，与体重正常的同龄人相比，肥胖青少年要承受更加沉重的心理负担，朋友少，交际少，一旦被人嘲笑，特别容易情绪低落甚至自杀。

（10）影响性功能　肥胖者由于体重过重，造成性交困难，因此从形象和自信心上也会发生问题。从这个角度来讲，精神因素也是肥胖造成性功能障碍的一个重要原因。

（11）癌症　肥胖病人更容易患癌症。女性肥胖病人患乳腺癌、子宫癌和宫颈癌的危险性增加了3倍，患子宫内膜癌的危险性增加了7倍。男性肥胖病人患结肠癌和前列腺癌的危险性也明显增加。

（12）影响劳动力，易遭受外伤　身体肥胖的人往往怕热、多汗、易疲劳、下肢浮肿、静脉曲张、皮肤皱折处患皮炎等，严重肥胖的人，行动迟缓，行走活动都有困难，稍微活动就心慌气短，以致影响正常生活，严重的甚至导致劳动力丧失。由于肥胖者行动反应迟缓，也易遭受各种外伤、车祸、骨折及扭伤等。

四、如何预防肥胖症

在许多发达国家，青少年肥胖的势头已经不可遏制。比如美国，大约15%的青少年都有不同程度的肥胖。研究人员说，肥胖虽然不排除遗传因素，但主要原因还是这一人群酷爱那些高脂肪、高热量的快餐食品，而且极度缺乏运动。因此说，控制饮食并配以适当的体育运动是减肥的绝佳方法。饮食保健原则如下所述。

（1）营养比例适当　在饮食中，应首先确保营养的均衡。在保证摄入足够蛋白质的基础上，应限制热量的摄入，选择低脂肪、低糖、低盐、高维生素及富含钙、铁的饮食。

（2）食物种类多样　各种食物中所含营养素成分不同、营养价值也不同，应食用多种食物，充分利用营养素之间的互补作用，以满足机体的需求。在选择食物时，应注意粗粮和细粮的搭配、植物性食物和动物性食物的搭配、蔬菜与水果的搭配。

（3）科学安排饮食　应科学安排饮食的量和时间。每日进餐定时定量，早、中、晚三餐食量的比例最好约为：30%、40%、30%，切勿暴饮暴食或过饥过饱。

单纯性肥胖主要是由于摄入能量过多而消耗过少造成的，因此，减肥首先要限制能量的摄入，摄入的能量要低于人体的消耗量。当人体每日摄取的能量低于身体消耗的所需量，其缺少的那部分能量就可依靠体内的脂肪来补充。这样可以日渐消除业余堆积的多余脂肪，达到减肥的目的。饮食与肥胖的关系告诉我们需合理控制和调整饮食结构，改变饮食习惯是防治单纯性肥胖的重要措施。女性患者每天摄入热量在1200～1500kcal；男性则摄入1500～2000kcal，提供这些热量所需的食物比例：蛋白质为15%～20%，脂肪为25%，糖为50%～60%。此外，需要一定量的维生素和矿物质。同样，如果因节食而饥饿难忍，应以蔬菜或水果充饥。比如在热量相等情况下，数量多比数量少的食物更易于接受。重度肥胖每天热量的摄入量应控制在1200kcal以下，除了保证进食一定量的蛋白质、维生素、矿物质、水分等以外，尽可能减少主食量（米、面）。体重超重者在原来的进食量基础上减少部分主食量，可用蔬菜或水果充饥，但不宜用其他食品来补充。

水也是我们健康的保障，人体全部的新陈代谢都需要在水中进行、吸收利用。因此身体的水分充足与否，攸关你的新陈代谢能不能顺利进行。同样，水还是帮助减肥的最好"药剂"，水的作用不仅是补充水分，还能促进新陈代谢，带走我们体内的杂质，增强减肥效果。因为人体没有水分的参与，脂肪的分解就不能正常进行。事实上，适量摄入水分是减轻体重的关键。另外，体内水分减少，肾脏功能就不能达到正常发挥，处理体内毒物的任务就会落在肝脏上。而肝脏的另一功能是参与体内能量代谢，当体内水分少时，肝脏分解脂肪的功能就会受到影响，这样势必对减肥不利。正常情况下，每日需水量与所消耗热量成正比，即每散放1千卡的热量大约需要1毫升水。故一般成人每天大约需要2500毫升的水。消耗热量越多，需水量越大。如果你运动中排汗多，失水量大，就需要及时合理地补充液体，才能维持体内的水平衡。每天喝足2500毫升的水，可以维持代谢率在良好状态。如此一来，不仅身体热量消耗快，连肌肤都会水嫩起来。每天喝2500毫升的水可不是一次牛饮完事，在没有感觉到口渴的情况下，一次饮用200～300毫升，一天分8～10次饮用完毕才是最好的方法。2/3的水量在白天喝完。只要慢慢养成饮水习惯，膀胱接收惯了，上厕所的频率自然也渐渐减少。但每天喝8～10杯水，上厕所七至八次亦属正常，是新陈代谢必须的更替。切记饮水之道，并不在乎满足喉干颈渴，口干时才喝一口水无济于事。

五、饮食减肥的常用方法

（1）长期地控制热量的摄入：刚开始调整热量时，要注意循序渐进，逐步降低，切不可骤然猛降或降至最低安全水平以下。以每天的能量摄入低于1000kcal为宜，一般在1200～1500kcal（因人而异）。可从1500kcal→1200kcal→1000kcal逐步递减下来。

（2）忌食任何高热能食物，如高糖分及高脂肪食物，包括一些甜腻、油炸食物，如糖果、中西甜点、甜饮料以及含脂肪较高的硬果类，如花生、瓜子、腰果、松子、核桃等，含糖类高的食物，如淀粉类、谷类等要限量食用。

（3）养成良好的饮食习惯，定时定量，不吃零食和睡前夜宵。进餐时宜细嚼慢咽。

（4）注意烹调方法，菜肴制备以蒸、灼、拌、卤等少油烹调为主，减少用油量，每日控制在25g以内（不吃动物油）。猪、牛骨汤、连皮鸡汤等含脂肪高，应避免食用。

（5）饥饿时，宜选食体积大，热量低，又有饱腹感的食物充饥。多吃新鲜蔬菜，适量吃低糖水果（含糖14%以下）。低糖水果有杨桃、番石榴、枇杷、西瓜、苹果、梨、橘子、火龙果、草莓等。不吃高糖水果，如香蕉、芭蕉、荔枝、龙眼、榴莲等。

（6）保持均衡营养，每天的食物应包括五大类食物，即五谷类、肉类或豆类、蛋奶类、蔬菜瓜果类、油脂类（要尽量减少）。

（7）减重要持之以恒，并防止减肥后反弹（如减肥后再发生肥胖，对身体伤害更大），减重应循序渐进不宜过速，以每周减轻0.5～1kg为宜（正常人每日能量2400kcal，每日少给能量500～1000kcal）直到达每日1200kcal左右。

在控制饮食的同时，必须增加能量的消耗，才可使减肥更加有效。适当的体力活动不仅能改善心、肺功能，改善糖耐量，降低胰岛素的抵抗（使胰岛素更好地发挥生理功能），促进人体脂肪分解，减少许多代谢性疾病的发生率。而且当体力上经受一定的刺激之后，还会使人感到精神振奋，可有效地改善心理状态，增强治疗的信心，运动还可以提高人体免疫功能，增强抗病的能力。

chapter 8

六、减肥营养膳食的搭配

1.香菇豆腐

制作方法：将豆腐切成四方小块，中心挖空；将洗净泡软的香菇剁碎，榨菜剁碎，加入调味料及淀粉拌匀即为馅料；将馅料酿入豆腐中心，摆在碟上蒸熟，淋上香油、酱油即可食用。

功效：香菇可降低胆固醇，豆腐有利减肥。

2.枸杞烧鲫鱼

制作方法：将鲫鱼去内脏、去鳞，洗净，葱切丝，姜切末；将油锅烧热，鲫鱼下锅炸至微焦黄，加入葱、姜、盐、胡椒面及水，稍焖片刻；投入枸杞子再焖烧10min，加入味精即可食。

功效：枸杞可防治动脉硬化，鲫鱼含脂肪少，有利减肥。

3.木耳豆腐汤

制作方法：先将黑木耳泡发后洗净，豆腐切成片；将豆腐与黑木耳加入鸡汤及盐同炖10min，即可食用。

功效：黑木耳及豆腐均为健康食品，可降低胆固醇。

4.萝卜冬瓜羹

组成：萝卜250g，冬瓜250g。

用法：将上述用料洗净后切成小块，加入适量的水煮熟后食用。

功效：健脾消食。适于肥胖、腹胀、痰多、少气懒言、四肢乏力者食用。

5.莲子龙眼粥

组成：莲子50g，桂圆肉30g，冰糖适量。

用法：将莲子去皮留心，磨成粉后用水调成糊状，放入沸水中，同时放入桂圆肉、冰糖，煮成粥。每晚临睡前食1小碗。

功效：补益心肾。适于肥胖、体态臃肿、神疲乏力、午后嗜睡、少气懒言、痰多、大便溏薄者食用。

6.萝卜冬瓜粥

组成：萝卜250g，冬瓜250g，粳米100g。

用法：将上述用料一同加入适量的水后煮成粥。

功效：健脾消食。适于肥胖、体倦无力、心悸、身体困重者食用。

7.白茯苓粥

组成：白茯苓粉15g，粳米100g，味精、食盐、胡椒粉适量。前两味加水适量，熬至米烂。食用时放入味精、盐、胡椒粉。

功效：健脾利湿。适于肥胖、体倦无力、心悸、痰多、身体困重、行走不便、胃纳不佳者食用。

第五节　亚健康与营养

现在人们的生活逐渐变好，对于身体的健康越来越重视，但是由于生活节奏的紧张，工作的繁忙，使得很多人的身体都吃不消，出现了亚健康的状态，给身体带来很多的疾病。世界卫生组织通过全球组织调查，把人群的健康分为三类，健康态、病态、亚健康态，其中健康态占5%左右，病态占20%左右，其余均为亚健康态（见图8-3），亚健康成为21世纪人类健康的头号敌人。亚健康是指处于健康和疾病之间的一种状态，即机体内出现某些功能紊乱，但未影响到行使社会功能。亚健康是人体处于健康和疾病之间的过渡阶段，在身体、心理上没有疾病，但主观上却有许多不适的症状表现和心理体验。

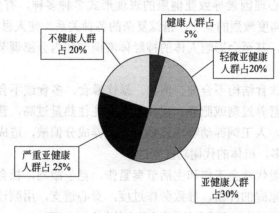

图8-3　各类健康状态人群的分布情况

一、亚健康状态的表现

（1）身体亚健康　个体亚健康的主要表现是个体总感到身体有些不舒服，即头脑不清爽，乏力困倦，颈肩僵硬，肌肉酸痛，眼睛疲劳，鼻塞眩晕、耳鸣、咽喉异物感，胸闷不适，手足麻木感，失眠憔悴，生理功能下降，功能紊乱等，影响个体正常生活、学习、工作和事业的发展。

（2）心理亚健康　现实中不少人总感到烦躁、焦虑、妒忌、恐惧、记忆力下降、反应迟钝等，这些都属于心理亚健康。导致心理亚健康有多种原因，主要有：个性人格不健全，生活事件的打击，周边人际关系不如意等。心理亚健康状态的存在和发展，客观上影响着人们的人生态度和人生实践，使人们的生活和实践表现出明显的片面性，对自己、对社会整体的损害性。

（3）情感亚健康　在社会化程度加速发展的今天，人们都普遍感觉到和看到冷漠、无望、溺爱、疲惫、机械以及婚外情、早恋等，这便是情感亚健康。情感亚健康广泛地存在于男女之间、同辈之间、代际之间、同事之间、路人之间等。大多数是情感刺激、感情偏差等因素引起并发展的。

（4）思想亚健康　是指人们在世界观、人生观、价值观上存在着不利于自己和社会发展的偏差很多人在不同的时空条件下都有过思想亚健康，这主要是因为人们的学习不够，错误选择接受，社会默化，从众心理及思维方法不科学等。思想亚健康的存在，影响人们的正确决策、评价实践，影响人的创造性的正确有效发挥。

二、亚健康的诱发因素

人出现亚健康状态的具体原因及其机理还不太清楚，但肯定是多因素的、复杂的，有的专家认为亚健康状态产生的原因是机体内环境与外环境（工作氛围、社会人际压力、竞争及硬环境）平衡失调导致的，此时人体就会出现亚健康状态，当稳态一旦破坏就会引起生理功能的失调而引起疾病。亚健康的诱发因素如下所述。

（1）心理失衡　心理因素导致亚健康的表现形式多种多样，有焦虑、恐慌、烦躁、易怒、睡眠不佳等。高度激烈的竞争、错综复杂的各种关系，使人思虑过多，素不宁心，不仅会引起睡眠不良，甚至会影响人体的神经体液调节和内分泌调节，进而影响机体各系统的正常生理功能。

（2）营养失衡　饮食结构不合理、偏食、暴饮暴食，多食或不食或饮食不定时定量等，导致营养不良、营养过剩或肥胖。现代人饮食往往热量过高，营养素不全，加上食品中人工添加剂过多，人工饲养动物成熟期短、营养成分偏缺，造成很多人体重要的营养素缺乏和肥胖症增多，机体的代谢功能紊乱。

（3）社会因素　现代社会工作和生活节奏紧张，竞争激烈，社会生活的复杂性、多变性对恋爱、婚姻和家庭的冲击，导致劳作过度，身心透支，用脑过度，身体主要器官长期在不平衡的状态下工作。

（4）环境因素　环境污染、交通拥挤、住房紧张、办公空间窄小等都可对人体的心血管系统和神经系统产生很多不良影响，使人烦躁、心情郁闷。高层建筑林立，房间封闭，一年四季使用空调，长期处于这种环境当中，空气中的负氧离子浓度较低，使血液中氧浓度降低，组织细胞对氧的利用降低，影响细胞正常的生理功能。

（5）不良的生活方式和习惯　生活不规律、长期熬夜、睡眠不足、工作与休息时间比例失调会严重干扰人体的生物钟；不良的生活习惯如吸烟、酗酒等可诱发多种疾病。

（6）精神与心理因素　过于计较个人得失与利害关系，不善于抗衡外界压力和刺激，不能妥善对待顺、逆境，心理失衡，精神压力大等都是危险因素。

（7）网络因素　网络的快速发展彻底改变了许多人的生活习惯和工作方式，沉迷于网络之中，会使交感神经亢奋过度，身心很容易疲乏。一般"网虫"均处于不同程度的亚健康状态。

三、亚健康的预防

亚健康属于非疾病状态，要摆脱亚健康状态，主要不是靠医生的诊治、药物的疗效，而是要靠自己主动自觉地去预防，主动进行自身生活规律的调节和饮食结构的调整。

（1）营养均衡　每日饮食保证身体所需营养，是人们的基本需求，人体正常运转需要许多关键的营养元素来维持，如VA、锌、钠、钾、氨基酸等物质。在现实生活中，正常饮食下，或许我们不会完全缺少某一种营养，但是同时出现多种营养不足的现象，却是经常发生，久而久之会造成身体的营养不良。总之，无论哪种物质的缺乏都会让身体处于亚健康状态，长此以往还会生病。查明自身到底缺乏哪种物质，从而通过补充来调节自身状态。合理饮食，多吃五谷杂粮。微量元素锌、硒、VB$_1$、VB$_2$等多种元素都与人体非特异性免疫功能有关，除了做到一日三餐全面均衡适量外，还可以补充复合维生素等。营养学家曾提出，每人每天要吃50种食品以上，山珍海味、五谷杂粮都要涉及，这才是营养均衡的观念，这样饮食就能够保证远离疾病，但是生活中人们很难保证营养如此均衡。对于白领更是困难，但是我们还是要尽量地保证营养均衡，同时要注意做到定时定量，不能够盲目地进食，更不能够无节制地进食。

（2）良好的睡眠　人们总觉得朝九晚五有固定的休息时间，但是工作总是不会按时按点的出现，所以就要影响我们的睡眠时间，因此亚健康的原因之一就是睡眠。世界卫生组织确定"睡得香"为健康的重要客观标志之一，也是因为睡眠对身体健康十分的重要。当代生活节奏过快，很多人都没有足够的睡眠时间，所以请尽量保证每日7h睡眠，尽量不熬夜，并且日间活动时避免咖啡因和酒精饮品。晚上睡觉前30min不要观看电视和手机，尽量保证卧室内安静通风，环境舒适。良好睡眠能够很好地改善亚健康状态。

（3）养生锻炼　健康的身体离不开合理的锻炼，所以人们的精神状态有一部分是需要练出来的，健康生活需要健康的体魄支撑，因此远离亚健康，还需要锻炼自己的身体。跑步锻炼，如果你没时间的话，可以每天多走路。每天走路30min，够抵御疾病，远离亚健康。

（4）培养兴趣　广泛的兴趣爱好会使人受益无穷，只有业余生活丰富多彩，才会让我们更加积极乐观。当我们投入到兴趣中时，不仅仅能够修身养性，陶冶情操，而且能够辅助治疗一些心理疾病。

（5）正确面对压力　善待压力，把压力看作是生活不可分割的一部分，学会适度减压，以保证健康、良好的心境。人之所以会累，是应为自身过度的紧张所致，所以学会放松会让我们更加轻松，并且能够很快地从疲劳中解脱出来。工作和生活都要学会将压力转移，完善自身是最好的抗压方法，也是改善亚健康的关键。

四、亚健康的饮食调理

1.柏子仁合欢茶

原料：柏子仁15g，合欢花6g。

制法：将柏子仁、合欢花放入茶杯中，沸水冲泡，加盖闷10min。代茶饮用。

功效：安神催眠。适用于睡眠障碍等亚健康状态。

2.莲子百合煲猪瘦肉汤

材料：湘莲子30g，百合（干品）30g，鲜猪瘦肉200g，食盐适量。

制作：湘莲先浸泡，去除外皮与莲子芯。百合浸20min，以减少用作漂白的硫黄含量并减少酸味，鲜猪瘦肉洗净切件。然后将以上三物共同放入沙锅内，加水适量，用中火煲40min，调味食用。

功效：安神、定胆、益志、养五脏、适用于心跳、失眠、精神萎靡、记忆下降者。

3.芋头五谷咸粥

材料：蒸熟芋头200g，萝卜干40g，煮熟五谷饭150g，食盐适量，热开水500mL。

制作：将蒸熟芋头、盐和热开水置入容杯，盖紧盖子，开机，打1min，完成后，关机，打开杯盖。将萝卜干和五谷饭置入容杯，盖紧盖子，启动电源，调速钮由刻度1转至10来回3次作切碎，完成后，关掉电源，打开杯盖，倒入容器中，即可完成芋头五谷咸粥。

功效：五谷比起白米含有更多营养素，多量纤维素帮助肠胃蠕动排毒，丰富B族维生素帮助神经传导、消除疲劳。传统中医则认为芋头有强健器官的作用，特别是肝脏、肾脏，这可能与其黏蛋白可强健肝功能有关。因此将芋头配搭五谷，将是一个补元气的餐点，对肝肾较虚（缺元气）之人很适宜。

4.鲜花生叶茶

原料：鲜花生叶600g。

制法：将花生叶洗净，晒干，揉碎成粗末，每次取10g，放入茶杯中，加入沸水冲泡。代茶，频频饮用。

功效：安神催眠。适用于睡眠障碍等亚健康状态。

第六节　科学烹调与营养

选择恰当的原料组合，适当的工艺手段，采用合理烹调技术，以提高膳食中营养素的消化吸收率，杀灭原料中的微生物和寄生虫卵，去除原料的生腥味道，使食品具有良好的感官形状，色、香、味、形俱佳，这就是科学烹调。影响菜肴质量的因素，主要有原料和加工技术。

一、烹饪原料的合理储存保鲜

绝大多数的烹饪原料来源于植物界或动物界、少数来源于非生物界和经发酵形成的，根据烹饪原料的生理生化特点和品质特征不同，可以分为鲜活烹饪原料、生鲜烹饪原料和干燥烹饪原料三类。各种烹饪原料营养丰富，含有一定的水分，既容易被微生物污染，其本身也易发生多种生化反应。引起质量变化的原因有如下几点。

（1）鲜活烹饪原料的生理变化和生物学变化：如鲜活烹饪原料的呼吸作用、果实的后熟与衰老、蔬菜的萌芽与抽薹等，都可导致原料品质的下降。

（2）鱼死后发生的生物化学变化：如动物死后的僵直、成熟、软化和自溶，软化后的畜禽鱼肉难以保存，易受到微生物的污染而引起腐败变质。

（3）烹饪原料成分发生的各种物理化学变化：如脂肪发生酸败、淀粉老化、蛋白质变性、维生素的破坏等营养成分的变化，色素的分解，香气的散逸，水分的增减等，都可导致原料营养价值和感官品质的下降。

（4）微生物的污染引起的原料的霉变与腐败等。烹饪原料质量在存放过程中发生各种变化，其中最为严重的就是微生物所引起的变化。能影响微生物生命活动的环境因素有温度、湿相对度、气体成分、渗透压、酸度电磁波、化学物质等，要预防微生物的活动，就必须采取适当的措施对这些环境因素加以控制。

（5）氧气引起的各种氧化反应。如脂肪、维生素、色素的氧化等。烹饪原料在储存过程中所发生的各种变化，就对其质量的危害程度来看，以有害微生物所引起的变化最为严重。而影响微生物生命活动和烹饪原料质量变化的环境因素主要有温度、相对湿度、气体成分、渗透压、酸度、电磁波和化学物质等，其中最为普遍和最为显著的因素是温度、相对湿度和氧气。因此首先必须采取有效的措施防止有害微生物的生长繁殖，同时采取必要的措施延缓烹饪原料本身化学变化和物理变化的速度。

烹饪原料储存保鲜，是根据烹饪原料的种类与用途，采用不同的方法来抑制或阻止微生物的生长繁殖、生化反应和生命活动，以减缓质量变化的速度，保持原料的新鲜度。主要有两个思路，一是通过冷藏、冷冻、干制、腌制、气调等方法抑制微生物和烹饪原料的生命活动，二是通过高温处理、辐射法、加防腐剂、杀菌剂等方法制止烹饪原料的生命活动，采用密封包装，以防微生物的二次污染。烹饪原料储存保鲜方法常用的有低温、干燥、腌制等。

1.低温储存

低温储存是指15℃以下环境中的储存方法，利用低温抑制微生物的生长繁殖，抑制烹饪原料中酶的活性，从而有效防止微生物的污染，减弱呼吸强度，推迟后熟与衰老，保持原料的营养价值和色香味品质。消费者可以通过冰箱、冰柜等实施低温储存。低温储存有冷藏和冻藏两种形式，冷藏温度是原料冰点以上的温度，一般是0～10℃；冻藏是先将烹饪原料在低于冰点的温度下冻结再保存，冻藏温度一般是-18～20℃，冻藏温度越低，其品质就保持得越好，储存期越长。

2.干燥储存

干燥储存主要利用低湿度环境、低水分活度，抑制微生物的生长繁殖，控制原料在储存过程中发生的物理、化学变化，保存干燥烹饪原料，如粮食、茶叶、干菜、干鱼、干肉等食品的保存。低水分活度可以保存烹饪原料的色香味和营养成分，通过降低水分活度，可有效控制淀粉的老化、蛋白质变性，减少水溶性维生素和芳香成分的破坏，阻止酶促褐变的发生和色素的分解。但是水分活度不能降低太多，否则会加快脂肪的氧化酸败，这是烹饪原料在干制和干燥储存中必须注意的。

不同微生物生长繁殖有不同的最低水分活度范围，大多数细菌是0.99～0.94，大多数酵母为0.94～0.88，大多数霉菌为0.94～0.80，大多数耐盐细菌是0.75，耐干燥霉菌和耐高渗透压酵母是0.65～0.60。水分活度低于0.60时，绝大多数微生物就无法生长。

在储存过程中，干制品还会发生一些质量变化，如吸湿受潮，导致发霉、风味物质和色素分解、脂肪氧化酸败、蛋白质变性等。为了保证干制品的质量，应对其密封或充气包装，包装材料应具防湿、隔氧、避光、高机械强度等性能。

3.腌制和烟熏储存

腌制和烟熏的保存原理主要有腌制剂、微生物发酵产物和烟熏的防腐作用。腌制剂有食盐、食糖、酱、酱油、食醋、大蒜、香辛料、硝酸盐和亚硝酸盐等。食盐、食糖、酱、酱油等都具有很高的渗透压，可降低水分活度和氧气的溶解度，使微生物细胞发生脱水、缺氧，从而达到防腐目的。食醋本身具有抑菌杀菌作用，大蒜中含有的蒜素具有杀菌作用，花椒、胡椒中含有的芳香油具有杀菌效果。在烹饪原料腌制过程中，微生物发酵也可以发挥防腐效果。如乳酸发酵、乙酸发酵、乙醇发酵等，除了使腌制品产生独特的风味外，产物乳酸、乙酸、乙醇、二氧化碳等都可抑制微生物的生长，具有防腐杀菌作用。烟熏加工，可产生特有的香气和色泽，同时也有杀菌效果。

储存条件、烹饪原料的生产及其原料来源、原料的种类等因素都会影响烹饪原料储存效果，也会影响烹饪食物的质量；加工不同的食品，需要采用不同的原料。只有好的原料，才能加工出好的菜肴。

二、食物营养成分在烹饪中的变化

从烹饪原料到精美的菜肴，要经过一系列的制作过程，每一个工序对原料中的营养素都会有一些影响。原料初加工，主要是指清除、洗涤、屠宰、涨发等处理，或多或少会破坏营养，降低食物营养价值。烹饪中将原料切成不同的大小与形状，既美观整齐，又利于传热传味。切得越细，传热越快，食物易熟，有利于营养素的保持。部分烹饪原料需要进行焯水、制烫、过油、走红等初步熟处理，可使蔬菜色泽鲜艳，口味脆嫩，除去异味。挂糊、上浆可保持原料中的水分与鲜味、形状，保持并增加营养成分。通过勾芡，增加菜肴汤汁的黏性和浓度，使菜肴光润鲜艳，增加了菜肴的营养价值。

烹饪原料在经过烹调加工后，营养成分发生了一些变化。一方面提高了营养价值，破坏了原料中的有毒成分，杀死了微生物和寄生虫卵，提高了食物的安全性；另一方面，原料中的部分营养成分受到破坏与损失，不同加工方法其营养成分损失不一样（见图8-4），甚至有的烹调方法会产生一些有毒成分。

1.淀粉在烹饪中的变化

淀粉在烹调过程中，由于热的作用，发生了许多物理变化和化学变化，其中最大的

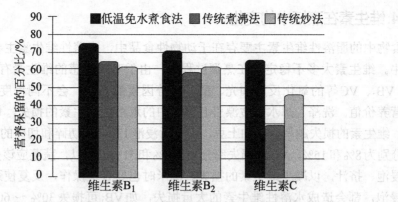

图8-4　不同烹饪方法对食物中营养成分的保留情况

变化是糊化以及糊化后的老化。淀粉糊化又称淀粉α-化，是指淀粉在水中加热，淀粉粒吸水膨胀，继续加热，淀粉粒破坏形成半透明的胶体溶液。淀粉糊化后，热黏度高，有利于菜肴的成型，增加透明度，使菜肴更加明亮光泽，还能拉出长糊丝，并容易和菜肴相互黏附。利用淀粉挂糊、油炸，食品变得口感香酥；用于菜肴的上浆对营养成分起着保护作用，淀粉糊化能改善食物的口感，提高食物的消化吸收率。

淀粉老化是淀粉糊化的逆过程，它是指糊化后的淀粉在较低温度下，会出现不透明，甚至凝结或沉淀的现象，老化的淀粉黏度降低，口感发硬，消化率下降。但在某些情况下，却需要利用淀粉的老化，如粉丝、粉皮、龙虾片的加工。

2.脂肪在烹饪中的变化

脂肪作为食物中重要的营养成分，在烹饪中可作为传热介质并能提高菜肴的风味品质，但在高温中也会发生脂肪热水解、热分解、热氧化聚合等反应，降低油脂发烟温度，产生刺激性气味，使油脂增稠等，降低营养价值和风味质量。

在烹饪过程中，油脂是不可缺少的原料，其重要性是由油脂的性质所决定的。在烹饪中油脂作为传热介，赋予菜肴特殊香味，避免了糊底，有利于菜肴达到所要求的最佳品质。

3.蛋白质在烹饪中的变化

蛋白质是食品成分中比较复杂的营养素，在烹调中会发生一系列变化。食物原料中的蛋白质在食物烹调过程中，爆、炒、焯、溜、涮等都进行了快速加热，加快了蛋白质的变性，使菜肴口感鲜嫩，并保住许多营养成分不受损失；还可以利于蛋白质的胶凝性质，如水煮蛋、咸蛋、皮蛋、干酪、豆腐、鱼丸、肉皮冻等。在烹饪加热过程中，蛋白质会发生水解，产生氨基酸和低聚肽，如炖牛肉、炖鸡汤、鱼汤等滋味特别鲜美。动物骨、皮、筋、结缔组织中的胶原蛋白，经过长时间煮制，而"化"掉，就是因为胶原蛋白水解过度造成的。

但蛋白质在加热过程中，如果发生羰氨反应，异构化反应，导致褐变和营养成分的破坏，降低蛋白质的营养价值。

chapter 8

4.维生素在烹饪中的变化

食物中的脂溶性维生素主要存在于动物性食品中，水溶性维生素主要存在于植物性食品中。维生素大多不稳定，在烹调过程中，由于对氧敏感的维生素有VA、VE、VK、VB_1、VB_2、VC等的氧化反应和光、酸、碱等因素的影响，会不同程度地破坏维生素，降低营养价值。洗涤、焯水、烫漂引起原料中的水溶性维生素的损失，切得越细，水温越高，维生素的损失越严重。如土豆，去皮后浸泡12h，未切碎和切碎的比较，VB_1的损失率分别为8%和15%，VC的损失率分别为9%和51%。所以，蔬菜应该先洗后切，并且不要浸泡、挤汁，以减少维生素的损失。淘米时也要合理操作，反复使劲地搓洗、长时间的浸泡，都会造成水溶性维生素的大量损失，如VB_1可损失30%～60%，VB_2和VPP可损失20%～30%。如谷类食物中的VB_1经过蒸、烤约损失10%，水煮则损失25%，高温下如炸油条几乎全部被破坏了。VB_2对热比较稳定，但在碱性、光照下易被破坏。VPP易溶于水，食物在高温油炸、加碱时，游离的VPP可损失50%。VC的热稳定性差，如蔬菜大火快炒2min，VC损失率为30%～40%，延长10min，损失率达50%～80%；VC在酸性下比较稳定，所以，炒蔬菜加少量醋，可减少VC的损失。脂溶性维生素对热比较稳定，也不溶于水，但易被氧化分解，特别是高温条件下其氧化速度明显加快，经过短时间的烹调加工，VA和胡萝卜素的损失率不超过10%，在水中加热，损失率也不超过30%。VD对热、氧、碱都比较稳定，但对光很敏感。VE易被氧化，尤其是在高温、碱性介质、有铁存在时，其破坏率高达70%～90%。

5.无机盐在烹饪中的变化

食物中无机盐的化学性质十分稳定，不会像维生素那样受热、光、氧的作用而分解氧化，但如果加工方法不当，也会造成许多损失。原料清洗和涨发时引起的损失，用水量越大，水流速度越快，无机盐的损失就越多。因此在淘米、洗菜、水发时要注意水的流速和水量。例如，浸泡1kg盐干海带不超过3kg水，1kg淡海带不超过5kg水，以减少碘的溶出。原料的比表面积越大，无机盐的损失率就越高，如去皮土豆在水中保持6h后，未切碎的其中钾和钙的损失率分别为5%和0；而切成食用碎块的，钾和钙的损失率分别达到10%和28%，在沸水中浸泡，则为31%和60%。反复搓洗、浸泡的大米，无机盐的损失率可高达70%。有机酸含量较多的烹饪原料，在烹制之前应先经过焯水，以去掉这些有机酸，减少在烹饪过程中无机盐被结合，提高其在人体内的吸收利用率。

6.烹饪中水分的变化与保持

水与烹调的关系十分密切，它不仅是烹饪原料的重要成分，与菜肴的质量密切相关，而且烹调中离不开水，烹调任何菜肴，都离不开水或含有水分的原料。各种烹饪原料都含有或多或少的水分，含水量的多少，决定了原料质地的柔软鲜嫩或干硬柴老。保持原料的水分，或有意识地让原料吃水，或让原料失去一部分水，是科学烹饪的重要内容，没有水也就没有烹饪。如调味时，所用调味品一般都溶解在水中，干制品的水发就是水的渗入而完成的。含水量高达80%以上的瓜果、蔬菜所表现的触感大多是脆嫩、水嫩或爽口；含水量在50%～80%的肉类则表现出软嫩的触感。煮面和麻花都是以含水量为

13%的面粉为原料所制作的食物，煮的面条含水量高达68%，滑爽，麻花含水量5%，酥脆。如豆腐之所以有老嫩之分，就是因为含水量不同所致，老豆腐含水量为85%，嫩豆腐则达90%。

水是最常用的清洗剂，如果洗涤不当，原料会损失相当部分的水溶性营养素和风味物质。如淘米时，若用水不停地冲洗，反复换水或筛滤，可损失维生素20%～60%、无机盐70%、蛋白质16%、糖类2%。蔬菜切后再洗，大量的水溶性维生素和无机盐会从刀口处流失。肉类原料洗得过分，会损失脂肪、蛋白质、无机盐、含氮有机物等，因而严重影响肉类的营养价值和鲜美滋味。所以，洗涤原料时只要洗去泥渣杂质即可。如果在原料加工过程中，把切开的原料浸泡在水里，由于水起着隔氧作用，原料的酶促褐变就难以发生，能够保持原来洁白的色泽。原料在热处理中，蛋白质变性，导致其保水能力下降，引起水分流失。如瘦肉煮熟后，体积缩小，重量减轻，这就是因为水分流失所致。原料中的自由水在烹制加热过程中，汽化为水蒸气，导致食物的含水量减少。挂糊和上浆、芡汁等，可以保藏或增加食物中的水分。

三、食物中营养素在储藏加工和烹调中的损失

人类的食物除少数物质如盐类外，几乎全部来自动植物，这些食物原料易腐败，需要再进一步进行各种加工处理，才便于保藏和运输，以满足各种特殊需要。食品在加工储藏中，营养成分的稳定性是不同的。

1.谷类食物中营养素在储藏加工和烹调中的损失

谷物储藏期间，由于呼吸、氧化、酶的作用，会发生许多化学反应。在正常情况下，VB_1、VB_2、VB_6 及 VE 较稳定，高温、高湿可加速 VB_1 的破坏，谷类应当保持在避光、通风、干燥和阴凉的环境下，才能保持其原有的营养价值。

糙米或全麦含食物纤维过多，过于粗糙，影响消化，为使之适口并提高其消化率，改善感官性质，糙米或全麦要经过加工，以利于食用和消化吸收。糙米碾磨程度（即精度）越高，大米的无氮抽出物（主要是淀粉）增多，其他各种化学成分则相对地减少；大米精度越高，好吃易消化，但蛋白质、脂肪、无机盐、维生素、膳食纤维等都会有很大损失（见表8-2）。

表8-2　精加工前后的谷类食物营养比较

谷物结构	完整谷物	精白米面
谷皮	膳食纤维、矿物质、脂肪、维生素	无
糊粉层	蛋白质、脂类、维生素、矿物质	无
胚乳	大量淀粉、部分蛋白质、少量维生素、矿物质	大量淀粉、部分蛋白质、少量维生素、矿物质
谷胚	富含蛋白质、脂类、矿物质、B族维生素、维生素E、谷维素	无

　　不同出米率、出粉率的大米和面粉的化学组成也有差异（见表8-3）。谷类食物经烹调后，改善了感官性状，促进了消化吸收。烹调使纤维素变软，同时增加了其主要成分淀粉的适口性，但是，在烹调过程中不同的烹调方法对营养素含量也会有影响，可使一些营养素损失。在淘洗时，水溶性维生素和矿物质会损失，米搓洗次数越多，浸泡时间越长，温度越高，营养素损失就越多。制作面食时，一般蒸、烤、烙等制作方式，蛋白质、无机盐及B族维生素损失都较少，制作油条时，可因加碱和高温，VB₁全部损失，使VB₂和尼克酸破坏达50%左右。对于谷类食物，最好是食粮混用、合理烹调、强化营养等方式来提高营养价值。

表8-3　不同出米率大米和不同出粉率小麦的化学组成　　　　　单位：%

营养成分	出米率			出粉率		
	92%	94%	96%	72%	80%	85%
水分	15.5	15.5	15.5	14.5	14.5	14.5
粗蛋白	6.2	6.6	6.9	8～13	9～14	9～14
粗脂肪	0.8	1.1	1.5	0.8～1.5	1.0～1.6	1.5～2.0
总糖	0.3	0.4	0.6	1.5～2.0	1.5～2.0	2.0～2.5
无机盐	0.6	0.8	1.0	0.3～0.6	0.6～0.8	0.7～0.9
纤维素	0.3	0.4	0.6	微量～0.2	0.2～0.35	0.4～0.9

2.蔬菜水果类食物中营养素在储藏加工和烹调中的损失

　　烹调前，蔬菜的存放时间越长，VC因被氧化而损失越多。先洗后切，急火快炒，现炒现吃是保存蔬菜中维生素的有效措施，尽量减少用水浸泡和弃掉汤汁及挤去菜汁的做法，现炒现吃，加醋烹调可降VB₁、VC损失，加芡汁也可降VC损失；铜锅损失VC最多，铁锅次之。

3.动物类食物中营养素在加工烹调中的损失

　　肉、蛋、奶等动物性食品在烹调过程中，除维生素外，其他营养素含量变化很小。加热能杀菌，提高消化吸收率，快速炒菜，营养保存好。如猪肉切丝用炒的方法，VB₁可保存87%，用蒸肉丸方式可保存率为53%，用清炖猪肉方式时，VB₁可保存40%。猪肉红烧、清炖时，VB₁损失较多，达60%～65%；蒸和炸时损失约45%；炒时损失13%。VB₂损失在蒸煮时最多，约87%；其次是清炖和红烧，约40%；炒肉丝损失最少，约20%。炒猪肝时，VB₂损失少，几乎可全部保留，但VB₁损失较多，约32%。煮、炒鸡蛋时，VB₂损失约7%～13%，VB₁损失约22%。

　　煮蛋时蛋白质变得软且松散，容易消化吸收，利用率较高。皮蛋制作过程中加入烧碱，使B族维生素破坏，但VA、VD保存尚好。咸蛋成分与鲜蛋基本相同。

由于原料营养素在烹调过程中会损失，所以要采用相应的营养保护措施，如原料先洗净再切制；焯菜用旺火沸水，炒菜用旺火急炒；利用上浆挂糊减少营养素的流失，提高营养素的利用率；同时烹调时适当加醋，炒菜时油温不要太高。

无论是动物性食品还是植物性食品，一般都需要经过保鲜、加工才可食用。食品保鲜、加工的方法，对原有的营养价值会产生积极或消极的影响。我们在原料的保存和食物的烹调中，应尽可能减少营养成分的流失，以利于人体的健康。

案例1 中国居民膳食指南及平衡膳食宝塔（2011版）

附　录

附录1　中国居民膳食指南及平衡膳食宝塔（2011版）

为了给居民提供最基本、科学的健康膳食信息，卫生部委托中国营养学会组织专家，制订了《中国居民膳食指南》（2011）。《膳食指南》以先进的科学证据为基础，密切联系我国居民膳食营养的实际，对各年龄段的居民摄取合理营养，避免由不合理的膳食带来疾病具有普遍的指导意义。今后10～20年，是中国改善国民营养健康的关键战略时期。希望全社会的广泛参与，大力推广和运用《中国居民膳食指南》，科学改善国民营养健康素质，为全面建设小康社会奠定坚实的人口素质基础。

第一部分　一般人群膳食指南

一般人群膳食指南适用于6岁以上人群，共有10个条目。"提要"是该条目的核心内容；"说明"阐述与该条目相关的知识或消费者关心的问题；"参考材料"提供一些研究资料或有用的数据。

一、食物多样，谷类为主，粗细搭配

人类的食物是多种多样的。各种食物所含的营养成分不完全相同，每种食物都至少可提供一种营养物质。平衡膳食必须由多种食物组成，才能满足人体各种营养需求，达到合理营养、促进健康的目的。

谷类食物是中国传统膳食的主体，是人体能量的主要来源。谷类包括米、面、杂粮，主要提供糖类、蛋白质、膳食纤维及B族维生素。坚持谷类为主是为了保持我国膳食的良好传统，避免高能量、高脂肪和低糖类膳食的弊端。人们应保持每天适量的谷类食物摄入，一般成年人每天摄入250～400g为宜。另外要注意粗细搭配，经常吃一些粗粮、杂粮和全谷类食物。稻米、小麦不要研磨得太精，以免所含维生素、矿物质和膳食纤维流失。

二、多吃蔬菜水果和薯类

新鲜蔬菜水果是人类平衡膳食的重要组成部分，也是我国传统膳食的重要特点之一。蔬菜水果能量低，是维生素、矿物质、膳食纤维和植物化学物质的重要来源。薯类含有丰富的淀粉、膳食纤维以及多种维生素和矿物质。富含蔬菜、水果和薯类的膳食对保持身体健康，保持肠道正常功能，提高免疫力，降低患肥胖、糖尿病、高血压等慢性疾病风险具有重要作用。推荐我国成年人每天吃蔬菜300～500g，水果200～400g，并注意

增加薯类的摄入。

三、每天吃奶类、大豆或其制品

奶类营养成分齐全，组成比例适宜，容易消化吸收。奶类除含丰富的优质蛋白质和维生素外，含钙量较高，且利用率也很高，是膳食钙质的极好来源。各年龄人群适当多饮奶有利于骨健康，建议每人每天平均饮奶300mL。 饮奶量多或有高血脂和超重肥胖倾向者应选择低脂、脱脂奶。

大豆含丰富的优质蛋白质、必需脂肪酸、多种维生素和膳食纤维，且含有磷脂、低聚糖，以及异黄酮、植物固醇等多种植物化学物质。应适当多吃大豆及其制品，建议每人每天摄入30 ～ 50g大豆或相当量的豆制品。

四、常吃适量的鱼、禽、蛋和瘦肉

鱼、禽、蛋和瘦肉均属于动物性食物，是人类优质蛋白、脂类、脂溶性维生素、B族维生素和矿物质的良好来源，是平衡膳食的重要组成部分。瘦畜肉铁含量高且利用率好。鱼类脂肪含量一般较低，且含有较多的多不饱和脂肪酸；禽类脂肪含量也较低，且不饱和脂肪酸含量较高；蛋类富含优质蛋白质，各种营养成分比较齐全，是很经济的优质蛋白质来源。

目前我国部分城市居民食用动物性食物较多，尤其是食入的猪肉过多。应适当多吃鱼、禽肉，减少猪肉摄入。相当一部分城市和多数农村居民平均吃动物性食物的量还不够，还应适当增加。动物性食物一般都含有一定量的饱和脂肪和胆固醇，摄入过多可能增加患心血管病的危险性。

五、减少烹调油用量，吃清淡少盐膳食

脂肪是人体能量的重要来源之一，并可提供必需脂肪酸，有利于脂溶性维生素的消化吸收，但是脂肪摄入过多是引起肥胖、高血脂、动脉粥样硬化等多种慢性疾病的危险因素之一。膳食盐的摄入量过高与高血压的患病率密切相关。食用油和食盐摄入过多是我国城乡居民共同存在的营养问题。为此，建议我国居民应养成吃清淡少盐膳食的习惯，即膳食不要太油腻，不要太咸，不要摄食过多的动物性食物和油炸、烟熏、腌制食物。

六、食不过量，天天运动，保持健康体重

进食量和运动是保持健康体重的两个主要因素，食物提供人体能量，运动消耗能量。如果进食量过大而运动量不足，多余的能量就会在体内以脂肪的形式积存下来，增加体重，造成超重或肥胖；相反若食量不足，可由于能量不足引起体重过低或消瘦。正常生理状态下，食欲可以有效控制进食量，不过有些人食欲调节不敏感，满足食欲的进食量常常超过实际需要。食不过量对他们意味着少吃几口，不要每顿饭都吃到十成饱。由于生活方式的改变，人们的身体活动减少，目前我国大多数成年人体力活动不足或缺乏体育锻炼，应改变久坐少动的不良生活方式，养成天天运动的习惯，坚持每天多做一些消耗能量的活动。

七、三餐分配要合理，零食要适当

合理安排一日三餐的时间及食量，进餐定时定量。早餐提供的能量应占全天总

能量的25% ~ 30%，午餐应占30% ~ 40%，晚餐应占30% ~ 40%，可根据职业、劳动强度和生活习惯进行适当调整。一般情况下，早餐安排在6:30 ~ 8:30，午餐在11:30 ~ 13:30，晚餐在18:00 ~ 20:00进行为宜。要天天吃早餐并保证其营养充足，午餐要吃好，晚餐要适量。不暴饮暴食，不经常在外就餐，尽可能与家人共同进餐，并营造轻松愉快的就餐氛围。零食作为一日三餐之外的营养补充，可以合理选用，但来自零食的能量应计入全天能量摄入之中。

八、每天足量饮水，合理选择饮料

水是膳食的重要组成部分，是一切生命必需的物质，在生命活动中发挥着重要功能。体内水的来源有饮水、食物中含的水和体内代谢产生的水。水的排出主要通过肾脏，以尿液的形式排出，其次是经肺呼出、经皮肤和随粪便排出。进入体内的水和排出来的水基本相等，处于动态平衡。饮水不足或过多都会对人体健康带来危害。饮水应少量多次，要主动，不要感到口渴时再喝水。饮水最好选择白开水。

饮料多种多样，需要合理选择，如乳饮料和纯果汁饮料含有一定量的营养素和有益膳食成分，适量饮用可以作为膳食的补充。有些饮料添加了一定的矿物质和维生素，适合热天户外活动和运动后饮用。有些饮料只含糖和香精香料，营养价值不高。有些人尤其是儿童青少年，每天喝大量含糖的饮料代替喝水，是一种不健康的习惯，应当改正。

九、如饮酒应限量

在节假日、喜庆和交际的场合，人们饮酒是一种习俗。高度酒含能量高，白酒基本上是纯能量食物，不含其他营养素。无节制的饮酒，会使食欲下降，食物摄入量减少，以致发生多种营养素缺乏、急慢性酒精中毒、酒精性脂肪肝，严重时还会造成酒精性肝硬化。过量饮酒还会增加患高血压、卒中等疾病的危险；并可导致事故及暴力的增加，对个人健康和社会安定都是有害的，应该严禁酗酒。另外饮酒还会增加患某些癌症的危险。若饮酒尽可能饮用低度酒，并控制在适当的限量以下，建议成年男性一天饮用酒的酒精量不超过25g，成年女性一天饮用酒的酒精量不超过15g。孕妇和儿童青少年应忌酒。

十、吃新鲜卫生的食物

食物放置时间过长就会引起变质，可能产生对人体有毒有害的物质。另外，食物中还可能含有或混入各种有害因素，如致病微生物、寄生虫和有毒化学物等。吃新鲜卫生的食物是防止食源性疾病、实现食品安全的根本措施。正确采购食物是保证食物新鲜卫生的第一关。烟熏食品及有些加色食品可能含有苯并芘或亚硝酸盐等有害成分，不宜多吃。食物合理储藏可以保持新鲜，避免受到污染。高温加热能杀灭食物中大部分微生物，延长保存时间；冷藏温度常为4 ~ 8℃，只适于短期储藏；而冻藏温度低达-12 ~ -23℃，可保持食物新鲜，适于长期储藏。烹调加工过程是保证食物卫生安全的一个重要环节。需要注意保持良好的个人卫生以及食物加工环境和用具的洁净，避免食物烹调时的交叉污染。食物腌制要注意加足食盐，避免高温环境。有一些动物或植物性食物含有天然毒素，为了避免误食中毒，一方面需要学会鉴别这些食物，另一方面应了解对不同食物去除毒素的具体方法。

第二部分　特定人群膳食指南

特定人群包括孕妇、乳母、婴幼儿、学龄前儿童、青少年以及老年人，根据这些人群的生理特点和营养需要特制订了相应的膳食指南，以期更好地指导孕期和哺乳期妇女的膳食，婴幼儿合理喂养和辅助食品的科学添加，学龄前儿童和青少年在身体快速增长时期的饮食，以及适应老年人生理和营养需要变化的膳食安排，达到提高健康水平和生命质量的目的。

中国孕期妇女和哺乳期妇女膳食指南

孕前期妇女膳食指南

一、多摄入富含叶酸的食物或补充叶酸

妊娠的头4周是胎儿神经管分化和形成的重要时期，此期叶酸缺乏可增加胎儿发生神经管畸形及早产的危险。育龄妇女应从计划妊娠开始尽可能早地多摄取富含叶酸的食物及从孕前3个月开始每日补充叶酸400μg，并持续至整个孕期。

二、常吃含铁丰富的食物

孕前缺铁易导致早产、孕期母体体重增长不足以及新生儿低出生体重，故孕前女性应储备足够的铁为孕期利用。建议孕前期妇女适当多摄入含铁丰富的食物，缺铁或贫血的育龄妇女可适量摄入铁强化食物或在医生指导下补充小剂量的铁剂。

三、保证摄入加碘食盐，适当增加海产品的摄入

妇女围孕期和孕早期碘缺乏均可增加新生儿将来发生克汀病的危险性。因此孕前和孕早期除摄入碘盐外，还建议至少每周摄入一次富含碘的海产食品。

四、戒烟、禁酒

夫妻一方或双方经常吸烟或饮酒，不仅影响精子或卵子的发育，造成精子或卵子的畸形，而且影响受精卵在子宫的顺利着床和胚胎发育，导致流产。酒精可以通过胎盘进入胎儿血液，造成胎儿宫内发育不良、中枢神经系统发育异常、智力低下等。

孕早期妇女膳食指南

一、膳食清淡、适口

清淡、适口的膳食有利于降低怀孕早期的妊娠反应，使孕妇尽可能多地摄取食物，满足其对营养的需要。

二、少食多餐

怀孕早期反应较重的孕妇，不必像常人那样强调饮食的规律性，应根据孕妇的食欲和反应的轻重及时进行调整，采取少食多餐的办法，保证进食量。

三、保证摄入足量富含糖类的食物

怀孕早期应尽量多摄入富含糖类的谷类或水果，保证每天至少摄入150g糖类（约合谷类200g）。

四、多摄入富含叶酸的食物并补充叶酸

怀孕早期叶酸缺乏可增加胎儿发生神经管畸形及早产的危险。妇女应从计划妊娠开始尽可能早地多摄取富含叶酸的食物。受孕后每日应继续补充叶酸400μg，至整个孕期。

五、戒烟、禁酒

孕妇吸烟或经常被动吸烟可能导致胎儿缺氧和营养不良、发育迟缓。孕妇饮酒，酒精可以通过胎盘进入胎儿血液，造成胎儿宫内发育不良、中枢神经系统发育异常、智力低下等，称为酒精中毒综合征。

孕中、末期妇女膳食指南

一、适当增加鱼、禽、蛋、瘦肉、海产品的摄入量

鱼、禽、蛋、瘦肉是优质蛋白质的良好来源，其中鱼类还可提供n-3多不饱和脂肪酸，蛋类尤其是蛋黄是卵磷脂、维生素A和维生素B_2的良好来源。

二、适当增加奶类的摄入

奶或奶制品富含蛋白质，对孕期蛋白质的补充具有重要意义，同时也是钙的良好来源。说明部分进一步解释了要增加奶类摄入的理论依据。

三、常吃含铁丰富的食物

从孕中期开始孕妇血容量和血红蛋白的增加，同时胎儿需要铁储备，宜从孕中期开始增加铁的摄入量，必要时可在医生指导下补充小剂量的铁剂。

四、适量身体活动，维持体重的适宜增长

孕妇应适时监测自身的体重，并根据体重增长的速率适当调节食物摄入量。也应根据自身的体能每天进行不少于30min的低强度身体活动，最好是1～2h的户外活动，如散步、做体操等。

五、禁烟戒酒，少吃刺激性食物

烟草、酒精对胚胎发育的各个阶段都有明显的毒性作用，如容易引起早产、流产、胎儿畸形等。有吸烟、饮酒习惯的妇女，孕期必须禁烟戒酒，并要远离吸烟环境。

中国哺乳期妇女膳食指南

一、增加鱼、禽、蛋、瘦肉及海产品摄入

动物性食品如鱼、禽、蛋、瘦肉等可提供丰富的优质蛋白质，乳母每天应增加总量100～150g的鱼、禽、蛋、瘦肉，其提供的蛋白质应占总蛋白质的1/3以上。

二、适当增饮奶类，多喝汤水

奶类含钙量高，易于吸收利用，是钙的最好食物来源。乳母每日若能饮用牛奶500mL，则可从中得到约600mg优质钙。必要时可在保健医生的指导下适当补充钙制剂。

三、产褥期食物多样，不过量

产褥期的膳食同样应是多样化的平衡膳食，以满足营养需要为原则，无须特别禁忌。要注意保持产褥期食物多样充足而不过量。

四、忌烟酒，避免喝浓茶和咖啡

乳母吸烟（包括间接吸烟）、饮酒对婴儿健康有害，哺乳期应继续忌烟酒、避免饮用浓茶和咖啡。

五、科学活动和锻炼，保持健康体重

哺乳期妇女除注意合理膳食外，还应适当运动及做产后健身操，这样可促使产妇机体复原，保持健康体重。哺乳期妇女进行一定强度的、规律性的身体活动和锻炼不会影响母乳喂养的效果。

中国婴幼儿及学龄前儿童膳食指南

0～6月龄婴儿喂养指南

一、纯母乳喂养

母乳是6个月龄之内婴儿最理想的天然食品，非常适合于身体快速生长发育、生理功能尚未完全发育成熟的婴儿。纯母乳喂养能满足6个月龄以内婴儿所需要的全部液体、能量和营养素。

二、产后尽早开奶，初乳营养最好

初乳对婴儿十分珍贵，对婴儿防御感染及初级免疫系统的建立十分重要。尽早开奶可减轻婴儿生理性黄疸、生理性体重下降和低血糖的发生。产后30min即可喂奶。

三、尽早抱婴儿到户外活动或适当补充维生素D

母乳中维生素D含量较低，家长应尽早抱婴儿到户外活动，适宜的阳光会促进皮肤维生素D的合成；也可适当补充富含维生素D的制剂。

四、给新生儿和1～6月龄婴儿及时补充适量维生素K

由于母乳中维生素K含量低，为了预防维生素K缺乏相关的出血性疾病，应及时给新生儿和1～6月龄婴儿补充维生素K。

五、不能用纯母乳喂养时，宜首选婴儿配方食品喂养

婴儿配方食品是除了母乳外，适合0～6月龄婴儿生长发育需要的食品，其营养成分及含量基本接近母乳。

六、定期监测生长发育状况

身长和体重等生长发育指标反映了婴儿的营养状况，父母可以在家里对婴儿进行定期的测量，了解婴儿的生长发育是否正常。

中国儿童青少年膳食指南

一、三餐定时定量，保证吃好早餐，避免盲目节食

一日三餐不规律、不吃早餐的现象在儿童青少年中较为突出，影响到他们的营养摄入和健康。三餐定时定量，保证吃好早餐对于儿童青少年的生长发育、学习都非常重要。

二、吃富含铁和维生素C的食物

儿童青少年由于生长迅速，铁需要量增加，女孩加之月经来潮后的生理性铁丢失，更易发生贫血。即使轻度的缺铁性贫血，也会对儿童青少年的生长发育和健康产生不良影响，为了预防贫血的发生，儿童青少年应注意经常吃含铁丰富的食物和新鲜的蔬菜水果等。

三、每天进行充足的户外运动

儿童青少年每天进行充足的户外运动，能够增强体质和耐力；提高机体各部位的柔韧性和协调性；保持健康体重，预防和控制肥胖；对某些慢性病也有一定的预防作用。户外运动还能接受一定量的紫外线照射，有利于体内维生素D的合成，保证骨骼的健康发育。

四、不抽烟、不饮酒

儿童青少年正处于迅速生长发育阶段，身体各系统、器官还未成熟，神经系统、内分泌功能、免疫机能等尚不十分稳定，对外界不利因素和刺激的抵抗能力都比较差，因而，抽烟和饮酒对儿童青少年的不利影响远远超过成年人。

中国老年人膳食指南

一、食物要粗细搭配 、松软、易于消化吸收

粗粮含丰富B族维生素、膳食纤维、钾、钙、植物化学物质等。老年人消化器官生理功能有不同程度的减退，咀嚼功能和胃肠蠕动减弱，消化液分泌减少。因此老年人选择食物要粗细搭配，食物的烹制宜松软易于消化吸收。

二、合理安排饮食，提高生活质量

家庭和社会应从各方面保证其饮食质量、进餐环境和进食情绪，使其得到丰富的食物，保证其需要的各种营养素摄入充足，以促进老年人身心健康，减少疾病，延缓衰老，提高生活质量。

三、重视预防营养不良和贫血

60岁以上的老年人由于生理、心理和社会经济情况的改变，可能使老年人摄取的食

物量减少而导致营养不良。另外随着年龄增长而体力活动减少，并因牙齿、口腔问题和情绪不佳，可能致食欲减退，能量摄入降低，必需营养素摄入减少，而造成营养不良。60岁以上老年人低体重、贫血患病率也远高于中年人群。

四、多做户外活动，维持健康体重

老年人适当多做户外活动，在增加身体活动量、维持健康体重的同时，还可接受充足紫外线照射，有利于体内维生素D合成，预防或推迟骨质疏松症的发生。

中国居民平衡膳食宝塔

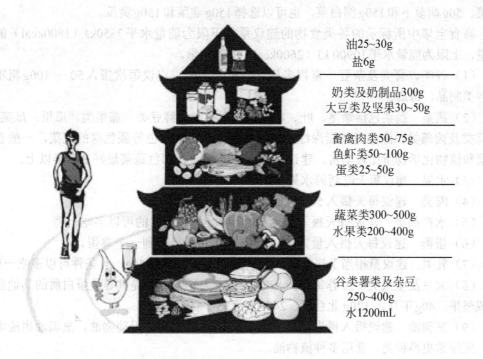

油25~30g
盐6g

奶类及奶制品300g
大豆类及坚果30~50g

畜禽肉类50~75g
鱼虾类50~100g
蛋类25~50g

蔬菜类300~500g
水果类200~400g

谷类薯类及杂豆
250~400g
水1200mL

一、中国居民平衡膳食宝塔说明

1.膳食宝塔结构

膳食宝塔共分五层，包含我们每天应吃的主要食物各类。膳食宝塔各层位置和面积不同，这在一定程度上反映出各类食物在膳食中的地位和应占的比重。

谷类食物位居底层，每人每天应该吃250～400g；蔬菜和水果居第二层，每天应吃300～500g和200～400g；鱼、禽、肉、蛋等动物性食物位于第三层，每天应该吃125～225g（鱼虾类50～100g，畜、禽肉50～75g，蛋类25～50g）；奶类和豆类食物居第四层，每天应吃相当于鲜奶300g的奶类及奶制品和相当于干豆30～50g的大豆及制品。第五层塔顶是烹调油和食盐，每天烹调油不超过25g或30g，食盐不超过6g。膳食宝塔没有建议食糖的摄入量，因为我国居民现在平均吃糖的量还不多，对健康的影响还不大。但多吃糖有增加龋齿的危险，尤其是儿童、青少年不应吃太多的糖和含糖高的食品及饮料。饮酒的问题在前面已有说明。

新的膳食宝塔图增加了水和身体活动的形象，强调足量饮水和增加身体活动的重要性。

在温和气候条件下生活的轻体力劳动的条件下，饮水1200mL。剧烈运动、高温作业等应适当增加。饮水不足或过多都会对人体健康带来危害。饮水应少量多次，要主动，不要感到口渴时再喝水。

2.膳食宝塔建议的食物量

膳食宝塔建议的各类食物摄入量都是指食物可食部分的生重。各类食物的重量不是指某一种具体食物的重量，而是一类食物的总量。如建议每日300g蔬菜，可以选择100g油菜、50g胡萝卜和150g圆白菜，也可以选择150g韭菜和150g黄瓜。

膳食宝塔中所标示的各类食物的建议量的下限为能量水平7550kJ（1800kcal）的建议量，上限为能量水平10900 kJ（2600kcal）的建议量。

（1）谷类、薯类及杂豆　重视多样化，粗细搭配。建议每次摄入50～100g粗粮或全谷类制品，每周5～7次。

（2）蔬菜　蔬菜包括嫩茎、叶、花菜类、根菜类、鲜豆类、茄果类、瓜果、瓜菜类、葱蒜类及菌藻类。深色蔬菜指深绿色、深黄色、紫色、红色等颜色深的蔬菜，一般含维生素和植物化学物质比较丰富。建议300～500g蔬菜，深色蔬菜最好占一半以上。

（3）水果　建议每天吃新鲜水果200～400g。

（4）肉类　建议每天摄入50～75g。

（5）水产品类　建议每天摄入量为50～100g，有条件的可以多吃一些。

（6）蛋类　建议每天摄入量为25～50g。相当于半个到一个鸡蛋。

（7）乳类　建议量相当于液态奶300g、酸奶360g、奶粉45g，有条件可以多吃一些。

（8）大豆及坚果类　推荐每日摄入30～50g大豆或可以提供等量蛋白质的其他豆制品或坚果。40g干豆，120g北豆腐，240g南豆腐，650g豆浆。

（9）烹调油　建议摄入量为不超过25g或30g，尽量少食用动物油。烹调油也应多样化，应经常更换种类，食用多种植物油。

（10）食盐　建议摄入量不超过6g。

二、中国居民平衡膳食宝塔的应用

1.确定适合自己的能量水平

膳食宝塔中建议的每人每日各类食物适宜摄入量范围适用于一般健康成人，在实际应用时要根据个人年龄、性别、身高、体重、劳动强度、季节等情况适当调整。年轻人、身体活动强度大的人需要的能量高，应适当多吃些主食；年老、活动少的人需要的能量少，可以少吃些主食。对于正常成人，体重是判定能量平衡的最好指标，每个人应根据自身的体重及变化适当调整食物的摄入，主要应调整的是含能量较多的食物。

2.根据自己的能量水平确定食物需要

膳食宝塔建议的各类食物摄入量是一个平均值。每日膳食中应尽量包含膳食宝塔中的各类食物。但无须每日都严格照着膳食宝塔建议的各类食物的量吃，重要的是一定要经常遵循膳食宝塔各层中各类食物的大体比例。在一段时间内，比如一周，各类食物摄入量的平均值应当符合膳食宝塔的建议量。

3.食物同类互换，调配丰富多彩的膳食

人们吃多种多样的食物不仅是为了获得均衡的营养，也是为了使饮食更加丰富多彩，以满足人们的口味享受。假如人们每天都吃同样的50g肉、40g豆，难免久食生厌，那么合理营养也就无从谈起了。膳食宝塔包含的每一类食物中都有许多品种，虽然每种食物都与另一种不完全相同，但同一类中各种食物所含营养成分往往大体上近似，在膳食中可以互相替换。

应用膳食宝塔可把营养与美味结合起来，按照同类互换、多种多样的原则调配一日三餐。同类互换就是以粮换粮，以豆换豆、以肉换肉。如：大米可与面粉或杂粮互换，馒头可与相应量的面条、烙饼、面包等互换。

4.要因地制宜充分利用当地资源

我国幅员辽阔，各地的饮食习惯及物产不尽相同，只有因地制宜充分利用当地资源才能有效地应用膳食宝塔。

例如：牧区奶类资源丰富，可适当提高奶类摄入量。渔区可适当提高鱼及其他水产品摄入量。农村山区则可利用山羊奶以及花生、瓜子、核桃、榛子等资源。

在某些情况下，由于地域、经济或物产所限无法采用同类互换时，也可以暂用豆类代替乳类、肉类；或用蛋类代替鱼、肉；不得已时也可用花生、瓜子、榛子、核桃等坚果代替大豆或肉、鱼、奶等动物性食物。

5.要养成习惯，长期坚持

膳食对健康的影响是长期的结果。应用于平衡膳食宝塔需要自幼养成习惯，并坚持不懈，才能充分体现其对健康的重大促进作用。

附录2　中国居民膳食营养素参考摄入量

附表1　中国居民膳食能量需要量

年龄（岁）/生理阶段	能量/（MJ/d）						能量/（kcal/d）					
	轻体力活动水平		中体力活动水平		重体力活动水平		轻体力活动水平		中体力活动水平		重体力活动水平	
	男	女	男	女	男	女	男	女	男	女	男	女
0~	—	—	0.38MJ/(kg·d)	0.38MJ/(kg·d)	—	—	—	—	90kcal/(kg·d)	90kcal/(kg·d)	—	—
0.5~	—	—	0.33MJ/(kg·d)	0.33MJ/(kg·d)	—	—	—	—	80kcal/(kg·d)	80kcal/(kg·d)	—	—
1~	—	—	3.77	3.35	—	—	—	—	900	800	—	—
2~	—	—	4.60	4.18	—	—	—	—	1100	1000	—	—
3~	—	—	5.23	5.02	—	—	—	—	1250	1200	—	—
4~	—	—	5.44	5.23	—	—	—	—	1300	1250	—	—
5~	—	—	5.86	5.44	—	—	—	—	1400	1300	—	—
6~	5.86	5.23	6.69	6.07	7.53	6.90	1400	1250	1600	1450	1800	1650
7~	6.28	5.65	7.11	6.49	7.95	7.32	1500	1350	1700	1550	1900	1750

续表

年龄（岁）/生理阶段	能量/（MJ/d）						能量/（kcal/d）					
	轻体力活动水平		中体力活动水平		重体力活动水平		轻体力活动水平		中体力活动水平		重体力活动水平	
	男	女	男	女	男	女	男	女	男	女	男	女
8～	6.9	6.07	7.74	7.11	8.79	7.95	1650	1450	1850	1700	2100	1900
9～	7.32	6.49	8.37	7.53	9.41	8.37	1750	1550	2000	1800	2250	2000
10～	7.53	6.90	8.58	7.95	9.62	9.00	1800	1650	2050	1900	2300	2150
11～	8.58	7.53	9.83	8.58	10.88	9.62	2050	1800	2350	2050	2600	2300
14～	10.46	8.37	11.92	9.62	13.39	10.67	2500	2000	2850	2300	3200	2550
18～	9.41	7.53	10.88	8.79	12.55	10.04	2250	1800	2600	2100	3000	2400
50～	8.79	7.32	10.25	8.58	11.72	9.83	2100	1750	2450	2050	2800	2350
65～	8.58	7.11	9.83	8.16	—	—	2050	1700	2350	1950	—	—
80～	7.95	6.28	9.20	7.32	—	—	1900	1500	2200	1750	—	—
孕妇（早）	—	+0	—	+0	—	+0	—	+0	—	+0	—	+0
孕妇（中）	—	+1.25	—	+1.25	—	+1.25	—	+300	—	+300	—	+300
孕妇（晚）	—	+1.90	—	+1.90	—	+1.90	—	+450	—	+450	—	+450
乳母	—	+2.10	—	+2.10	—	+2.10	—	+500	—	+500	—	+500

注：未制定参考值者用"—"表示；1kcal=4.184kJ。

附表2　中国居民膳食蛋白质、糖类、脂肪和脂肪酸的参考摄入量

年龄（岁）/生理阶段	蛋白质* EAR/(g/d) 男	蛋白质* EAR/(g/d) 女	蛋白质* RNI/(g/d) 男	蛋白质* RNI/(g/d) 女	总糖类 EAR/(g/d)	亚油酸 AI(E%)	α-亚麻酸 AI(E%)	EPA+DHA AI/mg
0～	—	—	9 (AI)	9 (AI)	—	7.3(150mg①)	0.87	100②
0.5～	15	15	20	20	—	6.0	0.66	100②
1～	20	20	25	25	120	4.0	0.60	100②
4～	25	25	30	30	120	4.0	0.60	—
7～	30	30	40	40	120	4.0	0.60	—
11～	50	45	60	55	150	4.0	0.60	—
14～	50	50	75	60	150	4.0	0.60	—
18～	50	50	65	55	120	4.0	0.60	—
50～	60	50	65	55	120	4.0	0.60	—
65～	60	50	65	55	120	4.0	0.60	—
80～	50	50	65	55	120	4.0	0.60	—
孕妇（早）	—	+0	—	+0	130	4.0	0.60	250 (200②)
孕妇（中）	—	+10	—	+15	130	4.0	0.60	250 (200②)
孕妇（晚）	—	+25	—	+30	130	4.0	0.60	250 (200②)
乳母	—	+20	—	+25	160	4.0	0.60	250 (200②)

① 为花生四烯酸。

② 为DHA。

注：1.蛋白质细分的各年龄段参考摄入量见正文；

2.未制定参考值者用"—"表示；

3.E%为占能量的百分比。

附表3　中国居民膳食宏量营养素的可接受范围（U-AMDR）

年龄（岁）/生理阶段	总碳水化合物（E%）	糖*（E%）	总脂肪（E%）	饱和脂肪酸（E%）	n-6多不饱和脂肪酸（E%）	n-3多不饱和脂肪酸（E%）	EPA+DHA/（g/d）
0~	60（AI）	—	48（AI）	—	—	—	—
0.5~	85（AI）	—	40（AI）	—	—	—	—
1~	50~65	—	35（AI）	—	—	—	—
4~	50~65	≤10	20~30	<8	—	—	—
7~	50~65	≤10	20~30	<8	—	—	—
11~	50~65	≤10	20~30	<8	—	—	—
14~	50~65	≤10	20~30	<8	—	—	—
18~	50~65	≤10	20~30	<10	2.5~9	0.5~2.0	0.25~2.0
50~	50~65	≤10	20~30	<10	2.5~9	0.5~2.0	0.25~2.0
65~	50~65	≤10	20~30	<10	2.5~9	0.5~2.0	—
80~	50~65	≤10	20~30	<10	2.5~9	0.5~2.0	—
孕妇（早）	50~65	≤10	20~30	<10	2.5~9	0.5~2.0	—
孕妇（中）	50~65	≤10	20~30	<10	2.5~9	0.5~2.0	—
孕妇（晚）	50~65	≤10	20~30	<10	2.5~9	0.5~2.0	—
乳母	50~65	≤10	20~30	<10	2.5~9	0.5~2.0	—

注：1. *表示外加的糖。
2. 未制定参考值者用"—"表示。
3. E%为占能量的百分比。

附表4　中国居民膳食维生素的推荐摄入量或适宜摄入量

年龄(岁)/生理阶段	VA μgR AE/d 男	VA 女	VD μg/d	VE(AI) mg α-TE/d	VK(AI) /(μg/d)	VB₁ /(mg/d) 男	VB₁ 女	VB₂ /(mg/d) 男	VB₂ 女	VB₆ /(mg/d)	VB₁₂ /(mg/d)	泛酸(AI) /(mg/d)	叶酸 μgDFE/d	烟酸 mgNE/d 男	烟酸 女	胆碱(AI) /(mg/d) 男	胆碱 女	生物素(AI) /(mg/d)	VC /(mg/d)
0~	300(AI)	300(AI)	10(AI)	3	2	0.1(AI)	0.1(AI)	0.4(AI)	0.4(AI)	0.2(AI)	0.3(AI)	1.7	65(AI)	2(AI)	2(AI)	120	120	5	40(AI)
0.5~	350(AI)	350(AI)	10(AI)	4	10	0.3(AI)	0.3(AI)	0.5(AI)	0.5(AI)	0.4(AI)	0.6(AI)	1.9	100(AI)	3(AI)	3(AI)	150	150	9	40(AI)
1~	310	310	10	6	30	0.6	0.6	0.6	0.6	0.6	1.0	2.1	160	6	6	200	200	17	40
4~	360	360	10	7	40	0.8	0.8	0.7	0.7	0.7	1.2	2.5	190	8	8	250	250	20	50
7~	500	500	10	9	50	1.0	1.0	1.0	1.0	1.0	1.6	3.5	250	11	10	300	300	25	65
11~	670	630	10	13	70	1.3	1.1	1.3	1.1	1.3	2.1	4.5	350	14	12	400	400	35	90
14~	820	620	10	14	75	1.6	1.3	1.5	1.2	1.4	2.4	5.0	400	16	13	500	400	40	100
18~	800	700	10	14	80	1.4	1.2	1.4	1.2	1.4	2.4	5.0	400	15	12	500	400	40	100
50~	800	700	10	14	80	1.4	1.2	1.4	1.2	1.6	2.4	5.0	400	14	12	500	400	40	100
65~	800	700	15	14	80	1.4	1.2	1.4	1.2	1.6	2.4	5.0	400	14	11	500	400	40	100
80~	800	700	15	14	80	1.4	1.2	1.4	1.2	1.6	2.4	5.0	400	13	10	500	400	40	100
孕妇(早)	—	+0	+0	+0	+0	—	+0	—	+0	+0.8	+0.5	+1.0	+200	—	+0	—	+20	+0	+0
孕妇(中)	—	+70	+0	+0	+0	—	+0.2	—	+0.2	+0.8	+0.5	+1.0	+200	—	+0	—	+20	+0	+15
孕妇(晚)	—	+70	+0	+0	+0	—	+0.3	—	+0.3	+0.8	+0.5	+1.0	+200	—	+0	—	+20	+0	+15
乳母	—	+600	+0	+3	+5	—	+0.3	—	+0.3	+0.3	+0.8	+2.0	+150	—	+3	—	+120	+10	+50

附表5　中国居民膳食矿物质的推荐摄入量或适宜摄入量

年龄（岁）/生理阶段	钙 /(mg/d)	磷 /(mg/d)	钾(AI) /(mg/d)	镁 /(mg/d)	钠(AI) /(mg/d)	氯(AI) /(mg/d)	铁 /(mg/d) 男	女	锌 /(mg/d) 男	女	碘 /(µg/d)	硒 /(µg/d)	铜 /(mg/d)	钼 /(µg/d)	氟(AI) /(mg/d)	锰(AI) /(mg/d)	铬(AI) /(µg/d)
0～	200(AI)	100(AI)	350	20(AI)	170	260	0.3(AI)		2.0(AI)		85(AI)	15(AI)	0.3(AI)	2(AI)	0.01	0.01	0.2
0.5～	250(AI)	180(AI)	550	65(AI)	350	550	10		3.5		115(AI)	20(AI)	0.3(AI)	3(AI)	0.23	0.7	4.0
1～	600	300	900	140	700	1100	9		4.0		90	25	0.3	40	0.6	1.5	15
4～	800	350	1200	160	900	1400	10		5.5		90	30	0.4	50	0.7	2.0	20
7～	1000	470	1500	220	1200	1900	13		7.0		90	40	0.5	65	1.0	3.0	25
11～	1200	640	1900	300	1400	2200	15	18	10	9.0	110	55	0.7	90	1.3	4.0	30
14～	1000	710	2200	320	1600	2500	16	18	12	8.5	120	60	0.8	100	1.5	4.5	35
18～	800	720	2000	330	1500	2300	12	20	12.5	7.5	120	60	0.8	100	1.5	4.5	30
50～	1000	720	2000	330	1400	2200	12	12	12.5	7.5	120	60	0.8	100	1.5	4.5	30
65～	1000	700	2000	320	1400	2200	12		12.5	7.5	120	60	0.8	100	1.5	4.5	30
80～	1000	670	2000	310	1300	2000	12		12.5	7.5	120	60	0.8	100	1.5	4.5	30
孕妇（早）	+0	+0	+0	+40	+0	+0	—	+2	—	+2	+110	+5	+0.1	+10	+0	+0.4	+1.0
孕妇（中）	+200	+0	+0	+40	+0	+0	—	+2	—	+2	+110	+5	+0.1	+10	+0	+0.4	+4.0
孕妇（晚）	+200	+0	+0	+40	+0	+0	—	+2	—	+2	+110	+5	+0.1	+10	+0	+0.4	+6.0
乳母	+200	+0	+400	+0	+0	+0	—	+4	—	+4.5	+120	+18	+0.6	+3	+0	+0.3	+7.0

注：未制定参考值者用"—"表示。

附表6　中国居民膳食微量营养素平均需要量

年龄(岁)/生理阶段	VA μgRAE/d 男	VA 女	VD /(μg/d)	VB₁ /(mg/d) 男	VB₁ 女	VB₂ /(mg/d) 男	VB₂ 女	VB₆ /(mg/d)	VB₁₂ /(mg/d)	叶酸 μgDFE/d	烟酸 mgNE/d 男	烟酸 女	VC /(mg/d)	Ca /(mg/d)	P /(mg/d)	Mg /(mg/d)	Fe /(mg/d) 男	Fe 女	Zn /(mg/d) 男	Zn 女	I /(μg/d)	Se /(μg/d)	Cu /(mg/d)	Mo /(μg/d)
0~	—	—	—	—	—						—	—		—										
0.5~	—	—	—	—	—						—	—		—			7	7	3.0	3.0				
1~	220		8	0.5	0.5	0.5	0.5	0.5	0.8	130	5	5	35	500	250	110	6	6	3.0	3.0	65	20	0.25	35
4~	260		8	0.6	0.6	0.6	0.6	0.6	1.0	150	7	7	40	650	290	130	7	7	4.5	4.5	65	25	0.3	40
7~	360		8	0.8	0.8	0.8	0.8	0.8	1.3	210	9	9	55	800	400	180	10	10	6.0	6.0	65	35	0.4	55
11~	480	450	8	1.1	1.0	1.1	0.9	1.1	1.8	290	11	10	75	1000	540	250	11	14	8.0	7.5	75	45	0.55	75
14~	590	440	8	1.3	1.1	1.3	1.0	1.2	2.0	320	14	11	85	800	590	270	12	14	9.5	7.0	85	50	0.6	85
18~	560	480	8	1.2	1.0	1.2	1.0	1.2	2.0	320	12	10	85	650	600	280	9	15	10.5	6.0	85	50	0.6	85
50~	560	480	8	1.2	1.0	1.2	1.0	1.3	2.0	320	12	10	85	800	600	280	9	9	10.5	6.0	85	50	0.6	85
65~	560	480	8	1.2	1.0	1.2	1.0	1.3	2.0	320	11	9	85	800	590	270	9	9	10.5	6.0	85	50	0.6	85
80~	560	480	8	1.2	1.0	1.2	1.0	1.3	2.0	320	11	8	85	800	560	260	9	9	10.5	6.0	85	50	0.6	85
孕妇(早)	—	+0	+0	—	+0	—	+0	+0.7	+0.4	+200	—	+0	+0	+0	+0	+30	—	+0	—	+1.7	+75	+4	+0.1	+7
孕妇(中)	—	+50	+0	—	+0.1	—	+0.1	+0.7	+0.4	+200	—	+0	+10	+160	+0	+30	—	+4	—	+1.7	+75	+4	+0.1	+7
孕妇(晚)	—	+50	+0	—	+0.2	—	+0.2	+0.7	+0.4	+200	—	+0	+10	+160	+0	+30	—	+7	—	+1.7	+75	+4	+0.1	+7
乳母	—	+400	+0	—	+0.2	—	+0.2	+0.2	+0.6	+130	—	+2	+40	+160	+0	+0	—	+3	—	+3.8	+85	+15	+0.5	+3

注：未制定参考值者用"—"表示。

附表7　中国居民膳食微量营养素的可耐受最高摄入量

年龄（岁）	VA μgRAE/d	VD/ (μg/d)	VEmg α-TE/d	VB₆ (mg/d)	叶酸 /(μg/d)	烟酸 mgNE/d	烟酰胺/ (mg/d)	胆碱/ (mg/d)	VC/ (mg/d)	Ca/ (mg/d)	P/ (mg/d)	Fe/ (mg/d)	Zn/ (mg/d)	I/ (μg/d)	Se/ (μg/d)	Cu/ (mg/d)	Mo/ (μg/d)	F/ (mg/d)	Mn/ (mg/d)
0～	600	20	—	—	—	—	—	—	—	1000	—	—	—	—	55	—	—	—	—
0.5～	600	20	—	—	—	—	—	—	—	1500	—	—	—	—	80	—	—	—	—
1～	700	20	150	20	300	10	100	1000	400	1500	—	20	8	—	100	2	200	0.8	—
4～	900	30	200	25	400	15	130	1000	600	2000	—	30	12	200	150	3	300	1.1	3.5
7～	1500	45	350	35	600	20	180	1500	1000	2000	—	35	19	300	200	4	450	1.7	5.0
11～	2100	50	500	45	800	25	240	2000	1400	2000	—	40	28	400	300	6	650	2.5	8
14～	2700	50	600	55	900	30	280	2500	1800	2000	—	40	35	500	350	7	800	3.1	10
18～	3000	50	700	60	1000	35	310	3000	2000	2000	3500	40	40	600	400	8	900	3.5	11
50～	3000	50	700	60	1000	35	310	3000	2000	2000	3500	40	40	600	400	8	900	3.5	11
65～	3000	50	700	60	1000	35	300	3000	2000	2000	3000	40	40	600	400	8	900	3.5	11
80～	3000	50	700	60	1000	30	280	3000	2000	2000	3000	40	40	600	400	8	900	3.5	11
孕妇（早）	3000	50	700	60	1000	35	310	3000	2000	2000	3500	40	40	600	400	8	900	3.5	11
孕妇（中）	3000	50	700	60	1000	35	310	3000	2000	2000	3500	40	40	600	400	8	900	3.5	11
孕妇（晚）	3000	50	700	60	1000	35	310	3000	2000	2000	3500	40	40	600	400	8	900	3.5	11
乳母	3000	50	700	60	1000	35	310	3000	2000	2000	3500	40	40	600	400	8	900	3.5	11

注：1. 未制定参考值者用 "—" 表示；
2. 有些营养素未制定可耐受最高摄入量，主要是因为研究资料不充分，并不表示过量摄入没有健康风险。

附录3　主要食物营养成分表

（每100g食物的营养素含量）

类别	食物名称	食部/%	蛋白质/g	脂肪/g	糖类/g	热能/kcal	粗纤维/g	钙/mg	磷/mg	铁/mg	胡萝卜素/mg	VB$_1$/mg	VB$_2$/mg	烟酸/mg	VC/mg
粮食类	籼稻米	100	7.8	1.3	76.6	349	0.4	9	203	-4.7	0	0.19	0.06	1.6	0
	标准粉	100	9.9	1.8	74.6	354	0.6	38	268	4.2	0	0.46	0.06	2.5	0
	小米	100	9.7	3.5	72.8	362	1.6	29	240	4.7	0.19	0.57	0.12	1.6	0
	玉米面	100	8.4	4.3	70.2	363	1.5	34	—	—	0.13	0.31	0.1	2	0
	甜薯干	100	3.9	0.8	80.3	344	1.4	128	—	—	0.28	0.12	1.8	—
豆及豆制品	黄豆芽	100	36.3	18.4	25.3	412	4.8	367	571	11	0.4	0.79	0.25	2.1	0
	绿豆	100	22.7	1.2	56.8	327	4.1	111	362	5.6	0.12	0.58	0.11	2	0
	黄豆芽	100	11.5	2	7.1	92	1	68	102	1.8	0.03	0.17	0.11	0.8	4
	绿豆芽	100	3.2	0.1	3.7	29	0.7	23	51	0.9	0.04	0.07	0.06	0.7	6
	豆浆	100	4.4	1.8	1.5	40	0	25	45	2.5	—	0.03	0.01	0.1	0
	豆腐	100	7.4	3.5	2.7	72	0.1	277	57	2.1	—	0.03	0.03	0.2	0
根茎类	马铃薯	88	2.3	0.1	16.6	77	0	11	64	1.2	0.01	0.1	0.03	0.4	16
	白萝卜	78	0.6	0	5.7	25	0.8	49	34	0.5	0.02	0.02	0.04	0.05	30
	胡萝卜	89	0.6	0.3	7.6	35	0.7	32	30	0.6	3.62	0.02	0.05	0.3	13
	大葱	71	1	0.3	6.3	32	0.5	12	46	0.6	1.2	0.08	0.05	0.5	14
	姜	100	1.4	0.7	8.5	46	1	20	45	7	0.18	0.01	0.04	0.4	4
	藕	85	1	0.1	19.8	85	0.7	19	51	0.5	0.02	0.11	0.04	0.4	25
叶菜类	大白菜	68	1.1	0.2	2.1	15	0.4	61	37	0.5	0.01	0.02	0.04	0.3	20
	油菜	100	1.1	0.3	1.9	15	0.5	108	30	1	1.7	0.02	0.11	0.6	40
	菠菜	89	2.4	0.5	3.1	27	0.7	72	53	1.8	3.87	0.04	0.13	0.6	39
	韭菜	93	2.1	0.6	3.2	27	1.1	48	46	1.7	3.21	0.03	0.09	0.6	39
	芹菜	74	2.2	0.3	1.9	19	0.6	160	61	8.5	0.11	0.03	0.04	0.3	6
	菜花	53	2.4	0.4	3	25	0	818	53	0.7	0.08	0.06	0.08	0.8	88
瓜茄类	西葫芦	73	0.7	0	2.4	12	0.7	22	6	0.2	0.01	0.02	0.02	0.3	1
	西红柿	97	0.8	0.3	2.2	15	0.4	8	24	0.8	0.37	0.03	0.02	0.6	3
	茄子	96	2.3	0.1	3.1	23	0.8	22	31	0.4	0.04	0.03	0.04	0.5	3
	青椒	71	0.7	0.2	3.9	20	0.8	10	33	0.7	0.6	0	60.04	0.8	52
	冬瓜	76	0.4	0	2.4	11	0.4	19	12	0.3	0.01	0.01	0.02	0.3	16
	黄瓜	86	0.6	0.2	1.6	11	0.3	19	29	0.3	0.13	0.04	0.04	0.3	6

续表

类别	食物名称	食部/%	蛋白质/g	脂肪/g	糖类/g	热能/kcal	粗纤维/g	钙/mg	磷/mg	铁/mg	胡萝卜素/mg	VB₁/mg	VB₂/mg	烟酸/mg	VC/mg
鲜果干果类	橘子	73	0.9	0.1	12.8	56	0.4	56	15	0.2	0.55	0.08	0.03	0.3	34
	苹果	81	0.4	0.5	13	58	1.2	11	9	0.3	0.08	0.01	0.01	0.1	—
	葡萄	87	0.4	0.65	8.2	40	2.6	4	7	0.8	0.04	0.05	0.01	0.2	—
	枣	91	1.2	0.2	23.2	99	1.6	14	23	0.5	0.01	0.06	0.04	0.6	540
	山楂	69	0.7	0.2	22.1	93	2	68	20	2.1	0.82	0.02	0.05	0.4	89
	香蕉	56	1.2	0.6	19.5	88	0.9	9	31	0.6	0.25	0.02	0.05	0.7	6
	菠萝	53	0.4	0.3	9.3	42	0.4	18	28	0.5	0.08	0.08	0.02	0.2	24
	花生仁	100	26	30.5	25	479	4	32	340	2.5	微量	—	0.12	—	0
菌藻类	蘑菇	97	2.9	0.2	2.4	23	0.6	8	66	1.3	—	0.11	0.16		4
	海带	100	8.2	0.1	56.2	258	9.7	1177	216	—	0.57	0.09	2.7		—
	黑木耳	100	10.6	0.2	65	306	7	357	201	185.5	0.03	0.15	0.1		—
油脂及调味类	猪油	100	0	99	0	891	0	0	0	0	0	0	0	—	0
	豆油	100	0	100	0	900	0	0	0	0	0.03	0	—	—	0
	白红糖	100	0.3	0	99	397	0	32		1.9	—		—		—
	红糖	100	0.4	0	93.5	396	0	90	—	4	—		0.6		0
	酱油	100	2	0	17.2	77	0.8	97	31	5	0	0.01	0.13	1.5	0
	醋	100	—	—	0.9	4	—	95	135	1.1	0	0.03	0.05	0.7	0
	茶叶	100	25.9	3	52.5	341	5.4	311	360	39.5	5.46	0.07	1.22	4.7	27
肉禽类	肥瘦猪肉	100	9.2	59.8	0.9	580	0	6	101	1.4		0.53	0.12	4.2	—
	肥瘦牛肉	100	20.1	10.2	0	172	0	7	170	0.9	0	0.07	0.15	6	—
	肥瘦羊肉	100	11.1	28.8	0.8	307	0	—	—	0		0.07	0.13	4.9	0
	鸡	34	21.5	2.5	0.7	111	0	11	190	1.5	—	0.03	0.09	8	—
	鸭	24	16.5	7.5	0.5	136	0					0.07	0.15	4.7	—
	鹅	66	10.8	11.2	0	144	0	13	23	3.7	1440	—	—	—	—
蛋类	鸡蛋	85	14.7	11.6	1.6	170	0	55	210	2.7	1380	0.16	0.31	0.1	—
	鸭蛋	87	8.7	9.8	10.3	164	0	71	210	3.2		0.15	0.37	0.1	—
水产类	黄花鱼	57	17.6	0.8	—	78	0	33	135	1	—	0.01	0.1	0.8	—
	带鱼	72	18.1	7.4	—	139	0	24	160	1.1	—	0.01	0.09	1.9	—
	鲳鱼	64	15.6	6	0.2	123	0	19	240	0.3	—		0.1		—
	鲤鱼	62	15.6	5.1	0	115	0	25	175	1.6	—	—	0.1	3.1	—
	河虾	26	17.5	0.6	0	76	0	221	23	0.1		0.02	0.08	1.9	—
	虾米	100	47.6	0.5	0	195	0	882	695	6.7	0	0.03	0.06	4.1	—
	虾皮	100	39.3	3	8.6	219	0	2000	1005	5.5		0.03	0.07	2.5	—
乳品类	人乳	100	1.5	3.7	6.9	67	0	34	15	0.1	250	0.01	0.04	0.1	6
	牛乳	100	3.3	4	5	69	0	120	93	0.2	140	0.04	0.13	0.2	1
	羊乳	100	3.8	4.1	4.3	69	0	140	106	0.1	80	0.05	0.13	0.3	—

附录4　常用食物胆固醇含量表

单位：mg/100g食物

食物项目	胆固醇	食物项目	胆固醇
猪肉（瘦）	77	鸡肫	229
猪肉（肥）	107	填鸭	101
猪脑	3100	鸡蛋（全）	680
猪舌	116	鸡蛋黄	1705
猪心	158	鸭蛋黄	1522
猪肝	368	鹌鹑蛋黄	1674
猪肾（腰子）	405	大黄鱼	79
猪肺	314	带鱼	97
猪肚	159	胖头鱼	97
猪大肠	180	墨斗鱼	275
猪肉松	163	甲鱼	77
牛肉（瘦）	63	对虾	150
牛肉（肥）	194	河蟹（全）	235
牛脑	2670	海蜇头	5
牛肉松	178	海参	0
牛肚	132	猪油（炼）	85
羊肉（瘦）	65	黄油（炼）	89
羊脑	2099	鸡油（炼）	107
羊肚	124	鸭油（炼）	55
牛奶	13	蛋糕	172
牛奶粉（全）	104	冰淇淋（纸杯装）	102
鸡肉	117	牛奶冰棍	107
鸡肝	429	普通冰棍	4

附录5　常见食物中嘌呤的含量

单位：mg/100g食物

种类	嘌呤	种类	嘌呤	种类	嘌呤	种类	嘌呤	种类	嘌呤	种类	嘌呤
小鱼干	1538.9	鸭肝	301.5	黑豆	137.4	菜花	25	萝卜	7.5	鸭蛋白	3.4
蚌蛤	436.3	鸡肝	293.5	黄豆	116.5	雪里蕻	24.4	葫芦	7.2	鸭蛋黄	3.2
白带鱼	391.6	猪脾	270.6	豌豆	75.7	雪里红	24.4	姜	5.3	鸡蛋黄	2.6
带鱼	391.6	猪大肠	262.2	绿豆	75.1	芫荽	20.2	番茄	4.2	皮蛋白	2
干贝	390	猪小肠	262.2	豆干	66.5	韭菜花	19.5	洋葱	3.5	牛奶	1.4
鳊鱼干	366.7	猪肝	169.5	熏干	63.6	芥蓝菜	18.5	葱头	3.5	哈密瓜	4
秋刀鱼	355.4	牛肝	169.5	菜豆	58.2	空心菜	17.5	南瓜	2.8	柠檬	3.4
皮刀鱼	355.4	鸭心	146.9	杂豆	57	韭黄	16.8	冬瓜	2.8	橙子	3
蛤蛎	316	鸡腿肉	140.3	花豆	57	蒿子	16.3	花生	95.3	橘子	3
生蚝	239	猪肺	138.7	银耳	98.9	蒿子	16.3	米糠	54	桃子	1.3
牡蛎	239	鸡胗	138.4	花生	96.3	小黄瓜	14.6	大豆	27	枇杷	1.3
白鲳鱼	238.1	鸭肉	138.4	白芝麻	89.5	去根豆芽	14.6	薏仁	25	鸭梨	1.1
鲢鱼	202.4	鸡胸肉	137.4	腰果	80.5	茄子	14.3	燕麦	25	西瓜	1.1
乌鱼	183.2	鸭胗	137.4	黑芝麻	57	辣椒	14.2	麦片	24.4	凤梨	0.9
鲨鱼	166.8	猪腰	133	莲子	40.9	菠菜	13.3	糙米	22.4	葡萄	0.9
草虾	162.2	猪肾	132.6	栗子	34.6	大葱	13	面条	19.8	苹果	0.9
海鳗	159.5	猪肚	132.4	杏仁	31.7	白菜	12.6	面线	19.8	石榴	0.8
黑鳝鱼	140.6	鸡心	125	枸杞	31.7	大白菜	12.6	白米	18.1	杏子	0.1
草鱼	140.3	瘦猪肉	122.5	瓜子	24.2	芹菜	12.4	糯米	17.7	酵母粉	559.1
虾	137.7	鸭肠	121	龙眼干	8.6	芥菜	12.4	面粉	17.1	酱油	25
鲤鱼	137.1	羊肉	111.5	核桃	8.4	包菜	12.4	通心粉	16.5	味精	12.3
鲫鱼	137.1	兔肉	107.6	黑枣	8.3	荠菜	12.4	淀粉	14.8	冬瓜糖	7.1
刀鱼	134.9	牛肉	83.7	大枣	6	包心菜	12.4	小麦	12.1	茄酱	3
蚬子	114	猪肉	83.7	葡萄干	5.4	丝瓜	11.4	米粉	11.1	米醋	1.5
鳗鱼	113.1	牛肚	79	紫菜	274	苦瓜	11.3	芋头	10.1	糯米醋	1.5
鲍鱼	112.4	猪脑	66.3	香菇	214.5	萝卜干	11	高粱	9.7	蜂蜜	1.2
鱼翅	110.6	猪心	65.3	海带	96.6	榨菜	10.2	玉米	9.4		
鳝鱼	92.8	鹅	33	金针菇	60.9	圆白菜	9.7	冬粉	7.8		
乌贼	89.8	猪皮	29.8	笋干	53.6	胡萝卜	8.9	小米	7.3		
螃蟹	81.6	猪血	11.8	茼蒿	33.4	木耳	8.8	马铃薯	3.6		
鲈鱼、鲑鱼	70	豆腐	55.5	油菜	30.2	苋菜	8.7	荸荠	2.6		
鱼丸	63.2	红豆	53.2	菜豆	29.7	青椒	8.7	甘薯	2.4		
金枪鱼	60	四季豆	29.7	蘑菇	28.4	盐酸菜	8.6	奶粉	15.7		
海蜇皮	9.3	豆浆	27.7	鲍鱼菇	26.7	腌菜类	8.6	皮蛋黄	6.6		
海参	4.2	豆芽菜	14.6	韭菜	25	胡瓜	8.2	鸡蛋白	3.7		

附录6　常见食物中膳食纤维的含量

单位：g/100g食物

食物	膳食纤维	食物	膳食纤维	食物	膳食纤维
大麦	6.5	胡萝卜	2.9	苹果	1.5
全麦粉	9.6	白萝卜	2.8	鳄梨	2.0
白面粉	3.0	花椰菜	2.1	梨子	2.3
燕麦片	7.0	芹菜	1.8	李子	2.1
大米	0.4	莴笋	1.5	桃子	1.4
麦麸	44.0	韭菜	3.1	菠萝	1.2
谷糠	26.7	菠菜	6.3	香蕉	3.4
黑面包	5.1	洋葱	1.3	柠檬	5.2
白面包	2.7	黄瓜	0.4	柑橘	2.3
马铃薯	2.1	南瓜	0.5	荔枝（鲜）	0.5
白薯	2.5	番茄	1.5	橄榄（鲜）	4.4
大豆粉	11.9	花生	8.1	葡萄（鲜）	0.4
鲜豌豆	5.2	胡桃	5.2	葡萄干	6.8
干豌豆	16.7	杏仁	14.3	大枣（干）	8.7
芦笋	1.5	椰子果	13.6	草莓	2.2
茄子	2.5	甜瓜	1.0	番石榴	3.6
包菜	2.7	桑葚	1.2	青梅	2.6

参考文献

[1] 王宇鸿，张海.食品营养与保健[M].北京：中国化工出版社，2008.

[2] 苏蕾.营养与健康[M].北京：中国轻工业出版社，2013.

[3] 季兰芳.营养与膳食[M].北京：人民卫生出版社，2014.

[4] 马向明，杨在宾，宋美龄.分子营养学研究进展[J].饲料研究，2005，9：13-17.

[5] 张英杰.动物分子营养学[M].北京：中国农业大学出版社，2012.

[6] 李铎.食品营养学[M].北京：化学工业出版社，2011.

[7] 耿越.食品营养学[M].北京:科学出版社，2013.

[8] 黄俊，赵千俊。饮食营养与安全[M].北京：中国轻工业出版社，2009.

[9] 晏志勇，李雪飞，牟素华.营养与膳食[M].北京：中国科学技术出版社，2010.

[10] 戴尔·B·哈恩（DaleB.Hahn），韦恩·A·佩恩（WayneA.Payne），艾伦·B·卢卡斯（EllenB.Lucas）编，傅华，李洋译.管理你的健康[M].上海：复旦大学出版社，2011.

[11] 邵佩兰.营养保健实用知识[M].银川：宁夏人民出版社，2010.

[12] 钟耀广.功能性食品[M].北京：化学工业出版社，2004.

[13] 丁晓雯，周才琼.保健食品原理[M].重庆：西南师范大学出版社，2008.

[14] 杨月欣.21世纪膳食营养指南[M].北京：中国轻工业出版社，2002.

[15] 葛可佑.保健食品概述[M].北京：人民卫生出版社，2005.

[16] 张忠.食品生物化学[M].北京：中国轻工业出版社，2009.

[17] 汪东风.高级食品化学[M].北京：化学工业出版社，2009.

[18] 冯磊.烹饪营养学[M].北京：高等教育出版社，1999.

[19] 陈炳卿.营养与食品卫生学[M].北京：人民卫生出版社，2002.

[20] 杨昌举.合理膳食与科学烹调[M].北京：科学技术文献出版社，1999.

[21] 中国营养学会.中国居民膳食指南（2011年全新修订）[M].拉萨：西藏人民出版社，2010.

[22] 刘雅娟.女性饮食营养全书[M].长春：吉林科学技术出版社，2012.

[23] Jennifer MacAulay, Barbara Petersen，Fred Shank. Functional foods：Opportunities and challenges[J]. Institute of Food Technologists，2005，（14）：7-11.

[24] 赵黎明，刘兵，夏泉鸣等.中国保健食品现状和发展趋势[J].中国食物与营养，2010,20（10）：4-7

[25] 钟翔，谢晓南，赵剑英.国外如何监管保健食品[J].大众标准化，2011，（2）：20-21.

[26] 徐伟红.我国保健食品行业发展及监管现状、问题及对策研究[D].山东：山东大学，2013.

[27] Barbara Bigliardi，Francesco Galati. Innovation trends in the food industry：The casr of functional foods[J]. Trends in Food Science & Technology，2013，31: 118-129.

[28] Khan，R S Grigor，J Winger，R Win. Functional food product development-opportunities and challenges for food manufacturers[J]. Trends in Food Science & Technology，2013，（30）：27-37.

[29] 吕莉萍.试析营养强化食品对人体的保健作用［J］.企业技术开发，2008，27（10）：97-100.

[30] 中华人民共和国卫生部.保健食品检验与评价技术规范（2003年版）.